MAGDALENA
MUTTENTHALER

THE
EASY
GREEN
WAY

Einfach nachhaltig kochen
und leben

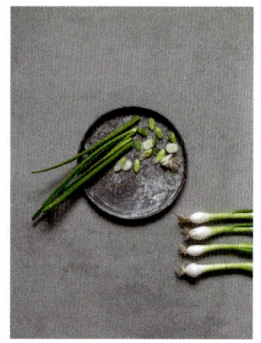

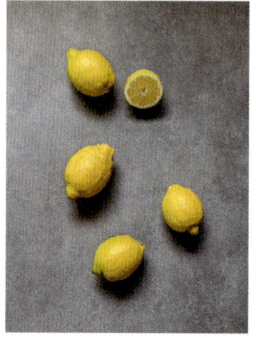

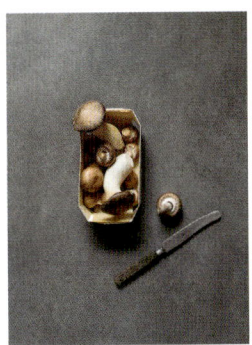

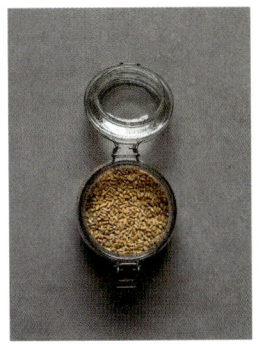

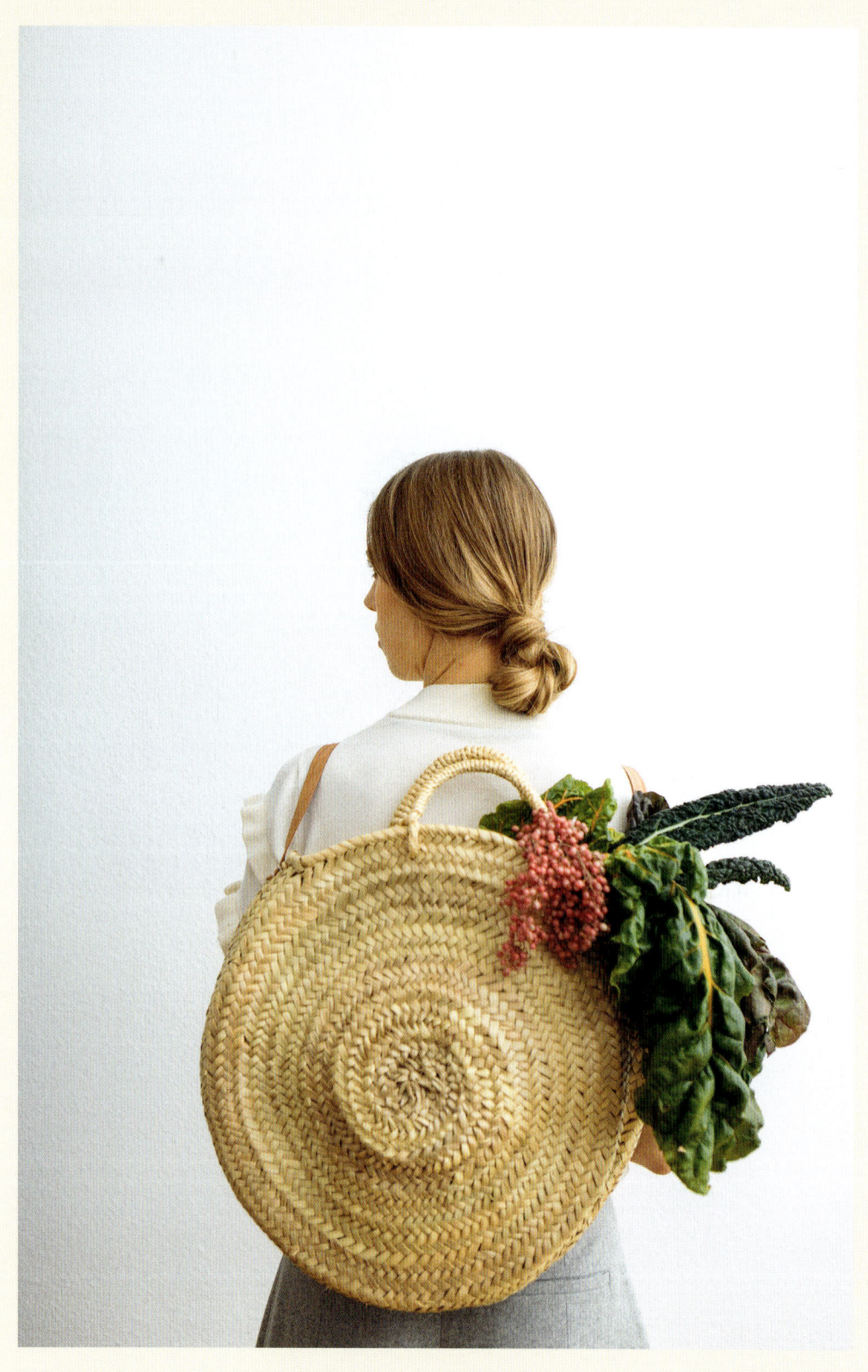

Vorwort der Autorin

Dieses Buch trägt den Titel THE EASY GREEN WAY – und das, obwohl vieles, was man zum Thema Nachhaltigkeit liest und sieht, so gar nicht einfach scheint.

Globaler Klimawandel, ausufernde Müllproduktion, ungebremster Konsum – für einige der großen Probleme unserer Zeit bedarf es dringend Lösungen. Häufig vergessen wir jedoch, dass nachhaltige Veränderungen nicht auf globaler, sondern auf persönlicher Ebene beginnen.

In diesem Buch möchte ich Dich ermutigen, Deinen Gestaltungsspielraum zu nutzen, und Dir Ideen und Anregungen geben, Deinen Alltag nachhaltig zu verändern. Ich möchte Dich einladen, regionale Lebensmittel neu für Dich zu entdecken, mit wenigen Zutaten natürliche Produkte für Dein Zuhause selbst herzustellen und Zeit und Raum für das zu schaffen, was wirklich wichtig ist.

Ich wünsche mir, dass Du auch andere mit Deiner Begeisterung für ein nachhaltiges und bewusstes Leben ansteckst und so Teil einer großen Bewegung wirst, die letztlich zu positiven Veränderungen führt, die wir uns jetzt noch nicht mal ausmalen können.

Wie auch immer Dein persönlicher GREEN WAY aussieht, ich freue mich, Dich mit diesem Buch dabei begleiten zu dürfen!

Magdalena Muttenthaler

MEIN WEG

Nachhaltigkeit hat viele Gesichter. Für den einen bedeutet nachhaltig zu leben, weniger Auto zu fahren, für den anderen, sich pflanzlich zu ernähren, und für den Nächsten, weitestgehend auf Plastik und Flugreisen zu verzichten. Und genauso wie viele Wege nach Rom führen, gibt es auch viele Wege, die zu einem nachhaltigeren Leben führen. Von meinem Weg möchte ich hier erzählen.

Mein Leben sah nicht immer so aus, wie es jetzt aussieht. Bis vor wenigen Jahren strebte ich noch eine juristische Karriere an, glaubte an das Veränderungspotenzial, das ich mir mit dieser Berufslaufbahn erarbeitete, und traf Alltagsentscheidungen vor allem aus Zweckmäßigkeit. Langsam, aber sicher schlich sich jedoch die Erkenntnis ein, dass der Einfluss, den ich so auf meine Umwelt nehmen konnte, beschränkt ist. Ich beschloss, bei mir selbst anzufangen, veränderte kleine Dinge im Alltag und kreierte mir so ein nachhaltigeres Leben. Nach und nach nahm ich auch berufliche Veränderungen vor, gründete eine Nachhaltigkeitsplattform, übernahm die Leitung eines Start-up-Accelerators, der nachhaltige Unternehmensgründungen unterstützt, und begann Unternehmen, die nachhaltiger agieren wollten, zu beraten.

Während Veränderungen oft mit einem großen Knall, einem tiefen Fall oder einer erschütternden Erkenntnis verbunden sind, war mein Weg zu einem beruflich sowie privat nachhaltigeren Leben ein langsamer, aber stetiger Prozess. Der Erkenntnis folgend, dass nicht die Welt sich verändert, sondern der Mensch die Welt verändert, habe ich weder bahnbrechende noch radikale Entscheidungen getroffen. Ich habe lediglich begonnen, kleine Dinge in meinem Alltag zu verändern, wie beispielsweise verstärkt mit saisonalen Zutaten zu kochen oder mit selbst hergestellten Produkten ein natürliches Zuhause zu schaffen. So klein waren diese

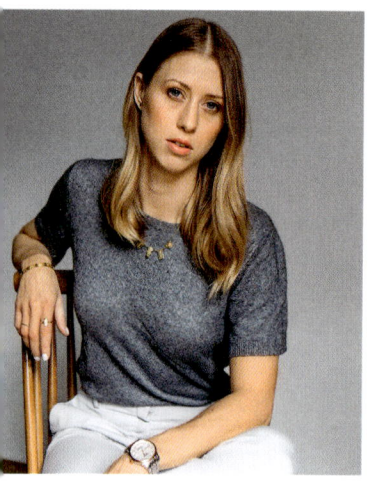

Dinge, dass sie zunächst für niemanden außer mir selbst sichtbar waren. Dabei stellte ich nicht nur fest, dass es für fast alle chemischen oder stark verarbeiteten Produkte eine einfache und natürliche Alternative gibt, sondern merkte auch, dass ein nachhaltiges Leben nicht zwangsläufig von Verzicht und Anstrengung geprägt ist. Im Gegenteil, es bietet eine Fülle an Möglichkeiten, die uns sogar bereichern: das Gespräch mit dem Bauern beim Einkauf auf dem Markt, das Herstellen von natürlicher Kosmetik sowie Reinigern oder der zufriedene Blick in das sorgsam eingerichtete Zuhause, in dem man sich so viel lieber aufhält, wenn sich nur noch Gegenstände darin befinden, die einem wirklich etwas bedeuten. Ich begann, all diese Ideen und Anregungen auf meinem Blog namens FREE MINDED FOLKS festzuhalten, und merkte, dass es da draußen viele Menschen gibt, die ihren eigenen Alltag natürlicher und nachhaltiger gestalten wollen.

Mit der Erkenntnis, dass ein nachhaltiges Leben für jeden anders aussieht, wurde aus dem Blog eine Plattform, auf der meine Ideen auf die von anderen Menschen trafen. Und aus der Plattform wurde schließlich eine Bewegung. Eine Bewegung von Menschen, für die eine selbstbestimmte nachhaltige Lebensweise bedeutet, ohne strenge Vorgaben aus

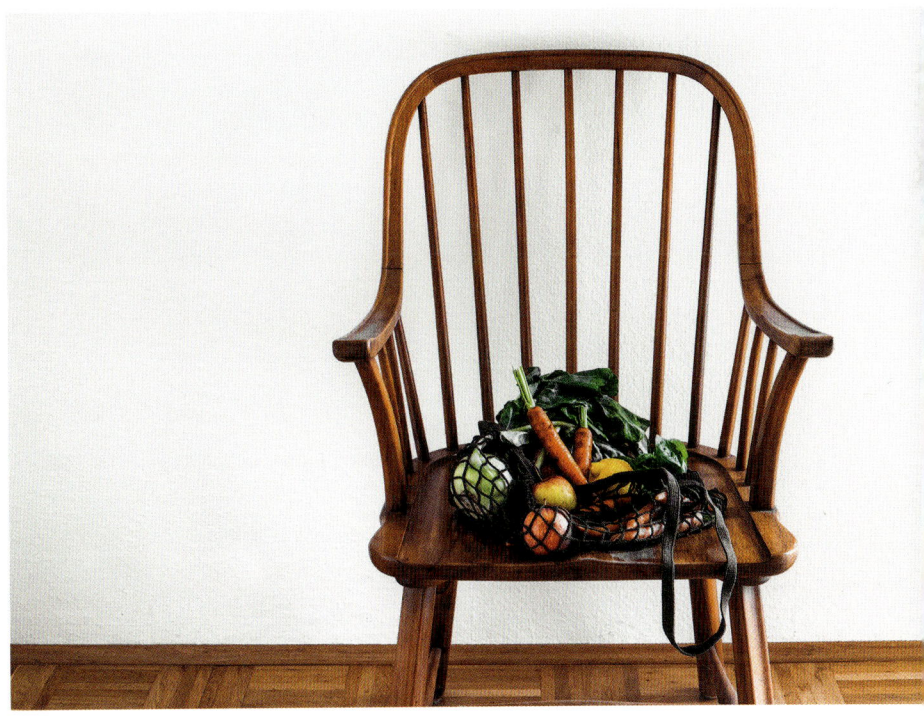

einem großen bunten Blumenstrauß von Ideen wählen zu können, wie ihr Weg zu einem nachhaltigeren Leben aussieht – jeden Tag aufs Neue (www.freemindedfolks.com).

In diesem Buch findest Du Ideen, Anregungen und Rezepte mit saisonalen Zutaten für tolle Gerichte, für schadstoff- und plastikfreie Kosmetik- und Reinigungsprodukte sowie für ein bewussteres Leben. Nimm mit, was Dir gefällt, und passe an Dein Leben an, was Dich nicht so anspricht.

SEASONAL COOKING

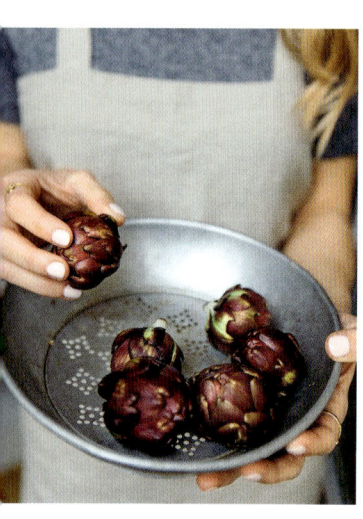

Nachhaltige Ernährung bedeutet für mich, sich mit natürlichen, saisonalen pflanzlichen Lebensmitteln mit geringer Verarbeitung und Verpackung zu versorgen, sich wieder bewusst mit Zutaten, ihrer Herkunft und ihren Zubereitungsmöglichkeiten auseinanderzusetzen und so einen neuen Bezug zu dem zu entwickeln, was wir täglich kochen und essen. Ich sehe den wöchentlichen Einkauf weniger als eines der vielen lästigen To-dos, die es abzuhaken gilt, sondern mehr als eine kulinarische Entdeckungsreise – über den Wochenmarkt oder durch den lokalen Supermarkt.

Die Kriterien, an denen ich mich dabei vor allem orientiere, sind eine weitestgehend pflanzliche Ernährung, Natürlichkeit, Saisonalität und Regionalität sowie eine geringstmögliche Verpackung.

Im Rahmen einer **weitestgehend pflanzlichen Ernährung** meidet man bereits viele Treibhausgas-Emissionen, die durch Viehzucht und Tierhaltung verursacht werden. Daher verzichte ich so gut es geht auf tierische Lebensmittel und greife lediglich dort, wo die anderen Kriterien den Nachhaltigkeitswert des jeweiligen Produkts deutlich negativ beeinflussen, auf regionale tierische Lebensmittel zurück.

Natürlichkeit bedeutet bei frischen Lebensmitteln wie etwa Obst oder Gemüse einen natürlichen, ggf. biologischen, schadstofffreien Anbau. Bei verarbeiteten Lebensmitteln hingegen bedeutet Natürlichkeit, dass nur wenige zusätzliche Inhaltsstoffe hinzugefügt und wenige Verarbeitungsschritte ins Endprodukt eingeflossen sind. Zu viele Inhaltsstoffe auf der Packung weisen meist auf ein stark verarbeitetes Lebensmittel hin.

Saisonalität und Regionalität sind deshalb von so großer Bedeutung für eine nachhaltige Ernährung, da sich jeglicher Transport auf die CO_2-Bilanz von Lebensmitteln auswirkt. Wir haben in Europa großes Glück, das ganze Jahr über Zugang zu frischen Lebensmitteln mit akzeptablen Transportwegen zu haben, die weder Schiff- (hohe Meeres- und Luftverschmutzung) noch Flugtransport (hohe CO_2-Bilanz) umfassen. Ich versuche daher, stets saisonales Obst und Gemüse aus regionalem Anbau

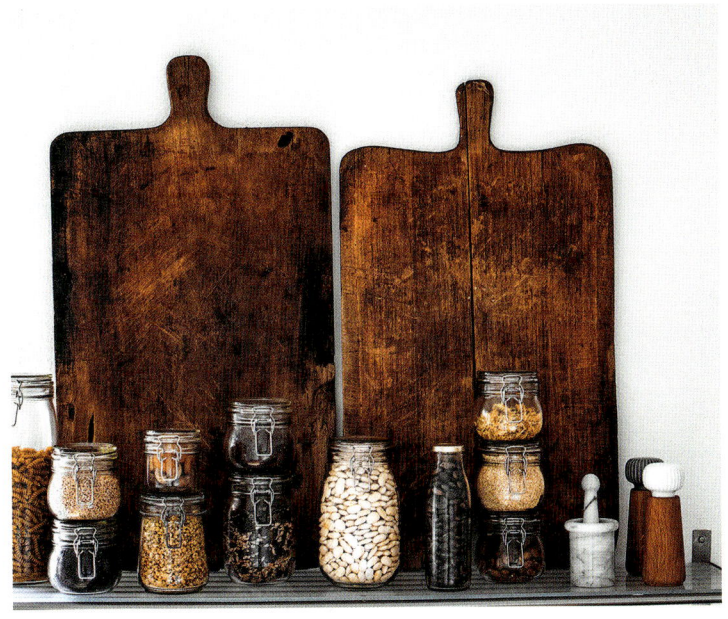

zu kaufen, da die Transportwege hier besonders kurz ausfallen. Aufgrund des globalen Müllproblems ist eine **geringstmögliche Verpackung** auch ein Kriterium, das ich beim Einkauf berücksichtige. Bei Lebensmitteln dient ein Großteil der Einweg- bzw. Plastikverpackungen dem Marketing, der Haltbarkeit während der Lieferkette oder der Positionierung in den Supermarktregalen. Da ein Großteil dieser Verpackungen nach wie vor nicht recycelt wird, versuche ich, sie möglichst zu meiden. Dies gelingt am besten beim Einkauf auf dem Wochenmarkt, im Unverpackt-Laden oder mit einer Bio-Kiste.

Auch wenn die Anwendung dieser Kriterien dem Prinzip nach einfach ist, kann es sein, dass man bei manchen Produkten zu überraschenden Einsichten gelangt: zum Beispiel, dass ein Stück unverpackter Bio-Käse aus dem Hofladen nachhaltiger sein kann als die in Plastik verpackte, stark verarbeitete vegane Alternative aus dem Ausland. Des Weiteren zeigt sich, dass beliebte Trends und Superfood wie Acai-Beeren, Chia-Samen und Cashewnüsse wegen ihrer langen Reise besser zu meiden sind; und obwohl die Banane – ähnlich wie der Apfel – zum Alltagsobst zählt, vergessen wir oft, dass sie einen langen Transportweg hinter sich hat. Hingegen können Ingwer, Quinoa und manche Reissorten mittlerweile aus deutschem bzw. österreichischem Bio-Anbau bezogen werden.

Es gilt daher, keine pauschalen Aussagen zu Lebensmitteln zu treffen, sondern Einzelentscheidungen zu fällen und stets offenzubleiben für neue Erkenntnisse.

Wie bei allem sollte man auch hier nicht zu streng zu sich zu sein: Weder muss man von heute auf morgen alles verbannen, was nicht regional ist, noch im Winter an dem wenigen saisonalen Gemüse verzweifeln. Ich versuche, nachhaltige Lebensmittel in den Mittelpunkt meiner Ernährung zu stellen, ohne mich dabei in das Korsett eines allzu starren Regelwerks zu zwängen.

Um die Prinzipien einer nachhaltigen Ernährung im Alltag umzusetzen, habe ich für mich folgende Einkaufsroutine entwickelt: Einmal pro Woche kaufe ich saisonales Obst und Gemüse – die Grundlage für all meine Gerichte. Dieses beziehen wir zum Großteil über eine regionale Bio-Kiste.

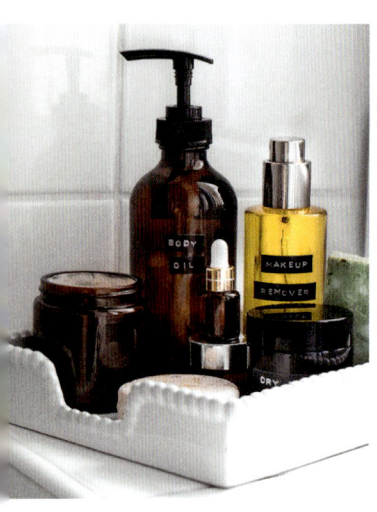

Den restlichen wöchentlichen Einkauf erledige ich am Wochenmarkt oder im lokalen Bio-Markt. Hier kaufe ich (alternative) Milchprodukte, meist Eingelegtes (wie beispielsweise Kapern oder Oliven) und je nach Meal-Plan womöglich etwas Vollkornpasta.

Einmal im Monat kaufe ich Getreide (wie Hirse, Dinkel oder Grünkern) und Quinoa aus lokalem Anbau als Basis für viele meiner Bowls. Ebenso wie getrocknete Hülsenfrüchte (etwa Linsen, Bohnen und Erbsen), Nüsse, Flocken und Kerne, die ich im Unverpackt-Laden in große Gläser abfülle und mit meinem Fahrrad nach Hause bringe.

Gemeinsam mit ein paar anderen trockenen Zutaten (verschiedene Mehle, weitere Backzutaten und einige wenige Gewürze), dunkler Schokolade, Trockenfrüchten (etwa Aprikosen und Feigen) sowie gutem Essig und Olivenöl sind das die wichtigsten Lebensmittel für eine simple, nachhaltige Ernährung zu Hause.

CLEAN BEAUTY

Im Rahmen meiner Beauty-Routine freue ich mich, nach und nach immer mehr selbst hergestellte Produkte, die aus nur wenigen natürlichen Inhaltsstoffen bestehen, zu integrieren. Angefangen von einem Gesichtsöl zum Abschminken über einen Toner mit Kamillenblüten bis hin zu einem pflegenden Lippenbalsam. Häufig braucht es nur drei bis fünf natürliche Zutaten aus dem Supermarkt oder der Apotheke, um einfache, aber effektive Beauty-Produkte herzustellen.

Während ich im Alltag nicht allzu viel Zeit aufwende, gönne ich mir am Ende der Arbeitswoche gerne eine kleine Auszeit, um den Stress der Woche hinter mir zu lassen. Ein Bad mit Lavendelöl, ein sanftes Peeling, eine feuchtigkeitsspendende Maske oder ein Körperöl wirken oftmals Wunder

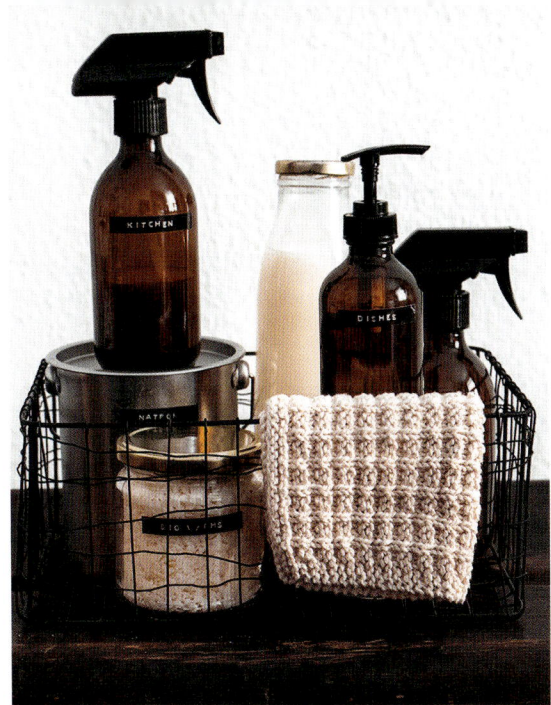

und helfen beim Runterkommen und Abschalten.

Auf den Clean-Beauty-Seiten möchte ich Dich einladen, Dir etwas Zeit für Deine Beauty-Routine zu nehmen und kleine Auszeiten mit natürlichen Produkten in Deinen Alltag zu integrieren.

NATURAL CLEANING

Über die Jahre habe ich gelernt, dass ein aufgeräumtes, sauberes Zuhause auch für einen ruhigen Geist sorgt. Und ebenso, wie ich auf natürliche Ernährung achte, so möchte ich auch ein natürliches Zuhause schaffen: angefangen von einem Raumspray mit wunderbarem Thymianduft über ein natürliches Waschmittel für meine Kleidung bis hin zu einem Allzweckreiniger aus Orangenschalen.

Es braucht keine chemischen Produkte in Plastikverpackungen, sondern lediglich etwas Neugier und Freude daran, ein paar wenige Produkte selbst herzustellen und so ein Zuhause zu schaffen, in dem man sich wirklich wohlfühlt und gerne aufhält.

Mit den folgenden Zutaten, die in gut sortierten Apotheken, Bio-Fachläden oder im Onlinehandel erhältlich sind, stelle ich den Großteil meiner Reinigungsprodukte für ein natürliches Zuhause her: Soda, Essig, Zitronensäure, Natron, Kernseife, Bio-Ethanol, ätherische Öle.

Abgefüllt in schöne braune Glasflaschen müssen die selbst hergestellten Reiniger nicht im Schrank versteckt werden, sondern warten dort, wo sie gebraucht werden, auf ihren Einsatz.

So gelingt es mir, unser Zuhause mit wenigen Handgriffen zwischendurch so sauber zu halten, dass es nur hin und wieder einer Großreinigung bedarf. Die frei gewordene Zeit am Wochenende nutze ich gerne für wichtige Dinge.

Auf den Natural-Cleaning-Seiten möchte ich Dir zeigen, wie Du mit wenigen Mitteln konventionelle Reiniger ersetzen und Dein Zuhause auf natürliche Art und Weise pflegen kannst.

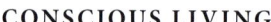

CONSCIOUS LIVING

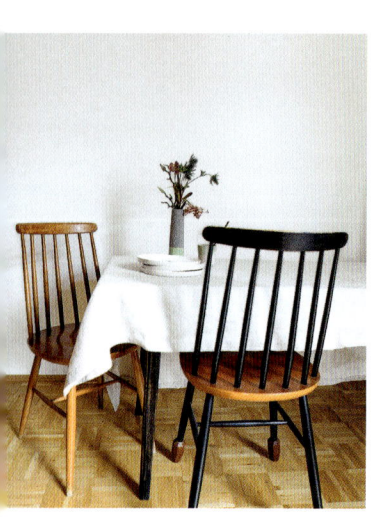

Weniger Zeug, mehr Zeit – so könnte man beschreiben, welche Ideen hinter den Conscious-Living-Seiten stecken. Den Fokus stärker auf ein bewusstes Leben zu legen, hat mich gelehrt, meinem Arbeitsleben Grenzen zu setzen, mein Zuhause und die darin befindlichen Gegenstände anders zu schätzen sowie mein Konsumverhalten zu überdenken. Folgende Prinzipien prägen seither mein Leben:

Weniger unnötiges Zeug: den Wert der Dinge, die man bereits besitzt, zu erkennen und sich von Unnötigem zu trennen, sodass mehr Raum für das bleibt, was wirklich wichtig ist.

Weniger Müll: das gilt im Bad, in der Küche oder unterwegs – indem man erkennt, welche Optionen es gibt, fällt es einem leichter, Schritt für Schritt Müll zu reduzieren.

Weniger Konsum: nur das zu konsumieren, was meinen Nachhaltigkeitsansprüchen an Material, Produktion und Gebrauchswert gerecht wird.

Mehr Lust, Dinge selbst zu machen: einfache DIY-Anleitungen, die Lust auf eigenes Kreieren machen, wie beispielsweise das Herstellen von Kerzen oder Wachstüchern.

Mehr Zeit für das, was wirklich wichtig ist: letztlich reduziert man weder Besitz noch Müll um des Reduzierens willen, sondern um Zeit und Raum zu haben für die Menschen, die uns etwas bedeuten, Zeit, zu reflektieren, oder Zeit für all jene Dinge, die wir zu lange aufgeschoben haben.

Die Anregungen auf den Conscious-Living-Seiten sollen Dich innehalten lassen, damit Du Dich und Dein Zuhause neu ausrichten kannst.

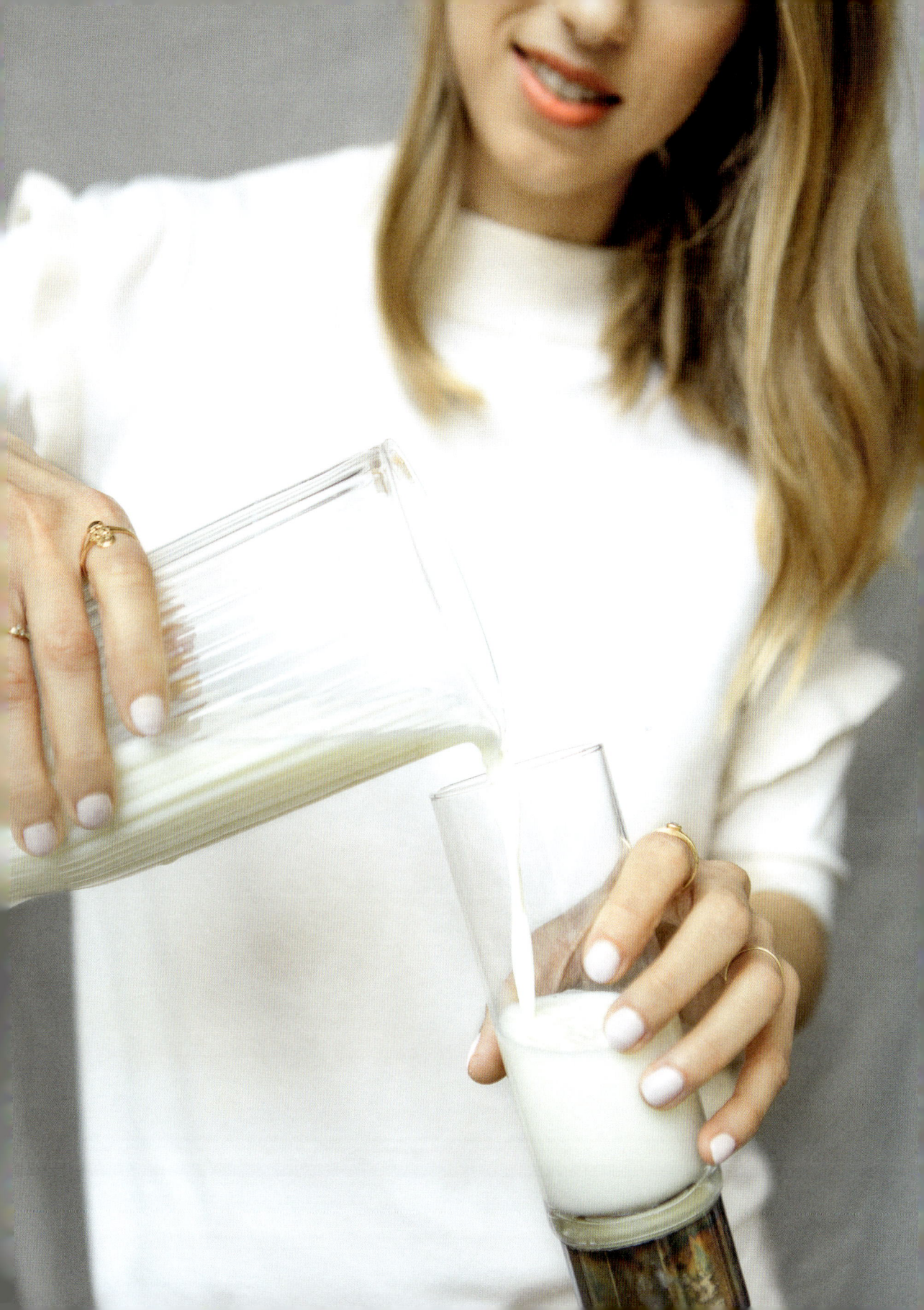

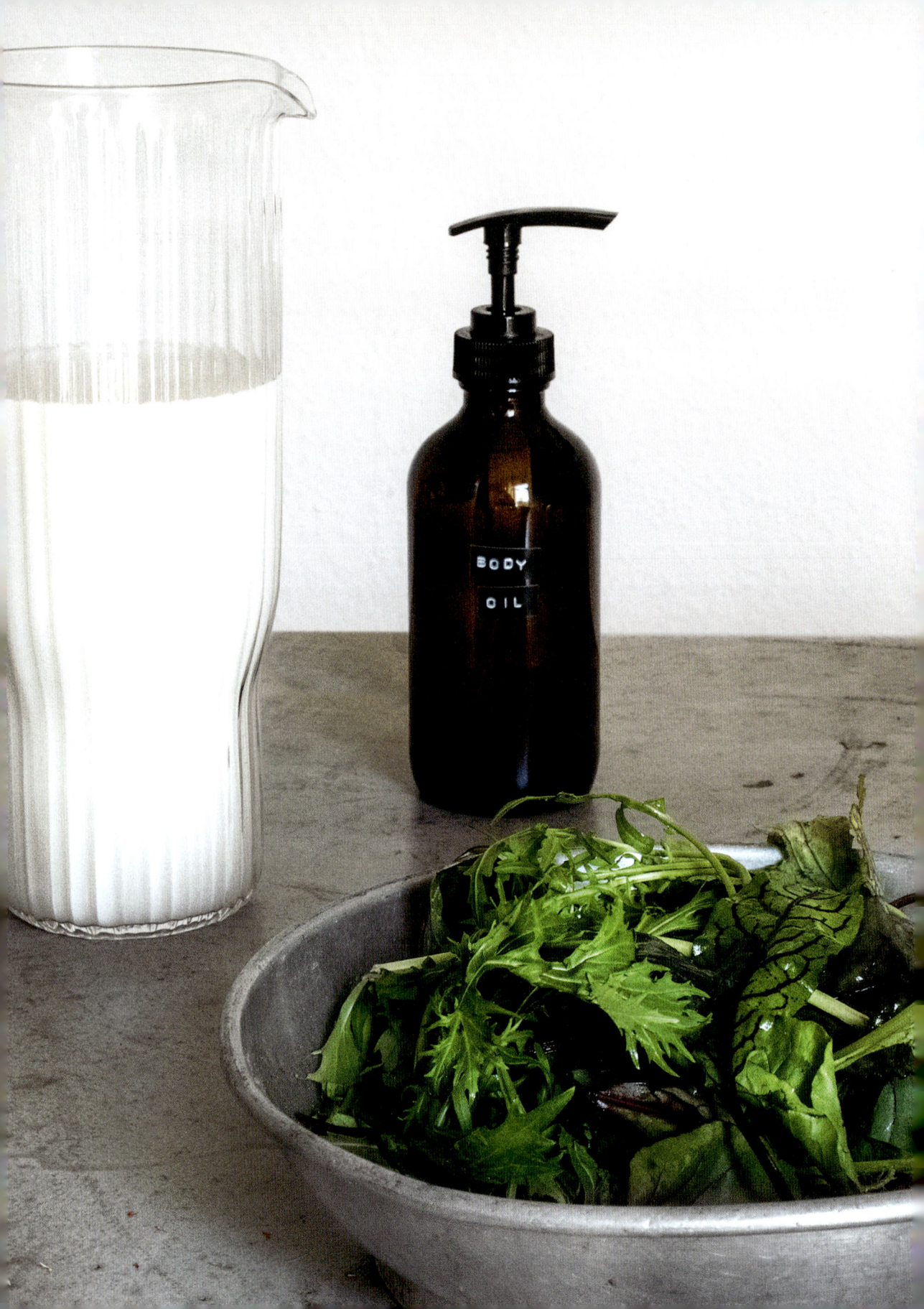

Frühling

MÄRZ, APRIL, MAI

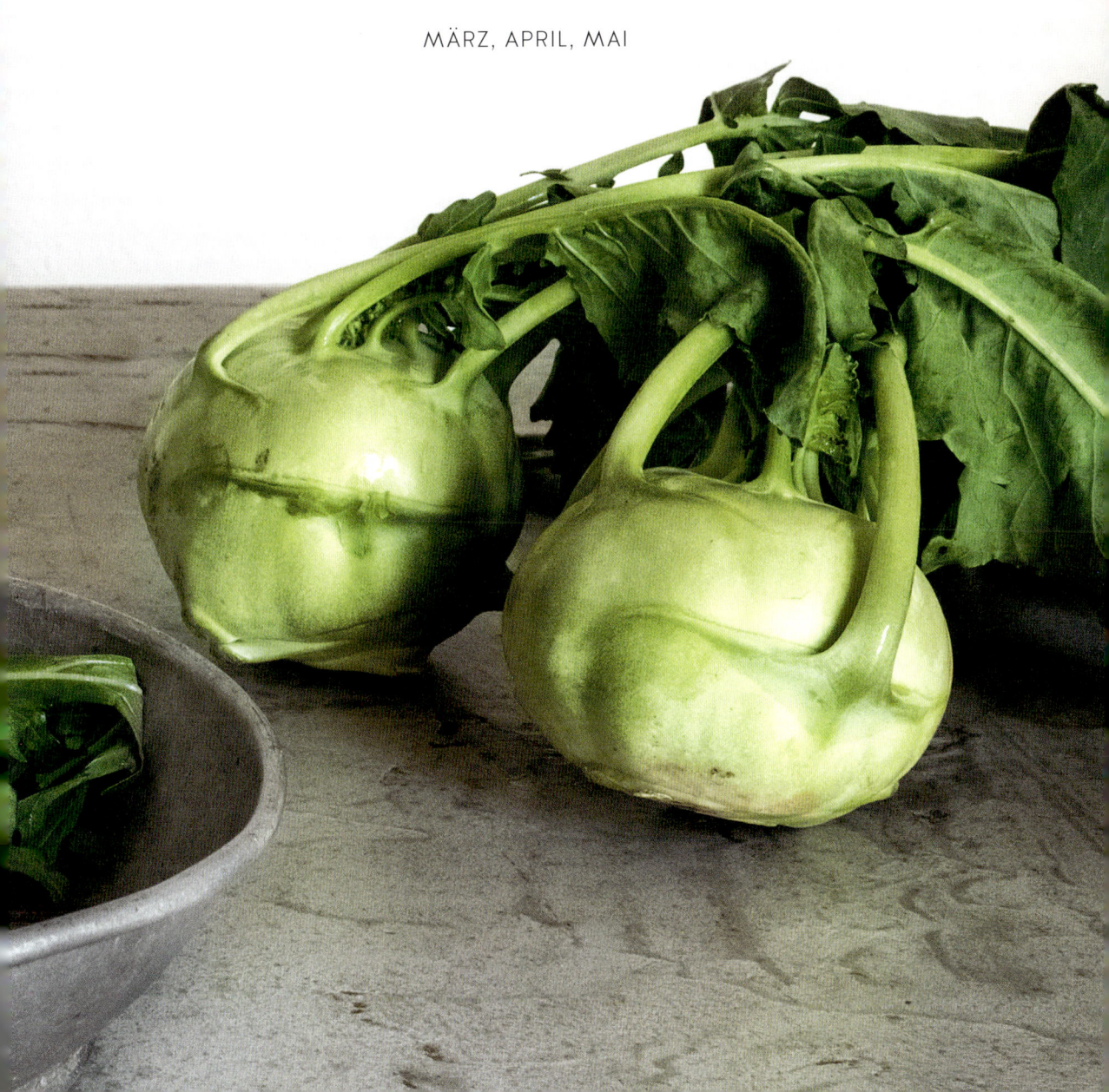

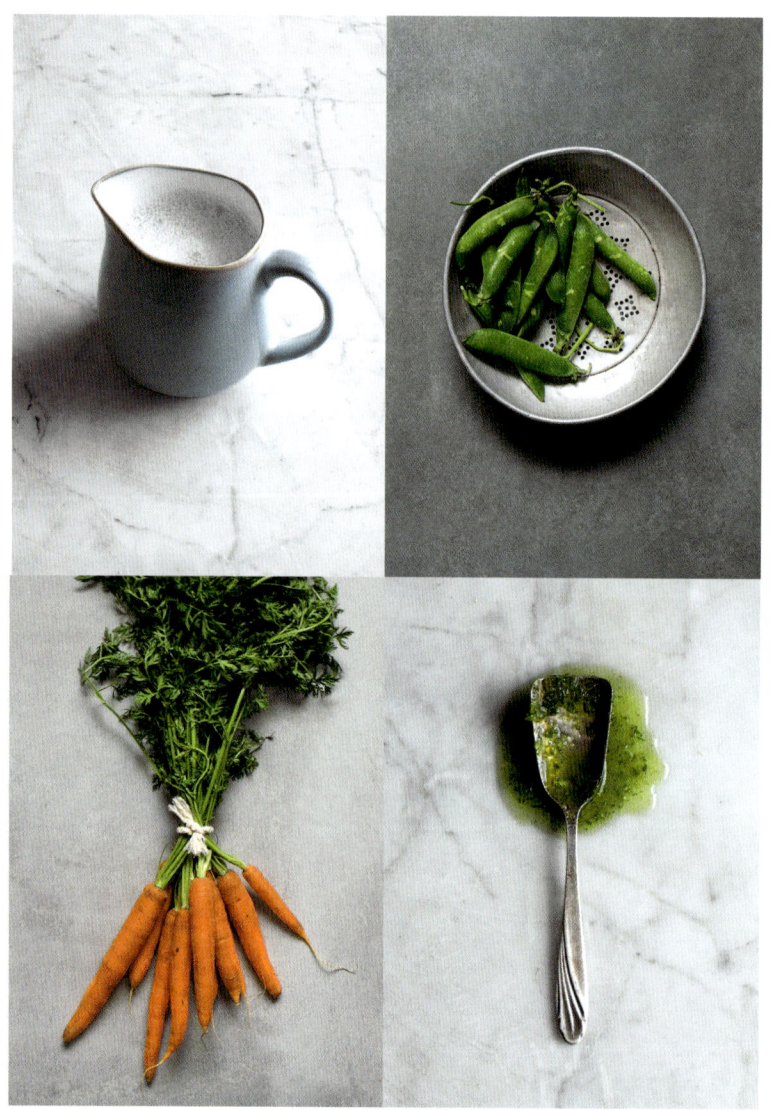

WENN IM FRÜHLING
ALLES ERWACHT

Sobald im Frühling die ersten Sonnenstrahlen dazu
einladen, das Haus zu verlassen, nutze ich das Fahr-
rad für meine wöchentlichen Marktbesuche.
Entlang der Wege, auf denen sich Spaziergänger wie-
der zahlreich tummeln, ragen die ersten
Tulpen aus dem Boden.
Freue Dich im Frühling auf geröstete Möhren mit
Haselnüssen, Brote mit eingelegter Paprika und
Bärlauch sowie Flammkuchen mit
Wildkräutern und Walnussöl.
Stelle Seife her, die das Badezimmer nach jedem
Gebrauch mit einem frischen Duft erfüllt. Gönne
Deiner Haut nach dem langen Winter ein Peeling
und ein reichhaltiges Körperöl.
Nutze die Energie des neuen Jahres, um Dein
Zuhause von all den unnötigen Dingen zu befreien,
die sich angesammelt haben, und etabliere
ein Morgenritual, das Dir einen gelassenen Start in
den Tag ermöglicht.

MÜSLI AUS DEM OFEN MIT GETROCKNETEN FEIGEN

16 PORTIONEN | ZEIT: 10 Min. | BACKZEIT: 20 Min.
PRO PORTION: ca. 180 kcal | 5 g E | 11 g F | 16 g KH

Dieses Müsli aus dem Backofen ist einer der Gründe, warum ich jeden Morgen aufstehe. Mit etwas Haferdrink, frischen Früchten und einer Tasse handgebrühtem Filterkaffee schafft dieses Müsli eine wunderbare Grundlage für den Tag.

250 g kernige Flocken (Haferflocken, Dinkelflocken)
50 g Kerne (Sonnenblumenkerne, Kürbiskerne)
100 g Nüsse (Haselnusskerne, Walnusskerne)
50 g Leinsamen
3 EL Honig (siehe Info)
5 EL Sonnenblumenöl
1 TL Zimtpulver (ersatzweise gemahlene Kurkuma)
100 g getrocknete Feigen

Den Backofen auf 180° (Umluft) vorheizen.

In einer Schüssel Flocken, Kerne, Nüsse und Leinsamen mit einem großen Löffel gut vermengen.

Den Honig mit dem Sonnenblumenöl in einem kleinen Topf langsam erhitzen, bis der Honig ganz flüssig ist und sich mit dem Öl vermischt hat. Den Zimt hinzufügen und die Honig-Öl-Mischung über die trockenen Zutaten gießen.

Alles gut vermengen und das Müsli gleichmäßig auf einem Backblech verteilen. Im Ofen (Mitte) ca. 20 Min. backen. Alle 5 Min. die Ofentür kurz öffnen und das Müsli durchmischen.

Das Müsli herausnehmen und vollständig abkühlen lassen. Die getrockneten Feigen in Scheiben schneiden und unterheben. Luftdicht verschlossen ist das Müsli mindestens 2 Monate haltbar.

NACHHALTIGKEITS-INFO: Honig im Glas von lokalem Imker oder Zuckerrübensirup.

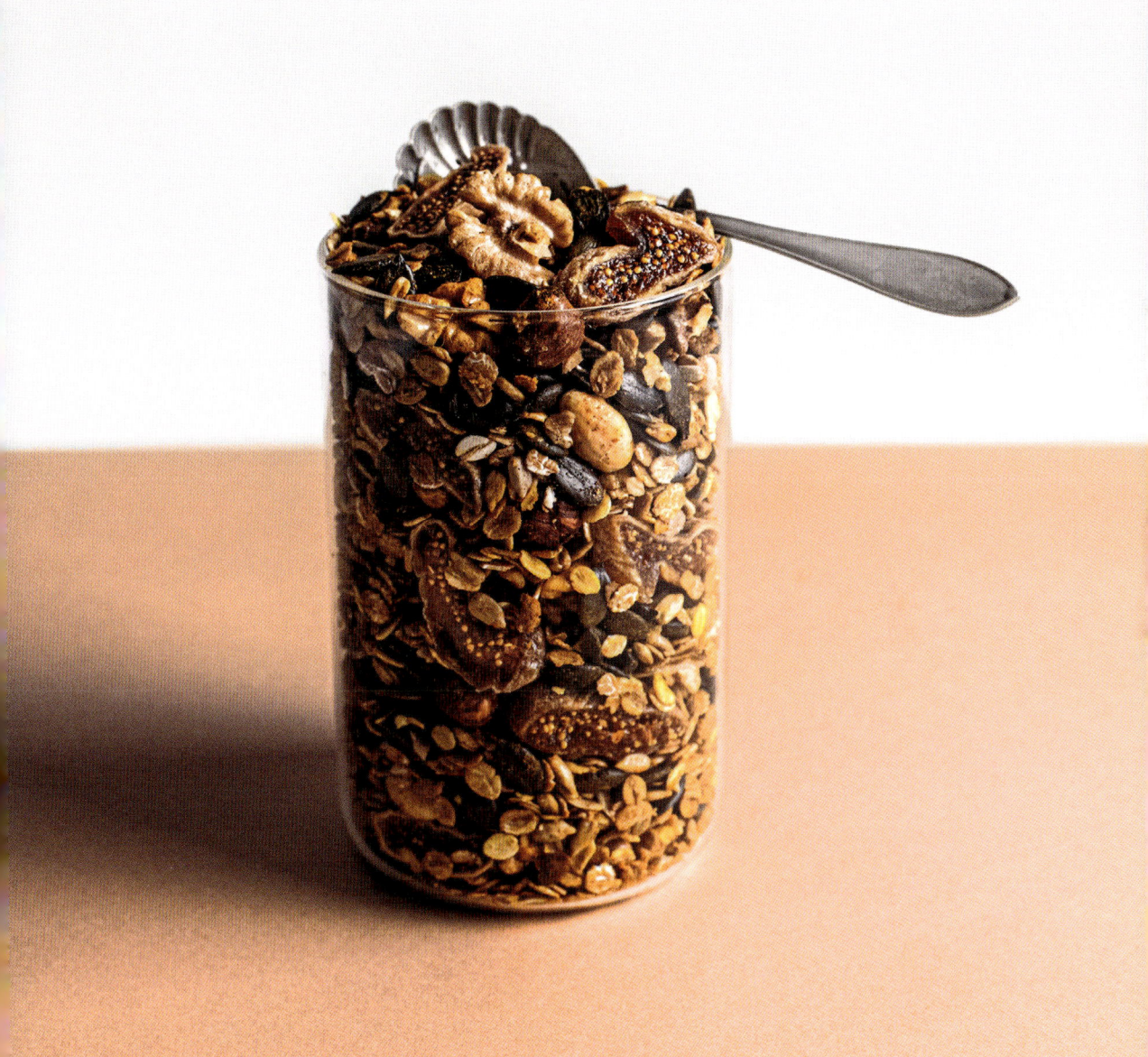

SONNTAGSBROT

1 LAIB BROT (CA. 16 SCHEIBEN) | ZEIT: 1 Std. 15 Min. | BACKZEIT: 30 Min.
PRO SCHEIBE: ca. 125 kcal | 4 g E | 2 g F | 22 g KH

Brot selbst zu backen, zählt zu meinen liebsten Ritualen am Wochenende. So verbringe ich den Sonntagabend gerne in unserer Küche, backe dieses wunderbare Brot, reflektiere über die vergangene Woche und plane die anstehende.

500 g Dinkelmehl (Type 630)
42 g frische Hefe (1 Würfel)
1 TL brauner Zucker
2 TL feines Meersalz
2 EL Olivenöl (extra vergine)

AUSSERDEM:
Mehl zum Arbeiten

Für den Vorteig das Mehl in eine große Schüssel geben. In der Mitte mit den Fingern eine 5 cm breite und 3 cm tiefe Mulde formen und die Hefe hineinbröckeln. 150 ml lauwarmes (nicht heißes!) Wasser und den Zucker in die Mulde geben und vorsichtig mit der Hefe verrühren. Etwas Mehl vom Rand locker auf die Flüssigkeit in der Mitte streuen. Den Vorteig ca. 15 Min. ruhen lassen.

Weitere 100 ml lauwarmes Wasser, Salz und Olivenöl hinzufügen und alles zügig in der Schüssel zu einem geschmeidigen Teig verkneten. Mit einem Tuch abdecken und ca. 30 Min. ruhen lassen.

Den Teig auf einer bemehlten Arbeitsfläche zu einem ovalen Laib formen und auf ein mit Backpapier ausgelegtes (oder eingeöltes) Backblech setzen oder in eine ovale ofenfeste Form geben. Erneut mit dem Tuch abdecken und weitere 20 Min. gehen lassen. Die Oberfläche des Laibes mit einem spitzen Messer über Kreuz ca. 1 cm tief einschneiden.

Eine ofenfeste Form mit ca. 100 ml Wasser auf den Boden des Ofens stellen und den Backofen auf 220° (Ober-/Unterhitze) vorheizen. Blech oder Form in den Ofen geben (Mitte) und das Brot ca. 30 Min. backen. Es ist fertig, wenn es sich beim Klopfen auf die Unterseite hohl anhört. Das Brot herausnehmen und noch heiß mit etwas lauwarmem Wasser bepinseln.

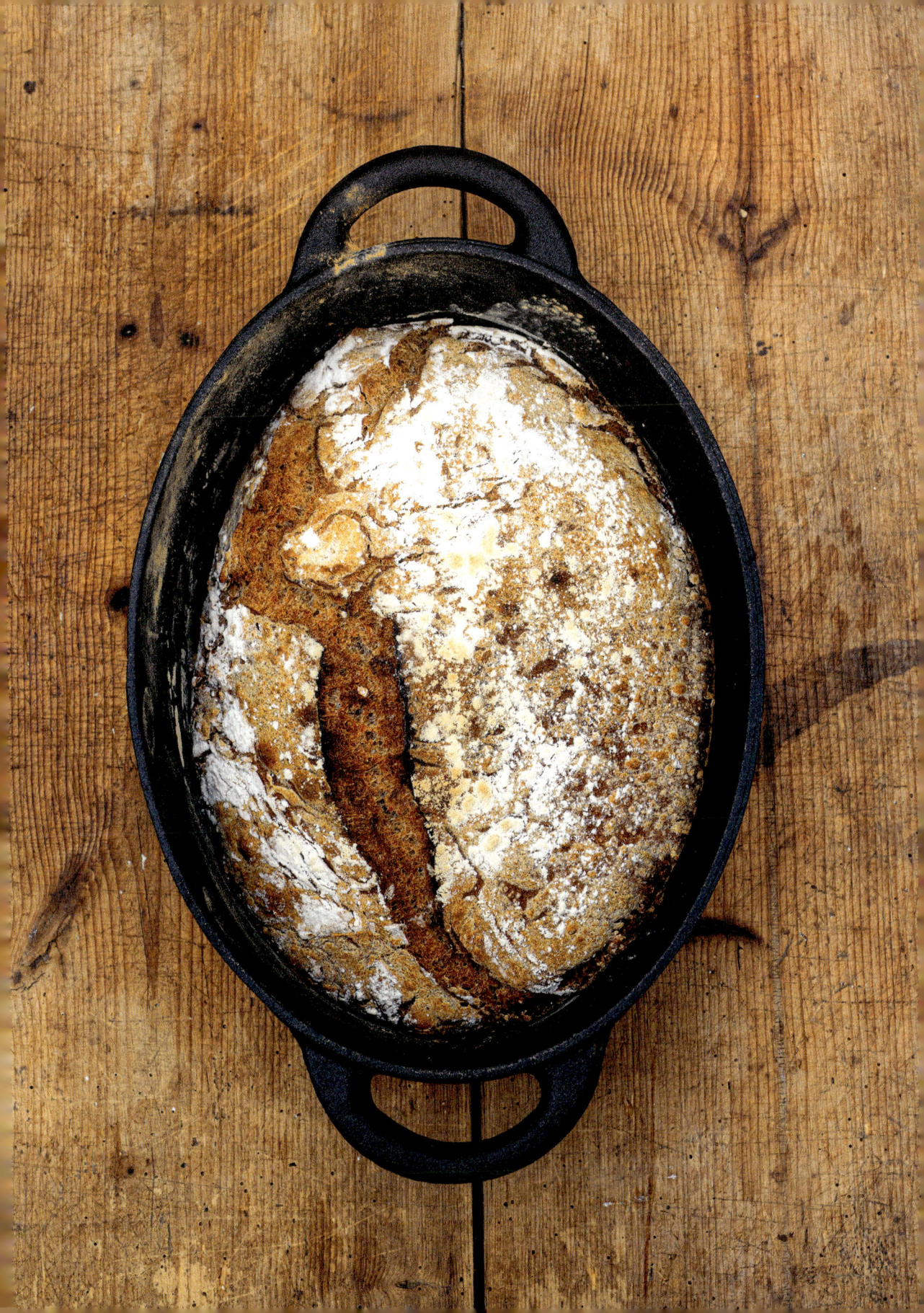

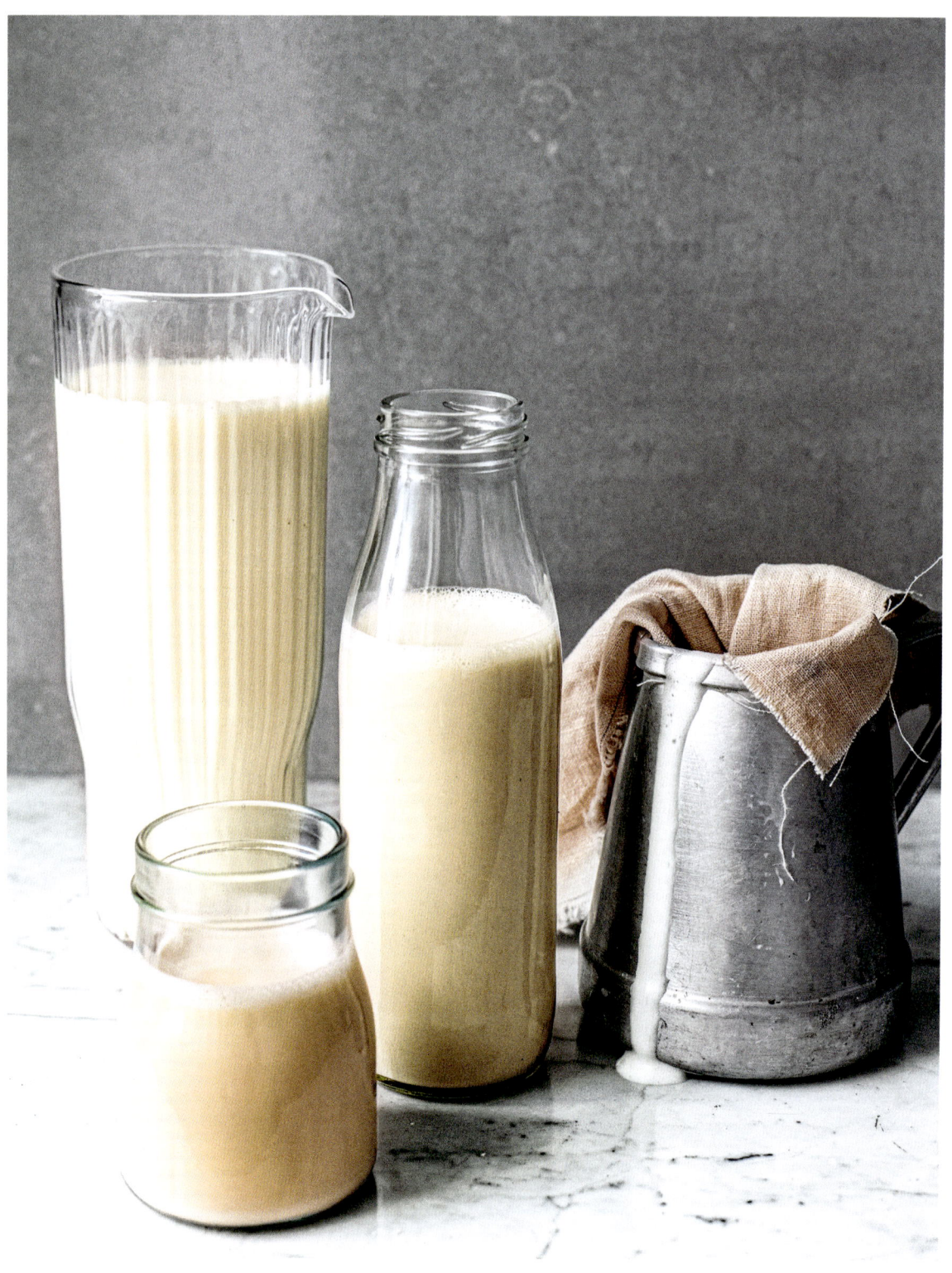

MILCHALTERNATIVEN
AUS HAFER UND NÜSSEN

*Pflanzliche Alternativen zu Kuhmilch gibt es inzwischen in vielen Varianten im
Supermarkt. Der Haferdrink kann mit einem Pürierstab leicht selbst
gemacht werden, für den Nussdrink ist ein Hochleistungsmixer erforderlich.*

Haferdrink

———

*80 g Haferflocken
1 TL Honig (nach Belieben, siehe Info)*
1 LITER | ZEIT: 20 Min.

In einem großen Topf 1 l Wasser zum Kochen bringen.
Die Haferflocken darin bei kleiner Hitze ca. 15 Min.
köcheln lassen. Vom Herd nehmen und mit einem Pürierstab pürieren. Nach Belieben den Honig dazugeben.

Die Masse durch ein feines Sieb in eine Schüssel gießen
und mit einer Gabel drücken, damit die Flüssigkeit
besser abfließt. In eine Glasflasche abfüllen und im Kühlschrank lagern. Vor dem Verzehr gut schütteln.

Nussdrink

———

*200 g Haselnusskerne (ersatzweise
Mandeln)
1 TL Honig (nach Belieben, siehe Info)*
1 LITER | EINWEICHZEIT: über
Nacht | ZEIT: 5 Min.

Die Haselnüsse über Nacht in Wasser einweichen. Abgießen, Nüsse kalt abspülen und mit 1 l Wasser in einen
Hochleistungsmixer geben. Auf höchster Stufe 3–4 Min.
mixen, bis eine weißliche Flüssigkeit ohne Stückchen
entsteht. Nach Belieben den Honig dazugeben.

Die Flüssigkeit durch ein Nussmilch- oder Leinentuch
seihen. Mit den Händen möglichst viel Flüssigkeit her-
auspressen. Den Drink in eine Glasflasche füllen und im
Kühlschrank lagern. Vor dem Verzehr gut schütteln.

NACHHALTIGKEITS-INFO: Honig im Glas von lokalem
Imker oder Zuckerrübensirup.

KOHLRABISALAT MIT APFEL UND FRÜHLINGSZWIEBEL

4 PERSONEN | ZEIT: 15 Min.
PRO PORTION: ca. 145 kcal | 4 g E | 10 g F | 9 g KH

*In diesem Salat treffen Kohlrabi, Apfel und Frühlingszwiebel aufeinander,
vereint in einer Vinaigrette aus Apfelessig und Walnussöl und
getoppt mit gehackten Pistazien. Ein Gericht, das so wunderbar leicht
nach Frühling schmeckt. Mit etwas geröstetem Brot servieren.*

2 Kohlrabi
1 Apfel
4 Frühlingszwiebeln
2 EL Walnussöl (ersatzweise
    Olivenöl)
2 EL Apfelessig
1 EL Senf
1 TL Honig (siehe Info)
Salz
Pfeffer
1 Handvoll Pistazien

Mit einem Sparschäler die Schale vom Kohlrabi entfernen. Die Knollen (ebenfalls mit dem Sparschäler) in feine lange Streifen schneiden. Den Apfel heiß waschen und wie den Kohlrabi in feine Streifen schneiden, das Kerngehäuse entfernen. Die Frühlingszwiebeln putzen, waschen und in feine Ringe schneiden.

In einer großen Schüssel Walnussöl, Apfelessig, Senf und Honig zu einer Vinaigrette verrühren und mit Salz und Pfeffer abschmecken.

Kohlrabi, Apfel und Frühlingszwiebelringe in die Schüssel geben und durchmengen, bis alles mit der Vinaigrette benetzt ist. Den Salat auf Tellern anrichten. Die Pistazien von der Schale befreien, grob hacken und auf den Salat streuen.

NACHHALTIGKEITS-INFO: Honig im Glas von lokalem Imker oder Zuckerrübensirup.

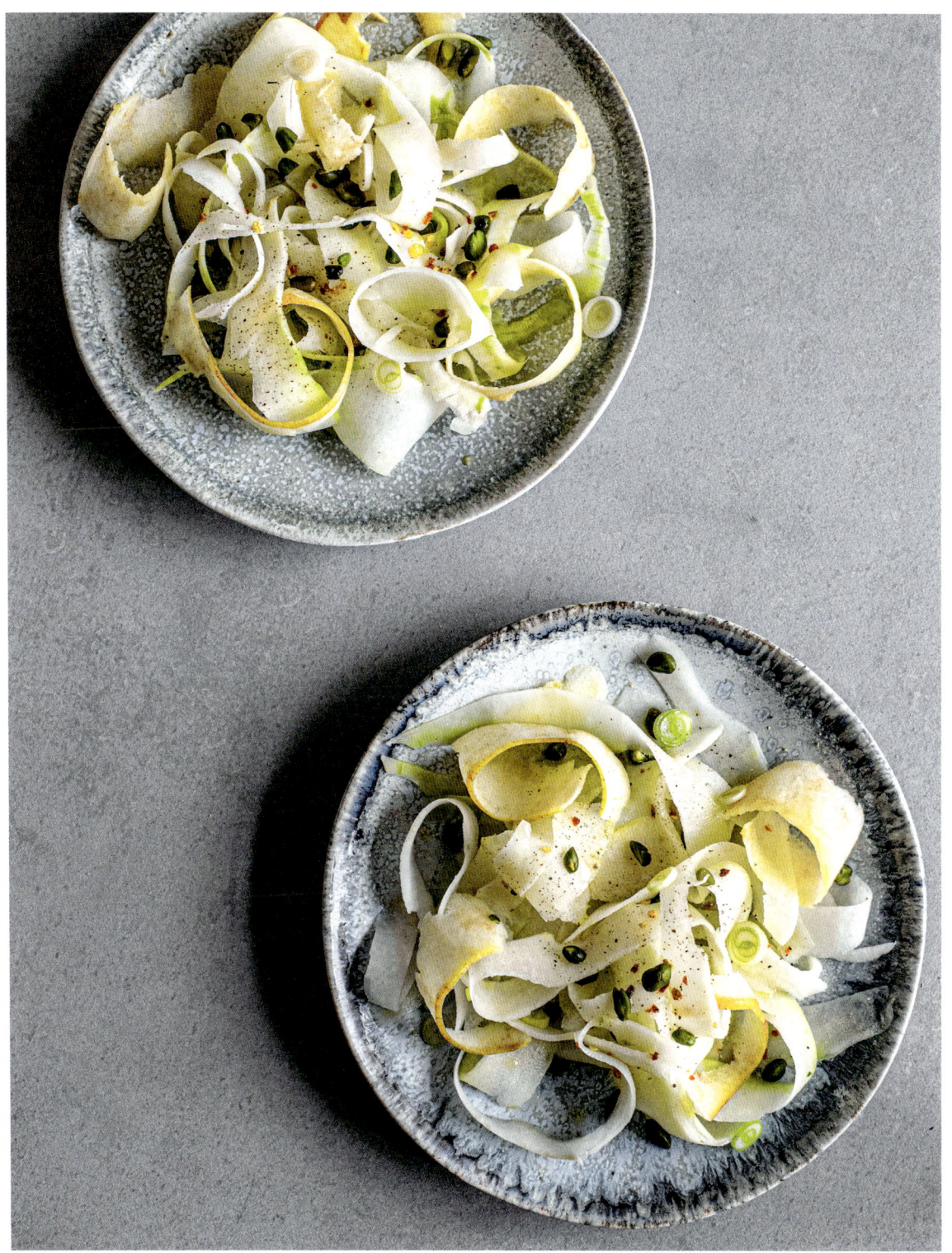

ERBSENPESTO MIT ZITRONENMELISSE

4 PERSONEN | ZEIT: 20 Min.
PRO PORTION: ca. 475 kcal | 14 g E | 22 g F | 55 g KH

Dieses Erbsenpesto ist ein gutes Beispiel dafür, wie Gerichte bei mir ent-
stehen: Vorgestellt hatte ich mir ein sämiges, leuchtend grünes Pastage-
richt. Verspeist wurde das Pesto noch auf der Küchentheke sitzend mit ein
bisschen Brot. Es schmeckt auf Brot oder mit Nudeln gleichermaßen.

300 g TK-Erbsen
1 Knoblauchzehe
1 Bio-Zitrone
50 g Walnusskerne
5 EL Olivenöl
1 Handvoll Zitronenmelisse
Salz
Pfeffer
8 Scheiben Brot

Die Erbsen auftauen lassen. Den Knoblauch schälen und fein hacken. Die Zitrone heiß waschen und abtrocknen, etwas Schale abreiben und den Saft auspressen. Die Walnusskerne grob hacken und in einer Pfanne ohne Fett bei mittlerer Hitze hellbraun rösten. Den Backofen auf 250° (Ober-/Unterhitze) vorheizen.

Die Erbsen mit 1 EL Olivenöl in einen Topf geben und ca. 4 Min. darin schwenken. Die Zitronenmelisse waschen und trocken schütteln. Knoblauch, Walnusskerne, zwei Drittel der Erbsen sowie die Hälfte der Zitronenmelisse mit dem restlichen Olivenöl (4 EL) in der Küchenmaschine oder mit dem Pürierstab zu einer Creme zerkleinern. Mit Salz, Pfeffer sowie Zitronensaft und -schale abschmecken. Die übrigen Erbsen mit einem Löffel unterheben.

Das Brot auf ein Backblech geben und im Ofen (Mitte) in ca. 4 Min. goldbraun rösten. Herausnehmen, das Erbsenpesto darauf verteilen und mit der übrigen Zitronenmelisse garnieren.

VARIANTE: 500 g Pasta in Salzwasser bissfest kochen, abgießen, 1 Schöpflöffel Kochwasser behalten. Pasta und Kochwasser zurück in den Topf geben und das Pesto gut mit der Pasta vermischen.

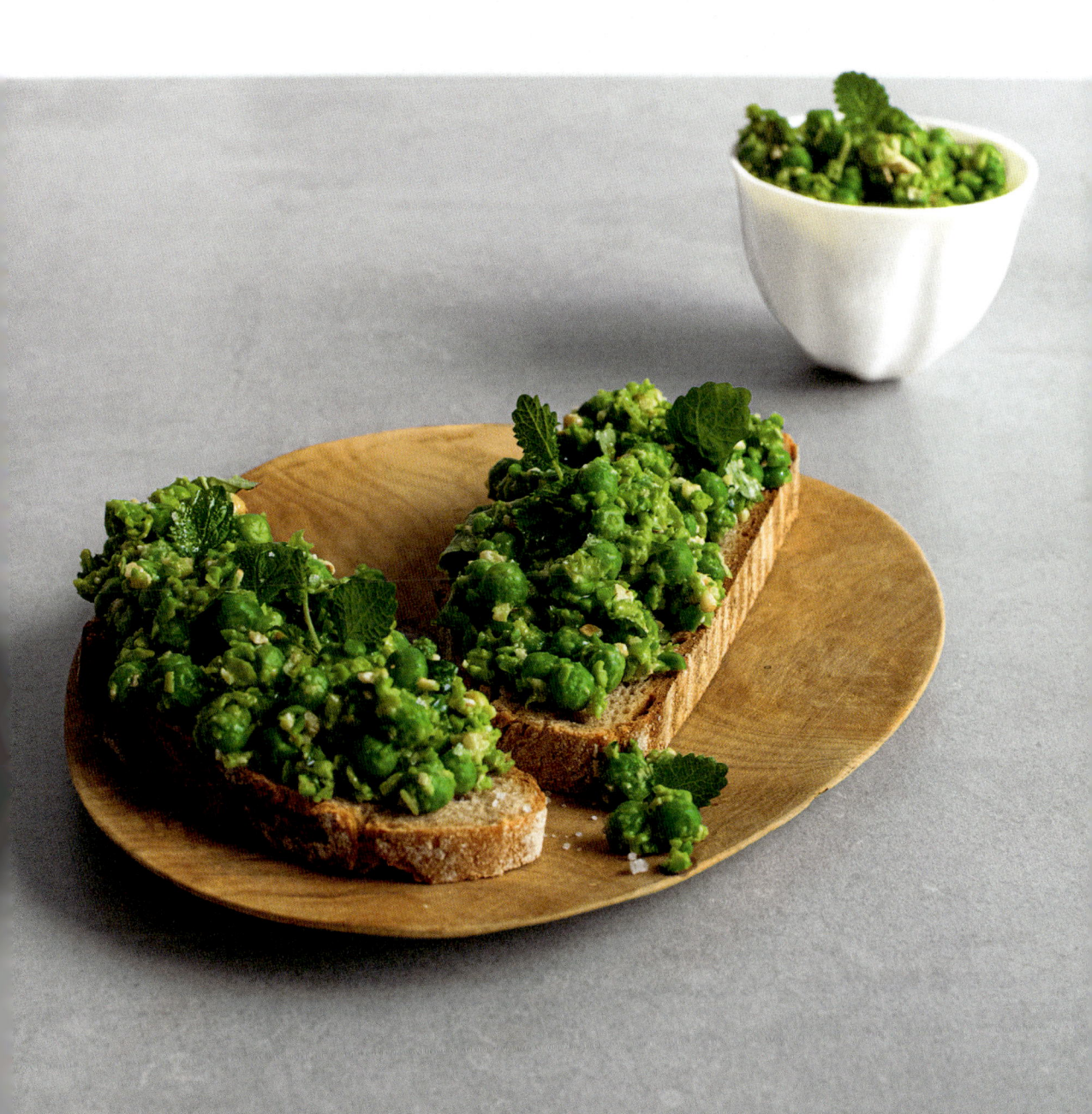

VOLLKORNBROTE MIT PAPRIKA UND BÄRLAUCH

4 PERSONEN | ZEIT: 40 Min.
PRO PORTION: ca. 405 kcal | 14 g E | 18 g F | 45 g KH

4 rote Paprika
1 Handvoll Bärlauch
1 Handvoll Kürbiskerne
8 Scheiben Vollkornbrot
160 g Quark (siehe Info)
4 EL Kürbiskernöl
Salz
Pfeffer

Den Backofen auf 250° (Ober-/Unterhitze) vorheizen. Die Paprika waschen, halbieren, weiße Trennwände und Kerne entfernen und die Hälften mit der Schnittfläche nach unten auf ein mit Backpapier ausgelegtes Backblech legen. Das Backblech in den Ofen schieben (oben) und die Paprika 20–25 Min. rösten, bis die Haut schwarz ist.

Die Paprikaschoten aus dem Ofen nehmen, etwas abkühlen lassen, die schwarze Haut abziehen und die Paprikahälften längs in ca. 1 cm breite Streifen schneiden.

Den Bärlauch gut waschen, trocken tupfen und in 1 cm breite Streifen schneiden. Die Kürbiskerne grob hacken.

Eine Pfanne erhitzen und die Brotscheiben ohne Öl je 30 Sek. pro Seite rösten. Jede Scheibe mit je 1 EL Quark bestreichen und mit 2 EL Paprikastreifen belegen. Den Bärlauch sowie die gehackten Kürbiskerne darüberstreuen und mit dem Kürbiskernöl beträufeln. Mit Salz und Pfeffer würzen.

NACHHALTIGKEITS-INFO: Unverpackter Quark von regionalem Anbieter oder Quark-Alternative aus Soja.

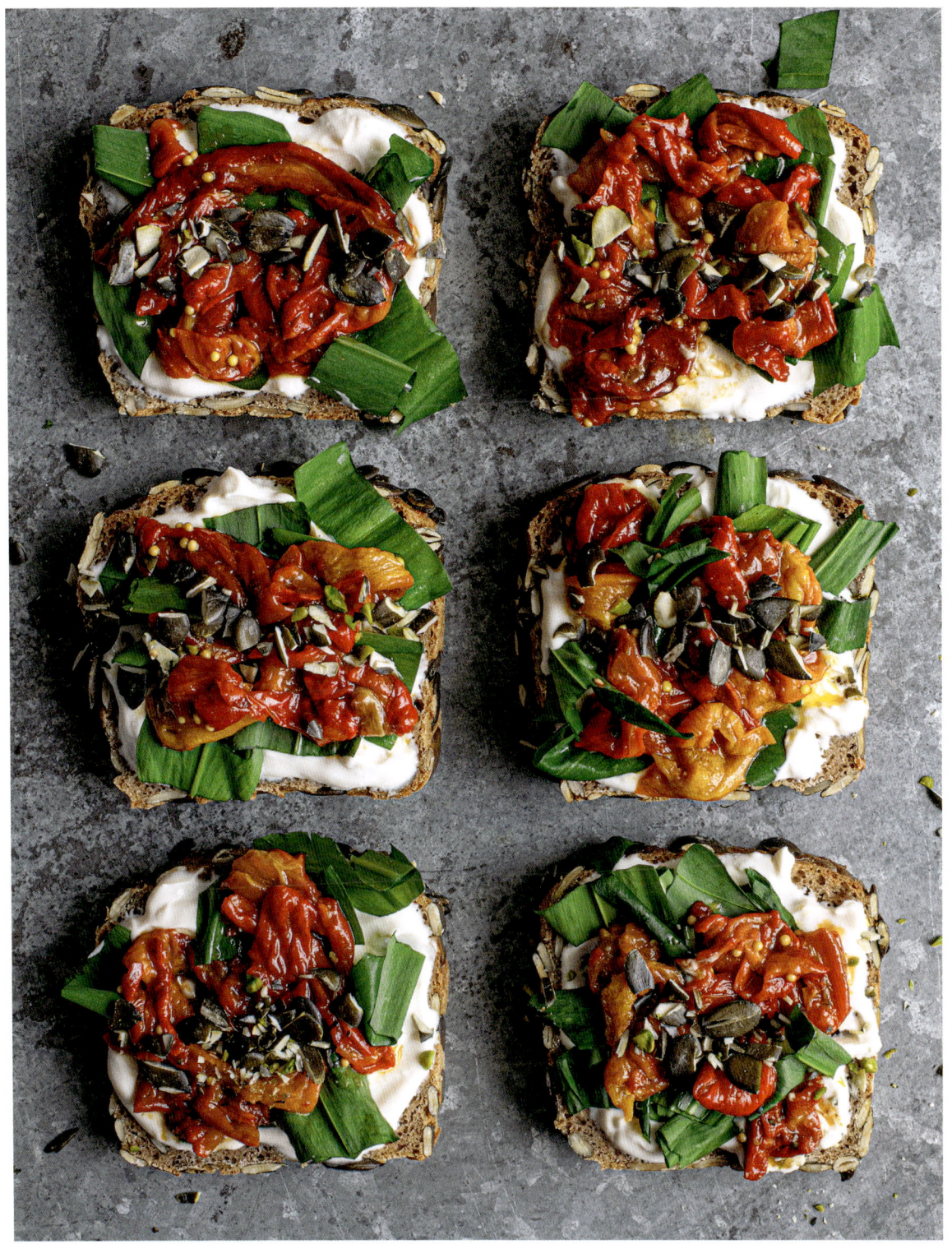

KARAMELLISIERTE MÖHREN MIT GERÖSTETEN HASELNÜSSEN

4 PERSONEN | ZEIT: 30 Min.
PRO PORTION: ca. 340 kcal | 5 g E | 26 g F | 21 g KH

Möhren und Haselnüsse passen perfekt zusammen. Dieses Gericht koche ich besonders oft an Tagen, an denen meine Vorräte schon weitgehend aufgebraucht sind.

12 große Möhren (bunte;
  ca. 1,2 kg)
2 Handvoll Haselnusskerne
4 EL Olivenöl
2 EL brauner Zucker
Salz
Pfeffer
2 Zweige Thymian

Die Möhren putzen, waschen und der Länge nach vierteln.

Die Haselnusskerne halbieren und in einer Pfanne ohne Fett bei mittlerer Hitze goldbraun anrösten. Herausnehmen und beiseitestellen.

In derselben Pfanne das Olivenöl bei mittlerer Hitze erhitzen. Die Möhren hinzugeben und unter ständigem Wenden 5–7 Min. anbraten, bis sie noch ein wenig bissfest sind.

Anschließend den Zucker hinzufügen und die Möhren 3–4 Min. darin wenden, bis der Zucker geschmolzen ist und die Möhren schön glänzen.

Mit Salz und Pfeffer abschmecken. Den Thymian waschen, trocken schütteln und die Blättchen abzupfen. Die Möhren auf einer Platte anrichten und mit den Haselnüssen und dem Thymian garnieren.

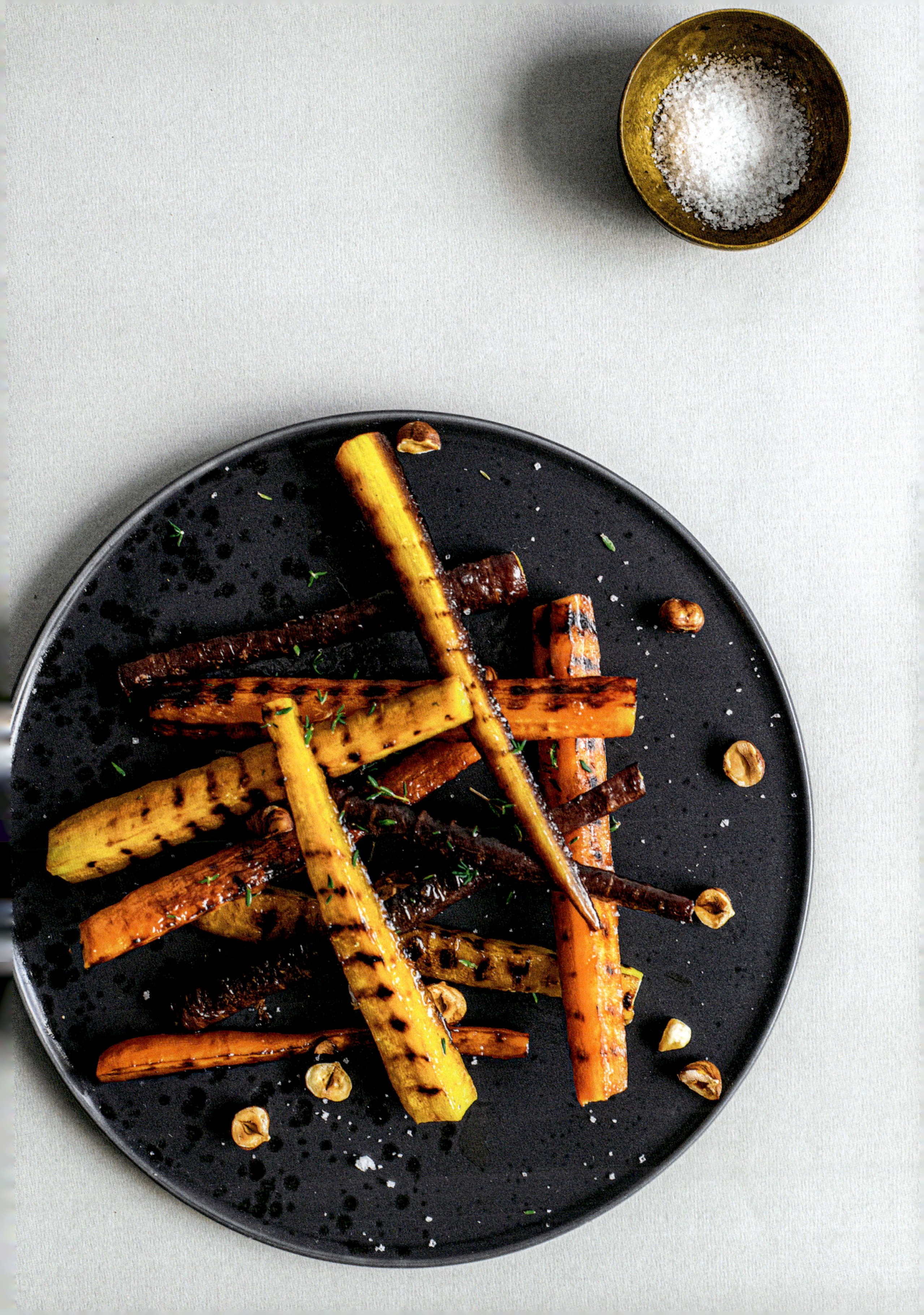

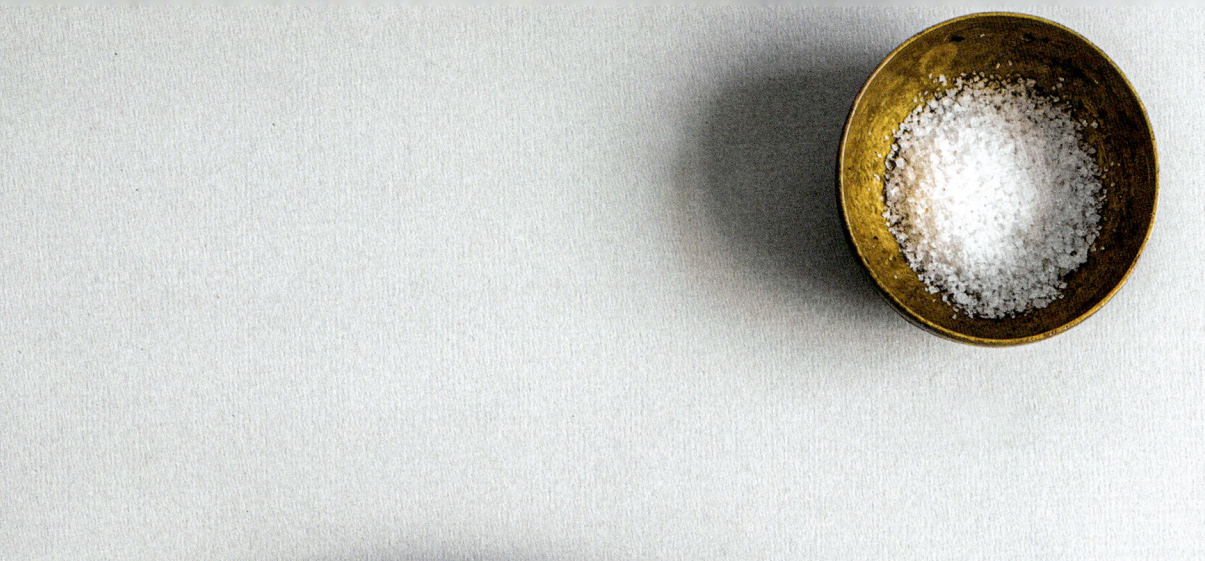

GERÖSTETER BLUMENKOHL MIT SALSA VERDE

4 PERSONEN | ZEIT: 30 Min.
PRO PORTION: ca. 220 kcal | 6 g E | 20 g F | 4 g KH

Samtig weicher Blumenkohl, geröstete Mandeln und eine zitronig-frische Salsa verde mit Olivenöl. Ein Gericht, das aufgrund der unterschiedlichen Konsistenzen und Aromen interessant schmeckt. Selbst Menschen, die eigentlich keinen Blumenkohl essen, konnte ich hiermit schon begeistern.

1 mittelgroßer Blumenkohl
5 EL Olivenöl
½ Bund Petersilie
½ Bund Basilikum
1 Zitrone
1 TL Kapern
Salz
Pfeffer
1 Handvoll Mandeln

Den Backofen auf 200° (Umluft) vorheizen.

Den Blumenkohl putzen und vorsichtig in 1 cm dicke Scheiben schneiden. Die Blumenkohlscheiben mit 2 EL Olivenöl bepinseln, auf ein Backblech legen und im Ofen (Mitte) 20–25 Min. rösten. Nach der Hälfte der Zeit wenden.

Inzwischen die Kräuter waschen und trocken schütteln, die Blätter abzupfen und sehr fein hacken. Die Zitrone auspressen. Kräuter, Zitronensaft, restliches Olivenöl (3 EL) und die Kapern vermengen. Die Salsa mit Salz und Pfeffer abschmecken.

Die Mandeln grob hacken und in einer Pfanne ohne Öl kurz anrösten, bis sie leicht braun werden und wunderbar duften.

Den Blumenkohl aus dem Ofen nehmen, auf Tellern anrichten, großzügig mit der Salsa verde beträufeln und mit den gerösteten Mandeln bestreuen.

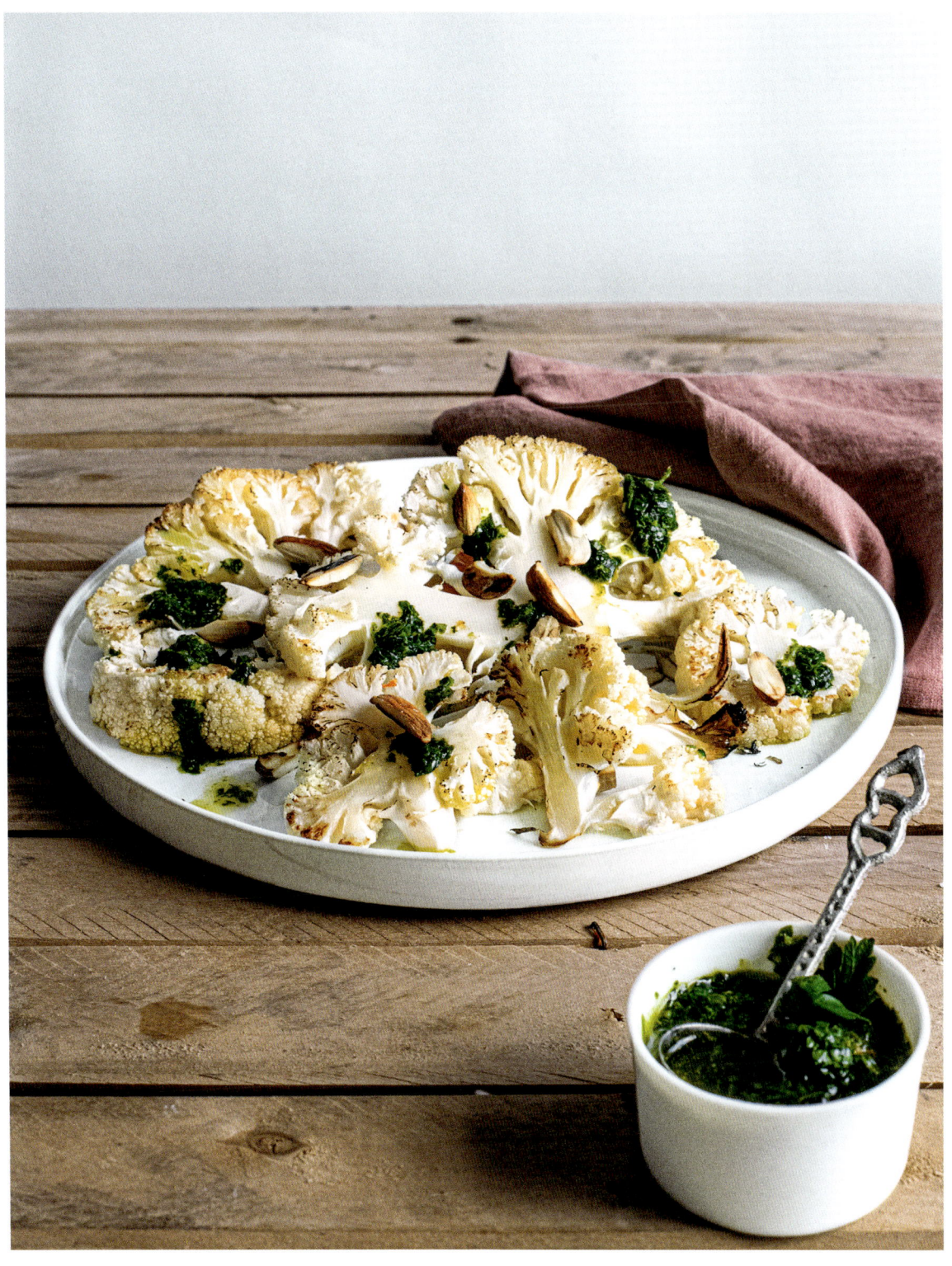

PASTA MIT BÄRLAUCH
UND TOMATEN

4 PERSONEN | ZEIT: 20 Min.
PRO PORTION: ca. 540 kcal | 15 g E | 9 g F | 93 g KH

*Wenn man im Frühling bei einem Waldspaziergang plötzlich
diesen leichten Knoblauchduft wahrnimmt und
mitten in einer Ansammlung von Bärlauch steht, dann sollte es
dieses Gericht geben. Außerhalb der Saison schmeckt die
schnelle Pasta auch mit Basilikum statt Bärlauch.*

*Salz
500 g Pasta (z. B. Gnocchetti,
    Fusilli)
2 Schalotten
400 g Kirschtomaten
100 g Bärlauch
2 EL Olivenöl
½ Zitrone
Pfeffer
2 EL Hanfsamen*

Einen großen Topf Salzwasser zum Kochen bringen und die Nudeln nach Packungsanweisung darin bissfest kochen.

Inzwischen die Schalotten schälen und fein hacken. Die Kirschtomaten waschen und halbieren. Den Bärlauch gründlich waschen und trocken tupfen, das Ende vom Stiel entfernen und die Blätter in grobe Streifen schneiden.

In einer großen Pfanne das Olivenöl erhitzen und die Schalotten darin andünsten. Die Tomaten hinzufügen und bei mittlerer Hitze ca. 3 Min. einkochen lassen. Die Zitronenhälfte auspressen und den Saft mit dem Bärlauch zu den Tomaten geben. Mit Salz und Pfeffer abschmecken.

Die Nudeln in ein Sieb abgießen und kurz abtropfen lassen. In die Pfanne geben und alles gut vermengen. Die Pasta in einer Schüssel anrichten und mit den Hanfsamen garnieren.

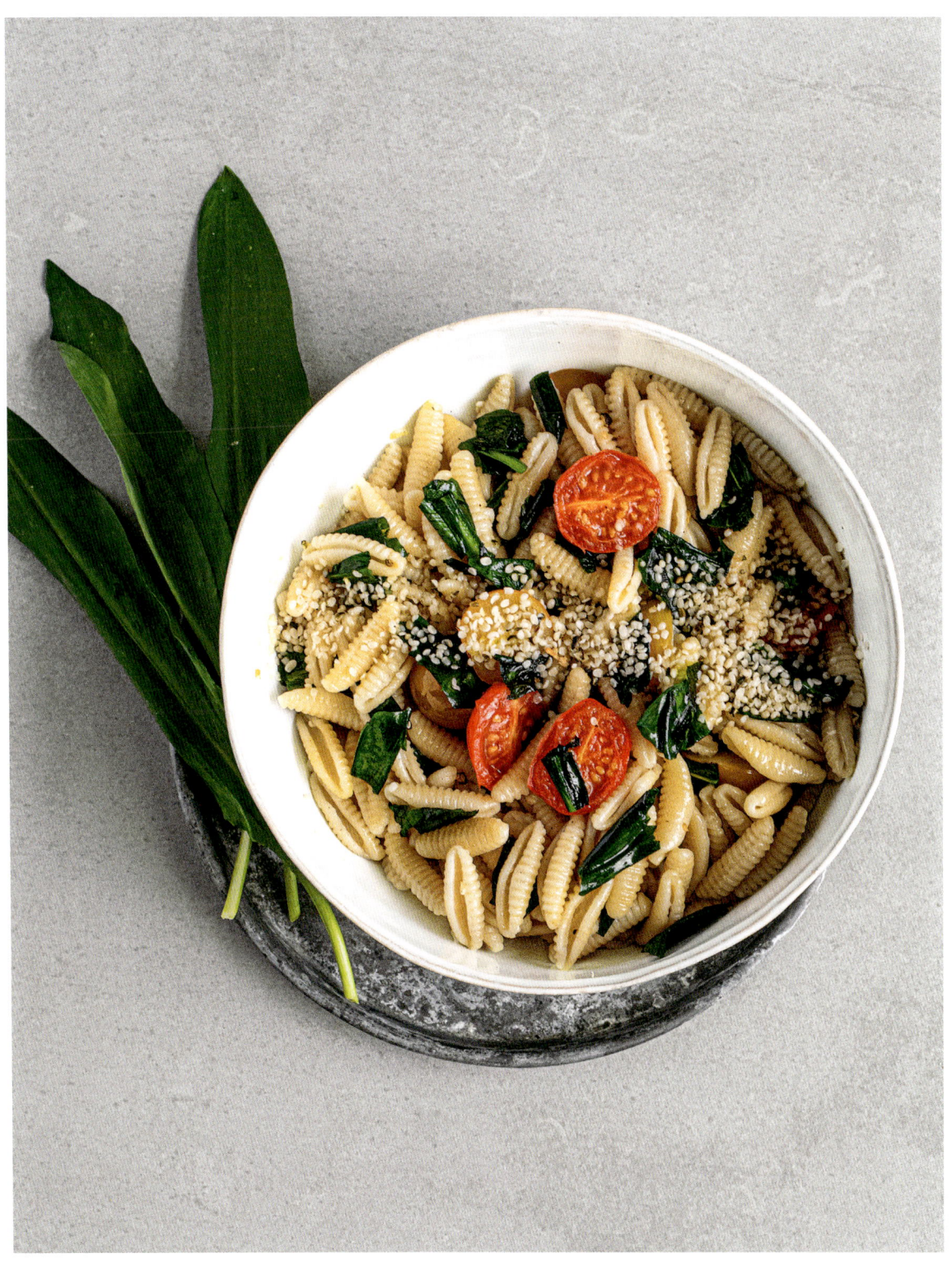

QUINOA MIT GERÖSTETEN MÖHREN, KORIANDER UND MANDELN

4 PERSONEN | ZEIT: 40 Min.
PRO PORTION: ca. 380 kcal | 11 g E | 20 g F | 37 g KH

Bevor die Woche beginnt, koche ich stets etwas Quinoa, Hirse oder Grün-
kern für meine Lunchbowls vor, damit ich mir unter der Woche schnell und
einfach etwas Gesundes kochen kann. So wie diese Bowl mit roter Quinoa
aus bayerischem Anbau, gerösteten Möhren, Koriander und Mandeln.

500 g Möhren
1 rote Zwiebel
4 EL Olivenöl
1 TL gemahlener Kreuz-
  kümmel
1 TL Zimtpulver
Salz
Pfeffer
200 g rote Quinoa
1 Bund Koriandergrün
1 Handvoll Mandeln

Den Backofen auf 200° (Umluft) vorheizen. Die Möhren putzen, wa-schen und schräg in mundgerechte Stücke schneiden. Die Zwiebel schälen und in dünne Ringe schneiden.

In einer großen Schüssel Öl, Kreuzkümmel und Zimt mischen. Die Möhren und die Zwiebelringe dazugeben, alles gut vermengen und mit Salz und Pfeffer würzen.

Das Gemüse auf einem Backblech verteilen und im Ofen (Mitte) 25–30 Min. backen, bis es weich ist, dabei gelegentlich durchrühren.

Inzwischen die Quinoa abbrausen. Mit 400 ml Salzwasser in einen Topf geben, aufkochen und zugedeckt bei mittlerer Hitze 15–20 Min. köcheln lassen. Den Topf vom Herd nehmen und die Quinoa 5 Min. quellen lassen.

Koriander waschen, trocken schütteln und grob hacken. Mandeln evtl. in Stifte schneiden. Quinoa, Möhren, Koriander und Mandeln in einer Schüssel vermengen, mit Salz und Pfeffer abschmecken.

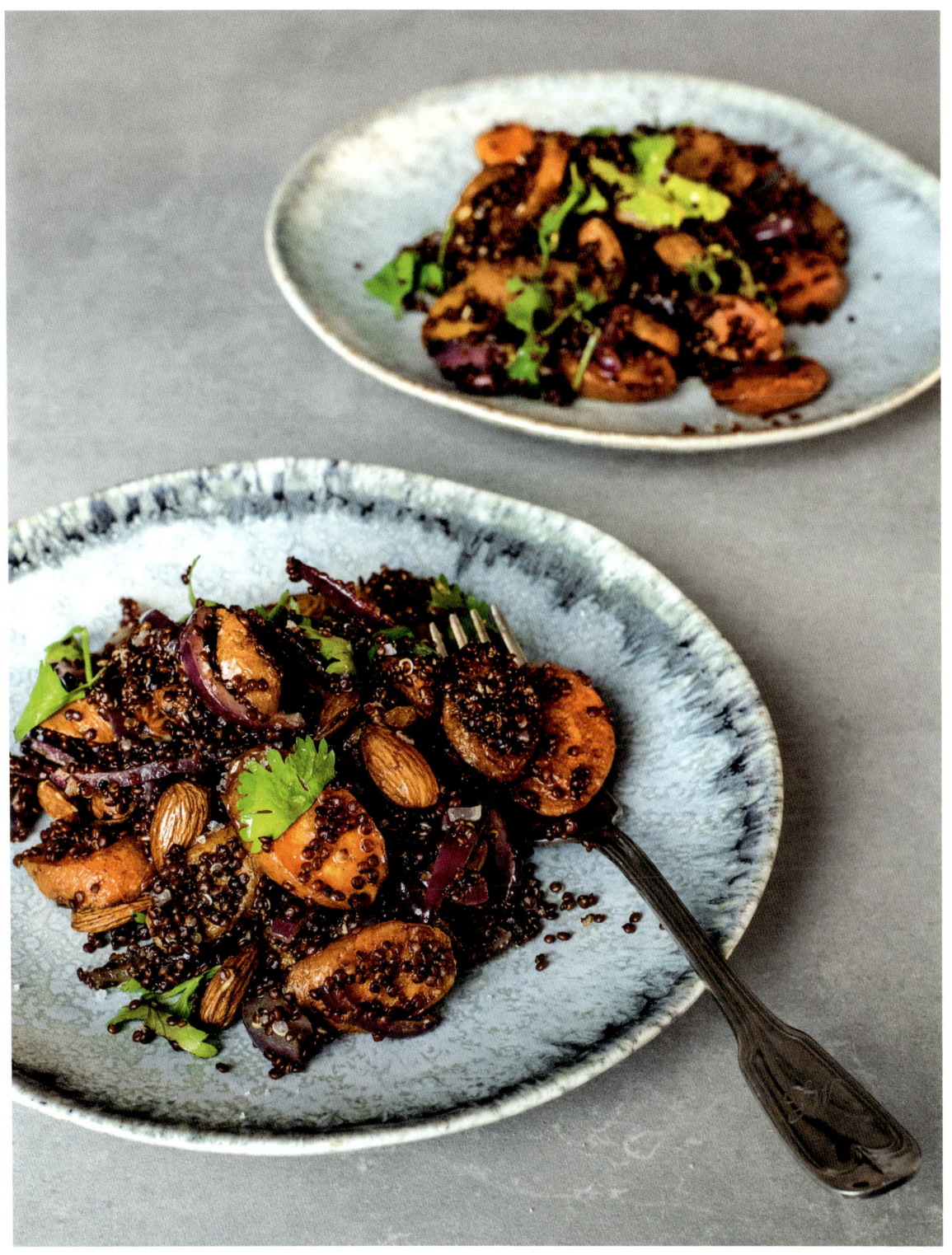

SUPPENBASIS

2 GLÄSER | ZEIT: 15 Min. | ZIEHEN: 1 Std.
PRO GLAS: ca. 75 kcal | 4 g E | 0 g F | 12 g KH

*Diese Suppenbasis hat mir schon über einige unbeständige
Wetterphasen hinweggeholfen. Im Kühlschrank oder portionsweise in
einer Eiswürfelform im Gefrierfach gelagert, lassen sich mit dieser
Suppenbasis ganz schnell reichhaltige, natürliche Suppen kochen.*

1 Stück Lauch (150 g)
2 Möhren (200 g)
3 Petersilienwurzeln (100 g)
1 Stück Sellerie (100 g)
1 rote Zwiebel
1 Bund Petersilie
125 g Fleur de Sel

ZUM BEFÜLLEN:
2 große Gläser mit Schraub-
verschluss (oder Eiswürfel-
formen)

Den Lauch putzen, waschen und abtropfen lassen. Längs halbieren
und in sehr feine Streifen schneiden. Möhren und Petersilienwurzeln putzen und mit einem Sparschäler schälen. Den Sellerie
schälen. Das Knollengemüse auf dem Küchenhobel in feine Streifen
hobeln. Mit dem Lauch in eine Schüssel geben. Die Zwiebel schälen,
sehr fein hacken und dazugeben.

Die Petersilie waschen, trocken schütteln und fein hacken. Mit dem
Fleur de Sel zur Gemüsemischung geben und mit einem Löffel gut
durchmengen. Die Mischung 1 Std. ziehen lassen. Anschließend
noch einmal gut durchrühren.

Die Mischung entweder in Gläser mit Schraubverschluss füllen und
im Kühlschrank lagern. Innerhalb von 10 Tagen aufbrauchen. Oder
portionsweise in eine Eiswürfelform pressen und einfrieren.

ZUR VERWENDUNG: 2 EL Olivenöl in eine heiße Pfanne geben
und 2–3 EL (oder 2–3 Eiswürfelportionen) Suppenbasis hinzufügen.
Etwa 2 Min. anrösten. Für eine Brühe mit 1 l Wasser aufgießen, für
eine Cremesuppe das Gemüse mit der Suppenbasis anrösten und
erst dann mit Wasser aufgießen.

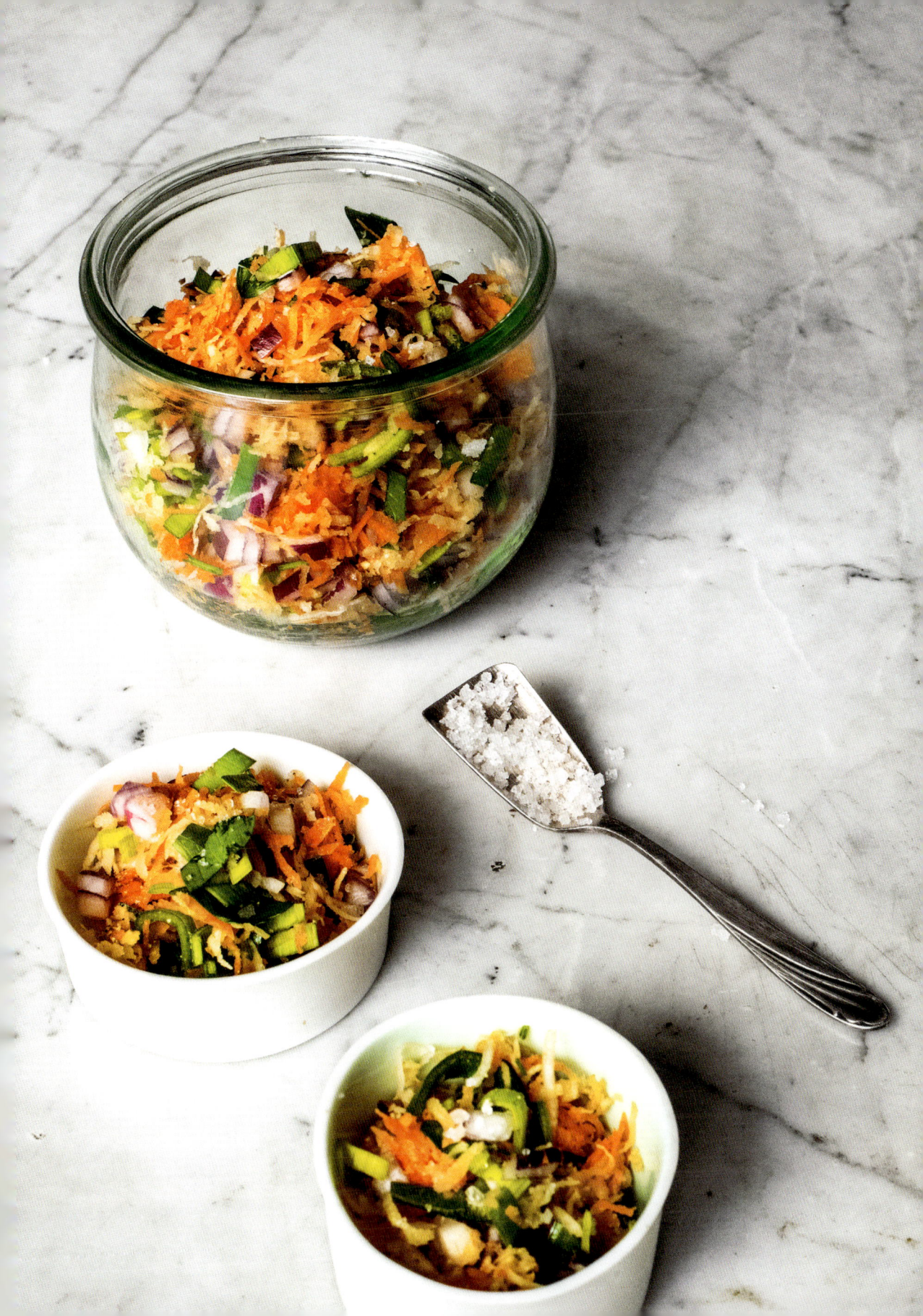

FLAMMKUCHEN MIT WILDKRÄUTERN

4 PERSONEN | ZEIT: 1 Std.
PRO PORTION: ca. 695 kcal | 22 g E | 24 g F | 97 g KH

Wildkräuter spielen oftmals als Salat nur eine Nebenrolle. In diesem Gericht wollte ich einigen heimischen Wildkräutern eine Bühne geben: Hierzu gehören Sauerampfer, Löwenzahn und Brunnenkresse. Wenn es die nicht gibt, belege ich den Flammkuchen mit Baby-Spinat, Basilikum und Rucola.

42 g frische Hefe (1 Würfel)
2 TL Zucker
500 g Weizenmehl (Type 550)
Salz
2 EL Olivenöl
200 g saure Sahne (siehe Info)
Pfeffer
2 Frühlingszwiebeln
4 Handvoll Wildkräuter
4 EL Walnussöl

AUSSERDEM:
Mehl zum Arbeiten

300 ml lauwarmes Wasser in eine große Schüssel geben. Die Hefe hineinbröckeln, den Zucker dazugeben und beides unter Rühren auflösen. Mehl, 1 Prise Salz und das Olivenöl dazugeben und alles zu einem glatten Teig verkneten. Mit einem Küchentuch abgedeckt an einem warmen Ort ca. 30 Min. gehen lassen.

Inzwischen die saure Sahne in einer Schüssel mit Salz und Pfeffer abschmecken. Frühlingszwiebeln putzen, waschen und in dünne Scheiben schneiden. Wildkräuter waschen und gut abtropfen lassen.

Den Backofen auf 180° (Umluft) vorheizen. Den Teig halbieren, beide Portionen kneten und mit einem bemehlten Nudelholz zu 1–2 mm dünnen Ovalen ausrollen. Auf ein mit Backpapier ausgelegtes Backblech geben und mit einer Gabel mehrfach einstechen. Im Ofen (Mitte) in 15–20 Min. knusprig backen.

Die Teigböden mit saurer Sahne bestreichen und mit Wildkräutern und Frühlingszwiebeln bestreuen. Mit dem Walnussöl beträufeln.

NACHHALTIGKEITS-INFO: saure Sahne im Glas von lokalem Anbieter oder pflanzliche Crème-fraîche-Alternative.

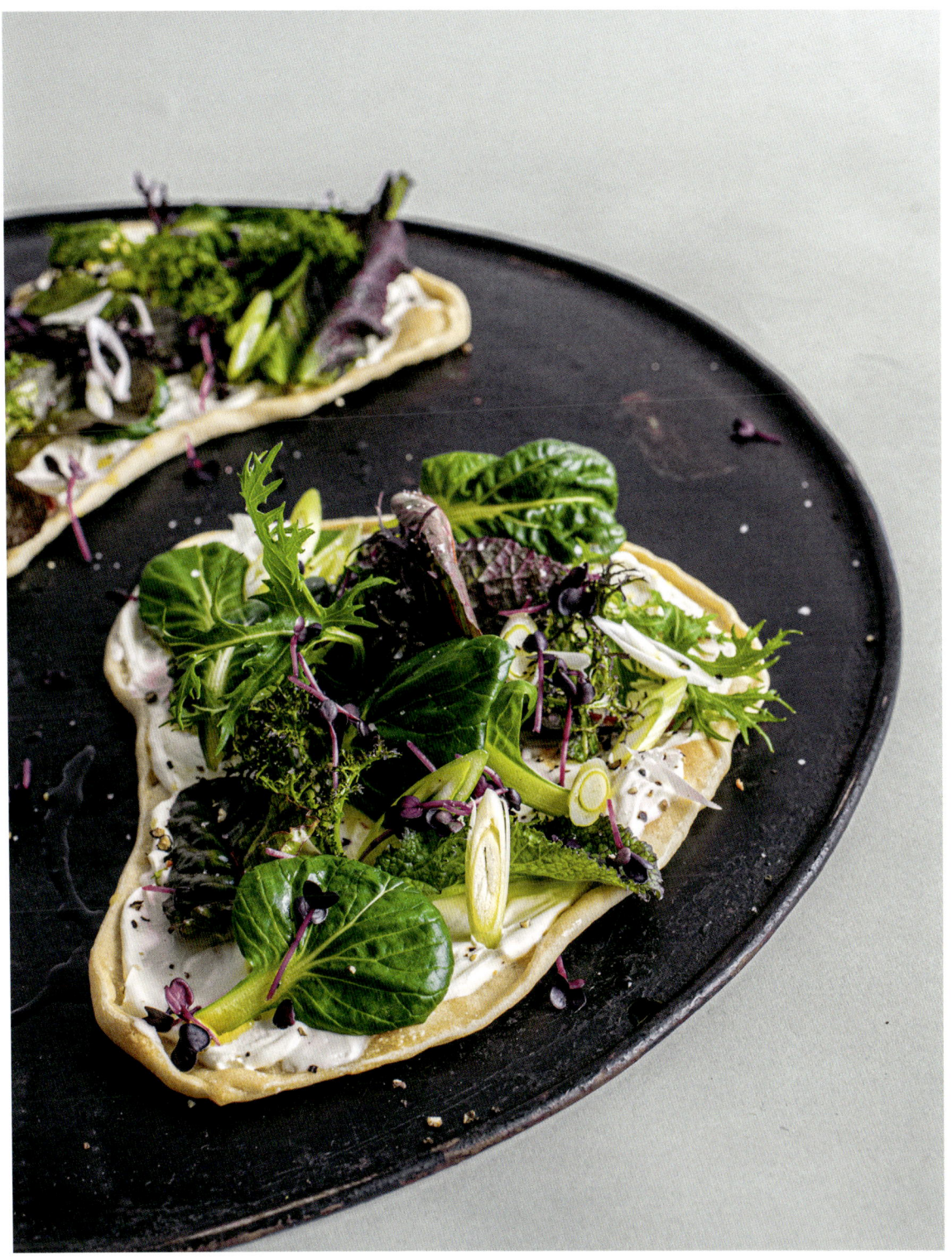

CHILI MIT
SCHWARZEN LINSEN

4 PERSONEN | ZEIT: 40 Min.
PRO PORTION: ca. 370 kcal | 20 g E | 7 g F | 53 g KH

Dieses Chili ist eines jener Gerichte, die man in die Mitte eines Tisches stellt, an dem viele Freunde sitzen. Und man weiß schon vorab, dass es ein langer, wunderbarer Abend mit guten Gesprächen und vielen zweiten und dritten Portionen werden wird. Bei Bedarf die Mengen einfach verdoppeln.

1 Zwiebel
2 EL Olivenöl
200 g schwarze Linsen
400 ml Gemüsebrühe
1 rote Paprika
2 Chilischoten
1 Glas Maiskörner (230 g Abtropfgewicht)
200 g Kidneybohnen (aus dem Glas oder eingeweicht und vorgekocht)
500 g passierte Tomaten
Salz
Pfeffer
1 TL gemahlener Kreuzkümmel
4 EL saure Sahne (siehe Info)
einige Blätter Koriandergrün

Die Zwiebel schälen und fein hacken. In einem großen Topf das Olivenöl erhitzen und die Zwiebel darin glasig dünsten. Die schwarzen Linsen hinzugeben und die Gemüsebrühe dazugießen. Bei kleiner Hitze zugedeckt 25 Min. köcheln lassen.

Inzwischen die Paprika waschen, halbieren, weiße Trennwände und Kerne entfernen und die Paprika in grobe Würfel schneiden. Die Chilischoten waschen, halbieren, weiße Trennwände und Kerne entfernen und die Chilis in feine Streifen schneiden. Den Mais in einem Sieb abtropfen lassen.

Nach der Kochzeit der Linsen Paprika, Chilischoten, Mais, Kidneybohnen sowie passierte Tomaten in den Topf geben. Alles bei mittlerer Hitze ca. 10 Min. köcheln lassen. Mit Salz, Pfeffer und Kreuzkümmel abschmecken.

Das Chili auf Schüsseln verteilen und mit je 1 EL saurer Sahne und ein paar Korianderblättern garnieren.

NACHHALTIGKEITS-INFO: saure Sahne im Glas von lokalem Anbieter oder pflanzliche Crème-fraîche-Alternative.

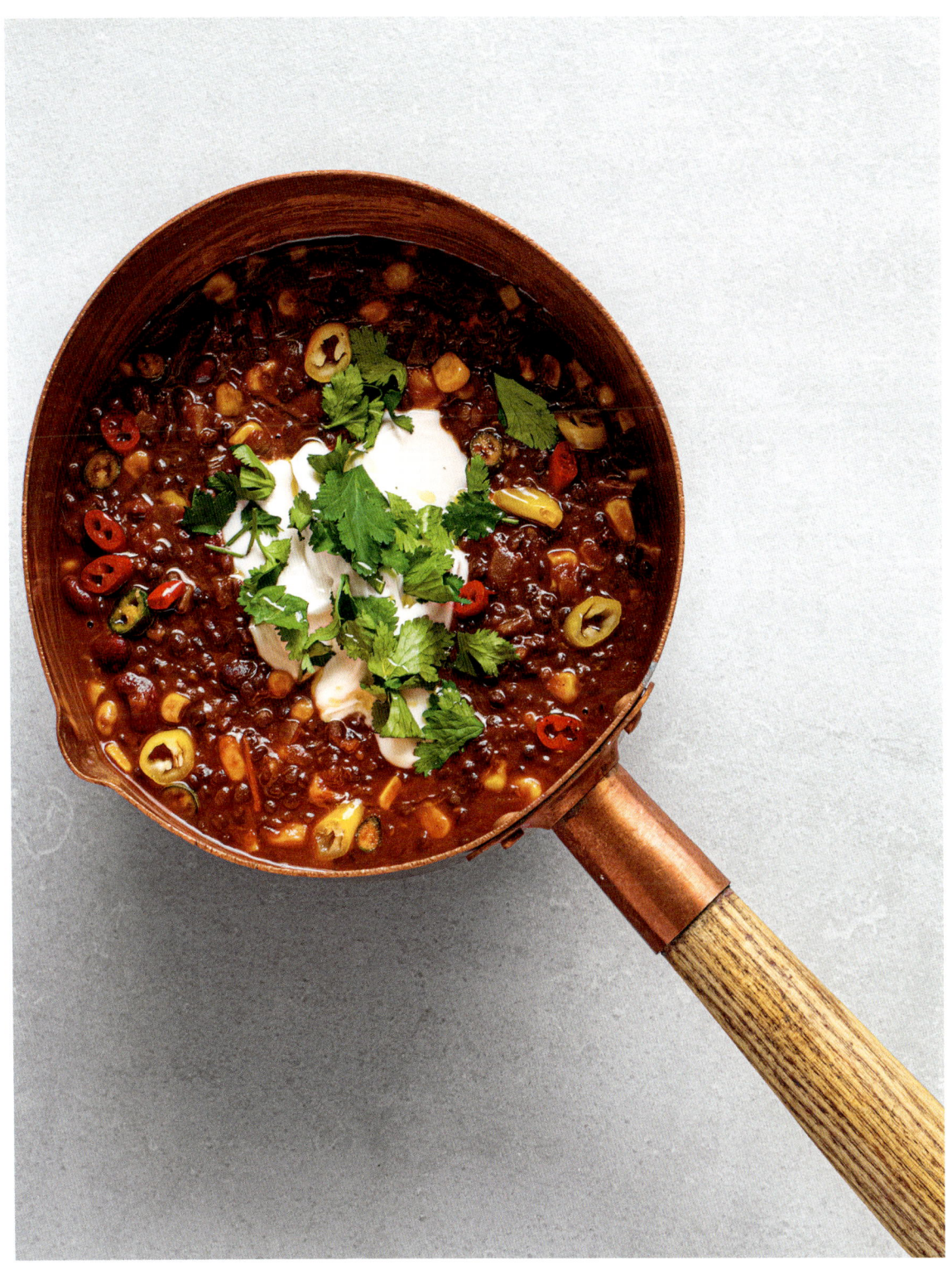

HUMMUS AUS WEISSEN BOHNEN

4 PERSONEN | ZEIT: 10 Min.
PRO PORTION: ca. 250 kcal | 9 g E | 9 g F | 34 g KH

Auf unserem Küchenregal steht ein großes Einmachglas voll mit getrockneten weißen Bohnen. Daraus schöpfe ich regelmäßig 1–2 Tassen Bohnen, weiche sie über Nacht in Wasser ein und koche sie am Tag darauf. Wenn sie dann im Kühlschrank stehen, dauert es meist nicht lange, bis sich Besuch ankündigt, wir eingeladen sind oder es eines Abends zu spät wird, um etwas zu kochen. Dann freue ich mich auf diesen Hummus.

200 g große weiße Bohnen (aus dem Glas oder eingeweicht und vorgekocht)
1 Knoblauchzehe
1 Zweig Rosmarin
½ Zitrone
3 EL Olivenöl
Salz
Pfeffer
1 Stängel Petersilie
8 Scheiben Vollkornbaguette

Die Bohnen in ein Sieb abgießen, kalt abbrausen und gut abtropfen lassen. 2 EL Bohnen beiseitelegen. Den Rest in eine Schüssel geben und mit einer Gabel zerdrücken, bis ein leicht stückiges Mus entsteht. Den Knoblauch schälen, durchpressen und dazugeben.

Den Rosmarin waschen und trocken schütteln, die Nadeln abzupfen und grob hacken. Die Zitronenhälfte auspressen. Den Saft, die Rosmarinnadeln sowie 2 EL Olivenöl zum Bohnenmus geben und alles gut vermengen. Mit Salz und Pfeffer abschmecken und die beiseitegelegten ganzen Bohnen unterheben.

Die Petersilie waschen, trocken schütteln und die Blätter hacken. Zum Anrichten die Baguettescheiben mit dem Bohnen-Hummus bestreichen. Mit der Petersilie toppen und mit dem restlichen Olivenöl (1 EL) beträufeln.

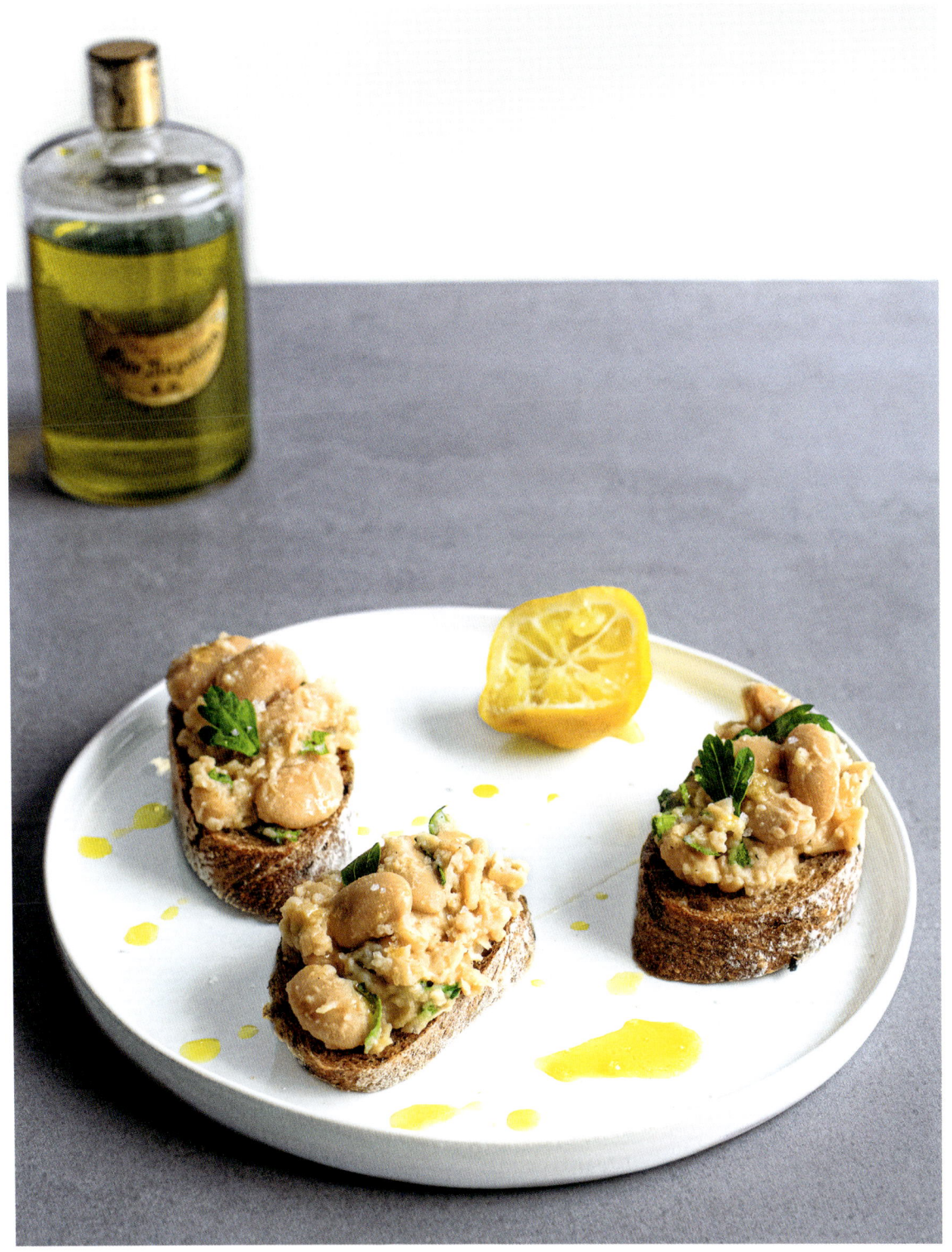

NUSSKUCHEN MIT MÖHRE UND ORANGE

1 KUCHEN (12 STÜCKE) | ZEIT: 20 Min. | BACKZEIT: 45 Min. | ABKÜHLZEIT: 25 Min.
PRO STÜCK: ca. 605 kcal | 14 g E | 34 g F | 58 g KH

400 g Dinkelmehl (Type 630)
120 g brauner Zucker
6 TL Backpulver
300 g Apfelmark
100 g Haselnussmus
200 ml Sonnenblumenöl
200 g gemischte Nüsse (Wal-
nusskerne, Haselnusskerne)
2 Möhren (200 g)
2 Bio-Orangen
500 g Frischkäse (siehe Info)
180 g Puderzucker

AUSSERDEM:
2 Springformen (à 18 cm ⌀)
Öl zum Einfetten

Den Backofen auf 180° (Ober-/Unterhitze) vorheizen. Mehl, Zucker und Backpulver in eine große Schüssel geben und mit einem Kochlöffel vermengen. Apfelmark, Haselnussmus und Sonnenblumenöl hinzufügen und alles zu einem glatten Teig verrühren.

Die Nüsse in einer Pfanne ohne Fett anrösten, bis sie bräunen und duften. Herausnehmen, 2 EL für die Deko beiseitelegen, den Rest grob hacken. Möhren putzen, schälen und fein raspeln. Nüsse und Möhrenraspel unter den Teig heben. Orangen heiß waschen und abtrocknen. Die Schale abreiben und zum Teig geben (wer mag, kann etwas Schale in Zesten abziehen und für die Deko beiseitelegen).

Zwei runde Springformen mit Öl einfetten. Den Teig gleichmäßig darauf verteilen und im Ofen (Mitte) 40–45 Min. backen. Die Teigböden herausnehmen und vollständig abkühlen lassen. Dann jeweils in der Mitte quer durchschneiden.

Frischkäse und Puderzucker in einer Schüssel glatt rühren. Einen Teigboden auf einen Teller legen und ein Viertel der Creme mit einem Messer darauf verteilen. So fortfahren, bis die Teigböden und die Creme aufgebraucht sind. Den Kuchen mit den beiseitegelegten Nüssen und den Orangenzesten bestreuen.

NACHHALTIGKEITS-INFO: unverpackter, regionaler Frischkäse vom Markt bzw. aus dem Unverpackt-Laden oder eine vegane Frischkäse-Alternative aus Mandeln.

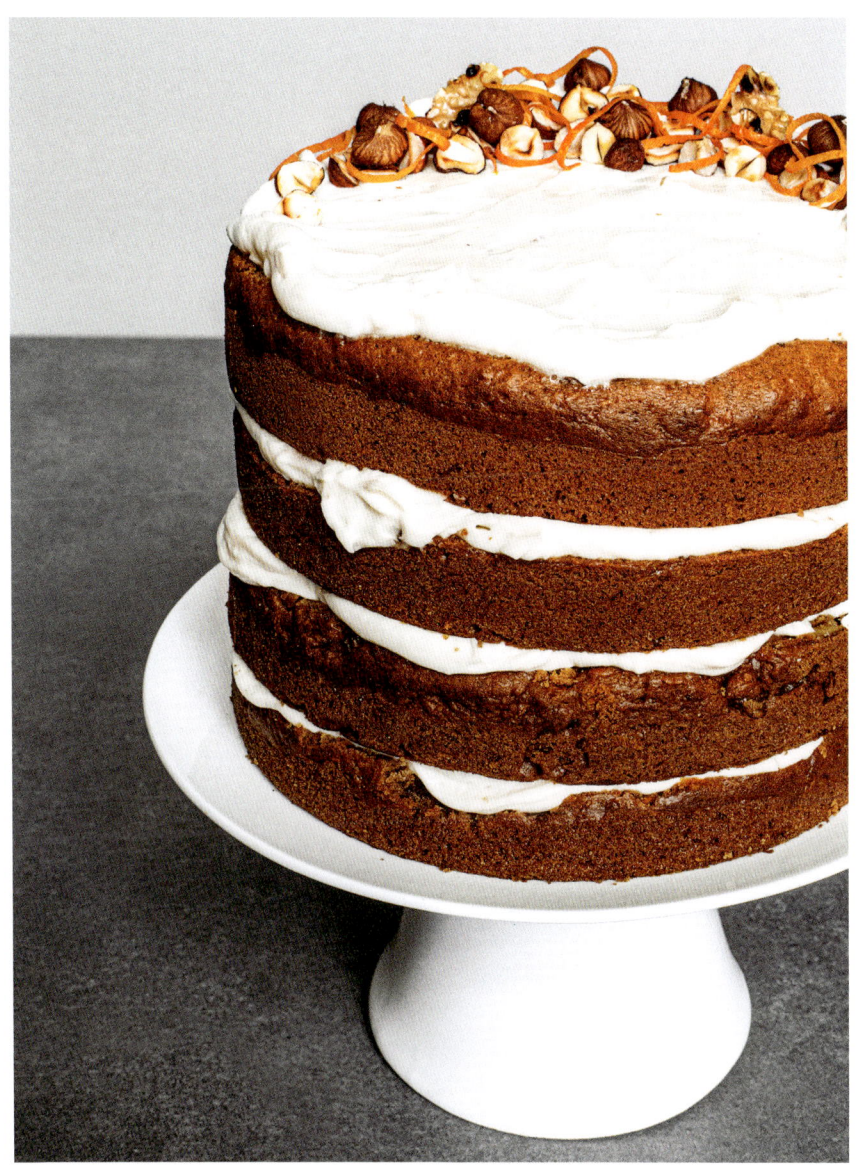

*An diesem einfachen, dennoch aufregenden Nusskuchen mit vier
Ebenen haben sich schon viele erfreut. Denn ich habe ihn schon zu
verschiedenen Geburtstagen, Hochzeiten und anderen festlichen Anlässen
gebacken. Im Winter gebe ich gern noch etwas Zimt und Kardamom hinzu.*

GESICHTS-PEELING MIT GURKE UND BASILIKUM

1 Stück Gurke (50 g)
6 Basilikumblätter
1 Eiswürfel
150 g Zucker
1 EL Olivenöl

Die Gurke mit einem scharfen Messer in grobe Würfel schneiden.

Die Gurkenwürfel mit dem Basilikum und dem Eiswürfel in einen Mixer geben und 10 Sek. auf höchster Stufe mixen (oder ohne den Eiswürfel mit einem Pürierstab zu einem feinen Brei verarbeiten).

Die Gurken-Basilikum-Mischung in ein kleines Gefäß umfüllen und den Zucker und das Öl unterheben.

Das fertige Peeling umgehend auf die Haut auftragen und 2 Min. einmassieren (wenn man die Mischung länger stehen lässt, lösen sich die peelenden Zuckerkristalle auf). Die Augenpartie dabei großzügig aussparen.

Nach dem Einmassieren das Peeling mit etwas lauwarmem Wasser vorsichtig abwaschen. Das Gesicht sanft trocken tupfen.

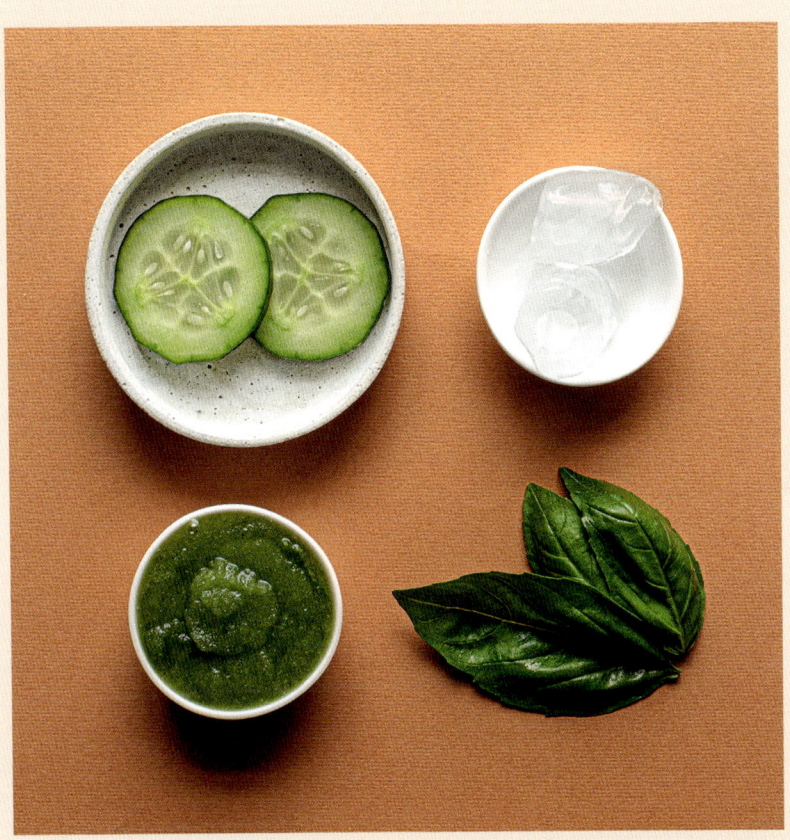

Ich beende meine Arbeitswoche regelmäßig mit einer kleinen Auszeit und schließe die Woche mit etwas Self-Care ab: Ein Peeling, eine Maske sowie ein Bad mit ätherischen Ölen helfen mir dabei runterzukommen und abzuschalten. Dieses Peeling kühlt, spendet Feuchtigkeit und regt die Blutzirkulation an.

GESICHTSMASKE
MIT TRAUBEN

1 Handvoll Trauben
12 g Weizenmehl

Die Trauben abzupfen, gut waschen und im Ganzen in eine Schüssel geben. Das Mehl hinzugeben. Mit einer Gabel die Trauben vorsichtig zerdrücken, bis der Saft austritt. Anschließend die Mischung rühren, bis eine pastenartige Konsistenz entsteht, die etwas dicker als Joghurt ist. Gegebenenfalls etwas mehr Mehl einrühren.

Die Maske ca. 30 Min. im Kühlschrank kühlen. (Wer die Maske direkt im Anschluss an das Peeling mit Gurken und Basilikum auftragen möchte, sollte zuerst die Maske zubereiten und während der Kühlzeit das Peeling vornehmen.)

Nach der Kühlzeit die Maske auf die gereinigte Gesichtshaut auftragen und ca. 10 Min. einwirken lassen. Anschließend mit lauwarmem Wasser abwaschen oder vorsichtig mit einem feuchten Tuch abnehmen.

Bei Glutenunverträglichkeit: Wer diese Unverträglichkeit hat, kann sensibel auf die Maske reagieren. In diesem Fall 12 g Weizenmehl gegen 10 g Buchweizenmehl tauschen.

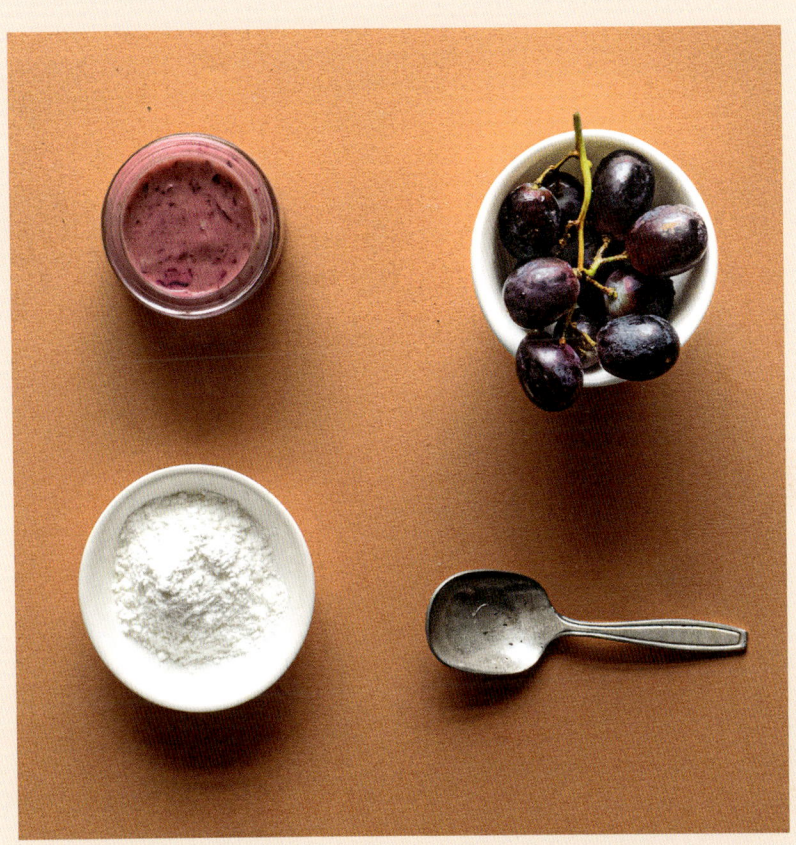

Nach einem Peeling benötigt die Haut Feuchtigkeit. Mit dieser einfachen Maske aus nur zwei Zutaten wirkt die Haut umgehend rosiger und weniger müde. Aufgrund der in den Trauben enthaltenen Antioxidantien erhält die Haut einen schönen Glow. Neben dem Peeling mit Gurke und Basilikum zählt diese Maske zu meinem wöchentlichen Self-Care-Ritual.

BELEBENDES KÖRPER- UND BADEÖL

200 ml Distelöl
15 Tropfen ätherisches Öl (z. B. Bergamotte)

ZUM BEFÜLLEN:
Glasflasche mit Pumpspender
(mind. 250 ml Inhalt)

Das Distelöl mithilfe eines Trichters in eine Glasflasche füllen.

Das ätherische Öl dazugeben. Als ätherisches Öl eignen sich besonders Düfte mit belebender Wirkung wie beispielsweise Bergamotte.

Fest verschlossen und dunkel gelagert ist das Körperöl bis zu 1 Jahr haltbar.

Verwendung als Badeöl: Das Körperöl kann auch als Badeöl verwendet werden. Hierfür die Ölmischung mit ein paar getrockneten Blüten mischen (z. B. Kornblumenblüten) und pro Bad ca. 10 ml Öl in das einlaufende Badewasser geben.

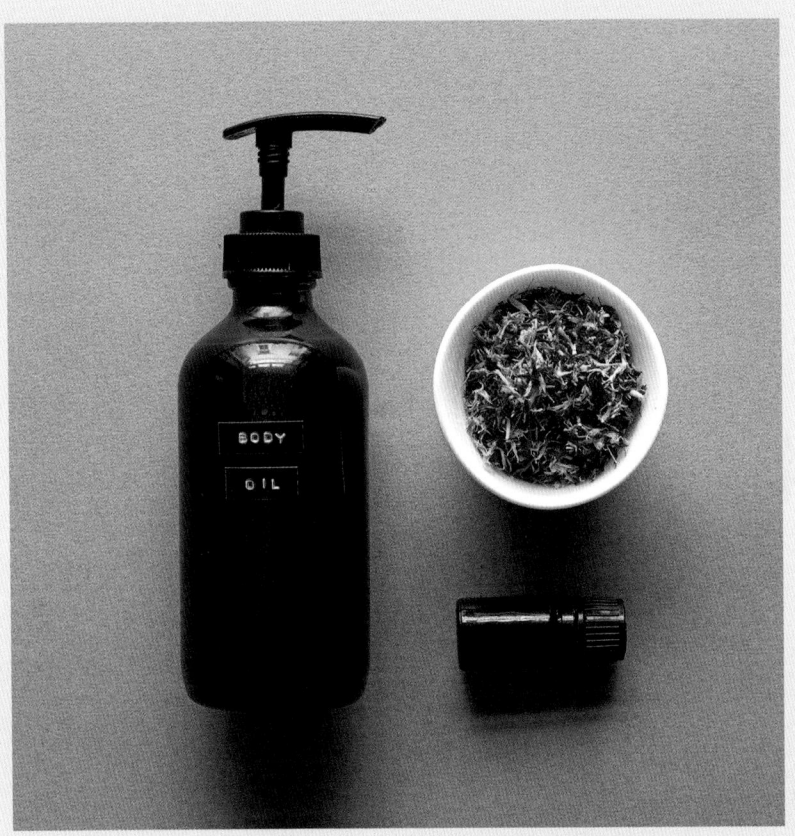

Da Körperöle ebenso nährend sind wie Cremes oder Lotionen, jedoch als reine Naturstoffe keiner zusätzlichen chemischen Inhaltsstoffe bedürfen, werden sie immer beliebter. Auf noch feuchter Haut aufgetragen – direkt nach einer heißen Dusche –, verleihen sie ein besonders schönes Hautgefühl.

GLASREINIGER

|

100 ml Spiritus (Bio-Ethanol)
1 TL (5 ml) Apfelessig
6 Tropfen ätherisches Öl (z. B. 3 Tropfen
Fichte und 3 Tropfen Zitrone)

ZUM BEFÜLLEN:
Glasflasche mit Sprühkopf
(mind. 250 ml Inhalt)

Mithilfe eines Trichters 100 ml Wasser, den Spiritus und den Apfelessig in die Glasflasche füllen. Die ätherischen Öle hinzufügen.

Die Glasflasche gut verschließen und leicht schwenken, bis sich die Zutaten miteinander verbunden haben. Fest verschlossen hält sich der Glasreiniger bis zu 6 Monate.

Zur Verwendung den Glasreiniger unverdünnt auf die Oberfläche sprühen und mit einem feuchten Tuch verteilen. Wahlweise mit einem sauberen Tuch trocken wischen oder mit einem Glaswischer abziehen.

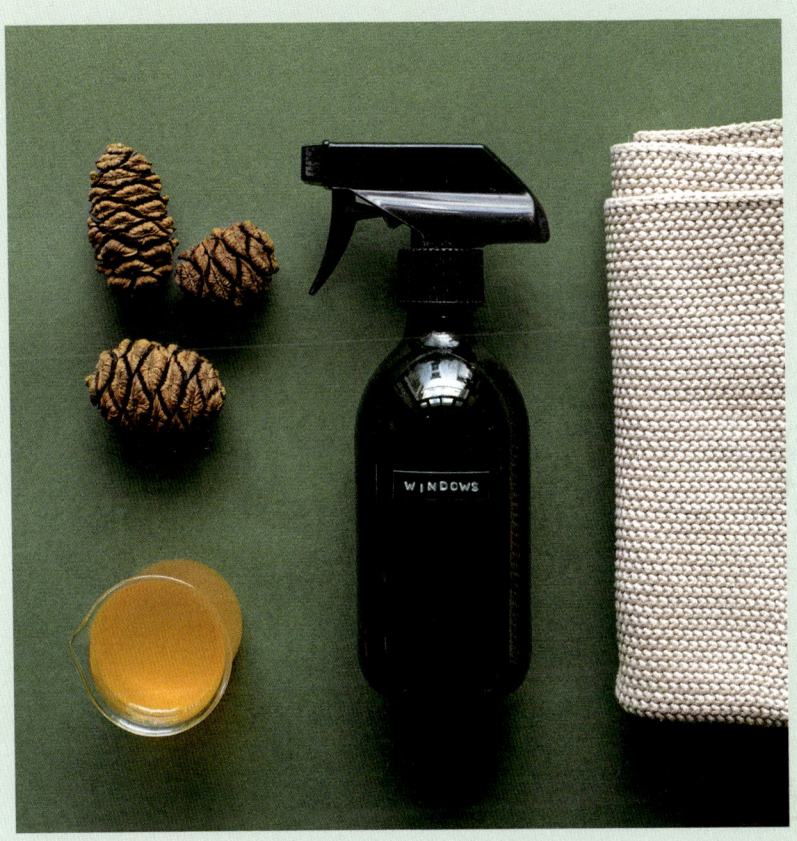

Auch wenn Fensterputzen unterm Jahr zu den eher unliebsamen Tätigkeiten zählt, so läutet diese Tätigkeit für mich den Frühling ein. Eine klare Sicht auf die langsam erwachende Natur draußen sowie der Duft nach Fichte und Zitrone führen sogar dazu, dass ich dieser Aufgabe ein klein wenig Freude abgewinnen kann.

NATÜRLICHER KÜCHENREINIGER

1 ½ TL Kernseife
10 Tropfen ätherisches Öl (z. B. Limette)
2 TL Natron

ZUM BEFÜLLEN:
Glasflasche mit Sprühkopf
(mind. 350 ml Inhalt)

Mithilfe einer Küchenreibe 1 ½ TL Kernseife reiben. Die geriebene Kernseife mit 350 ml Wasser in einen Topf geben und unter Rühren langsam erhitzen, bis sich die Kernseife vollständig aufgelöst hat.

Die Mischung abkühlen lassen, Natron und das Öl unterrühren. Die Flüssigkeit mithilfe eines Trichters in eine Glasflasche mit Sprühkopf füllen.

Fest verschlossen hält sich der Küchenreiniger bis zu 3 Monate.

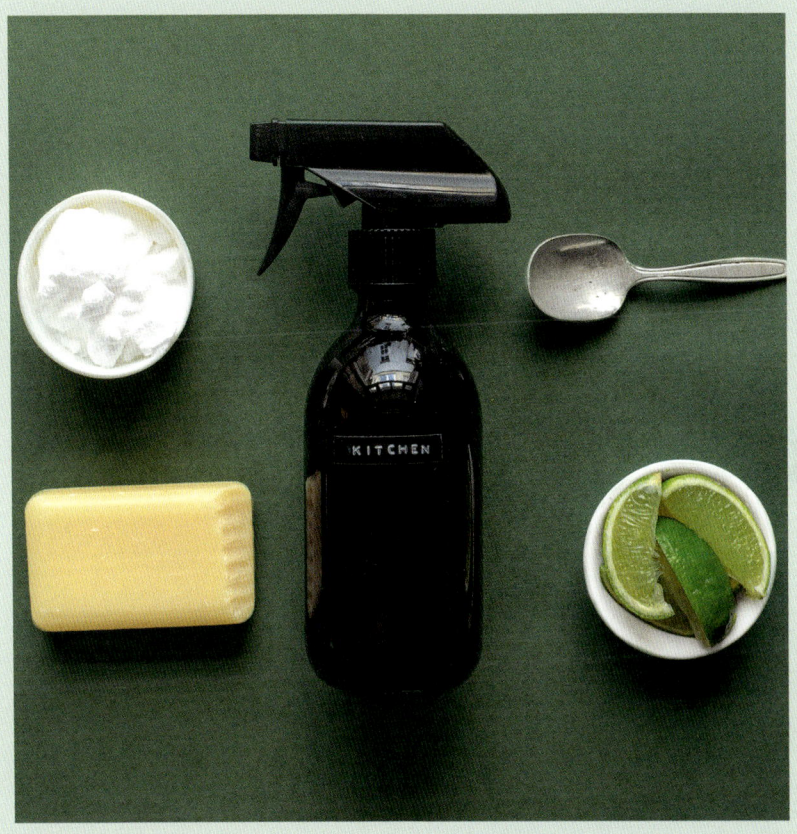

Die Küche ist der Mittelpunkt unseres Zuhauses. Nicht nur, weil unser großer Betontisch mit den vielen verschiedenen alten Strebenstühlen hier steht, sondern auch, weil frische Blumen, saubere Oberflächen und ein frischer Duft zum Verweilen einladen. Dieser Küchenreiniger ist in wenigen Minuten hergestellt und sorgt sowohl für saubere Oberflächen als auch für wunderbaren Limettenduft.

EINFACHE FESTE HANDSEIFE

|

5 g Bienenwachspastillen (siehe Info)
100 ml Kamillenwasser (aus der Apotheke)
100 g Kernseife
½ TL Spirulina-Pulver oder gemahlene
Kurkuma (nach Belieben)
10 Tropfen ätherisches Öl (z. B. Mandarine
oder Grapefruit)
20 ml Olivenöl (extra vergine)

Das Wachspastillen in eine hitzebeständige Schüssel füllen. Über einem Wasserbad langsam erwärmen und unter ständigem Rühren schmelzen. Das Kamillenwasser in einem anderen Topf leicht erwärmen, zum geschmolzenen Wachs gießen und die Mischung unter ständigem Rühren weiter erwärmen.

Die Kernseife mithilfe einer Küchenreibe in eine Schüssel reiben. Die Raspel unter die Wachs-Kamillenwasser-Mischung rühren, bis eine dicke Masse entsteht. Kurz aufkochen lassen, dann beiseitestellen. Nach Belieben für eine grüne Seife das Spirulina-Pulver oder für eine gelbe Seife die gemahlene Kurkuma unterrühren.

Das ätherische Öl sowie das Olivenöl hinzugeben und gut unterrühren. Die Seifenmischung etwas abkühlen lassen. Dann in ein mit Backpapier ausgelegtes kleines Gefäß gießen. Etwa 3 Tage trocknen lassen. Aus der Form nehmen und auf dem Rand stehend ca. 1 Woche reifen lassen.

Zur Verwendung das Seifenstück mit ein wenig Wasser aufschäumen, beiseitelegen und mit dem Schaum die Hände waschen.

Nachhaltigkeits-Info: Bienenwachspastillen von lokalem Imker oder Carnaubawachspastillen.

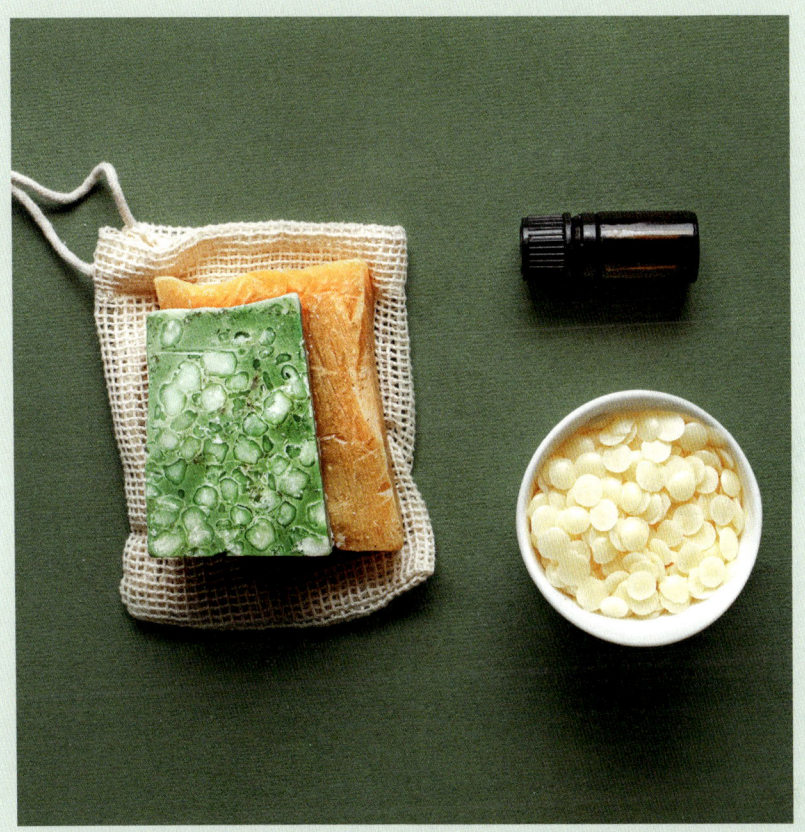

Während das Herstellen von Naturseifen ein aufwendiger Prozess mit vielen Vorbereitungsschritten und dem Zubereiten einer Lauge ist, geht dieses Rezept ganz einfach. Die Zugabe von geraspelter Kernseife vereinfacht den Herstellungsprozess, sodass jeder in nur wenigen Minuten selbst Seifen herstellen kann.

MORNING
RITUAL

Entwickle ein eigenes Morgenritual, das auf Dein Leben und Deine Bedürfnisse abgestimmt ist. Hier zeige ich Dir als Beispiel mein aktuelles Morgenritual:

Um 6:00 Uhr weckt mich unser Lichtwecker mit immer heller werdendem Licht und sanfter Musik. Ich stehe auf, **wasche mein Gesicht** und sprühe mir etwas erfrischenden Toner ins Gesicht.

Ich gehe in die Küche, gebe ein paar getrocknete Kamillenblüten in eine Tasse und übergieße sie mit heißem Wasser. Während der Tee zieht, schreibe ich ein bis zwei Sätze in mein Notizbuch, wofür ich heute besonders **dankbar** bin. Anschließend presse ich eine halbe Zitrone in ein **Glas Leitungswasser** und trinke es.

Mit der **Tasse Tee** begebe ich mich dann in unser Atelier, wo ich bereits am Abend zuvor eine Yogamatte platziert habe. Ich gebe etwas **ätherisches Öl** in den Diffuser und auf meine Handgelenke und sitze hier 10 Minuten in Stille. Im Anschluss an diese **Meditation** praktiziere ich 30 Minuten **Yoga** oder gehe an die Isar **laufen.**

Nach dieser körperlichen Betätigung **dusche** ich kurz, bereite handgebrühten **Kaffee** vor und nutze die verbleibende Zeit, um etwas zu **lesen** bzw. meine Gedanken in mein **Notizbuch** zu schreiben. Kurz vor 8:00 Uhr breche ich dann ins Office auf.

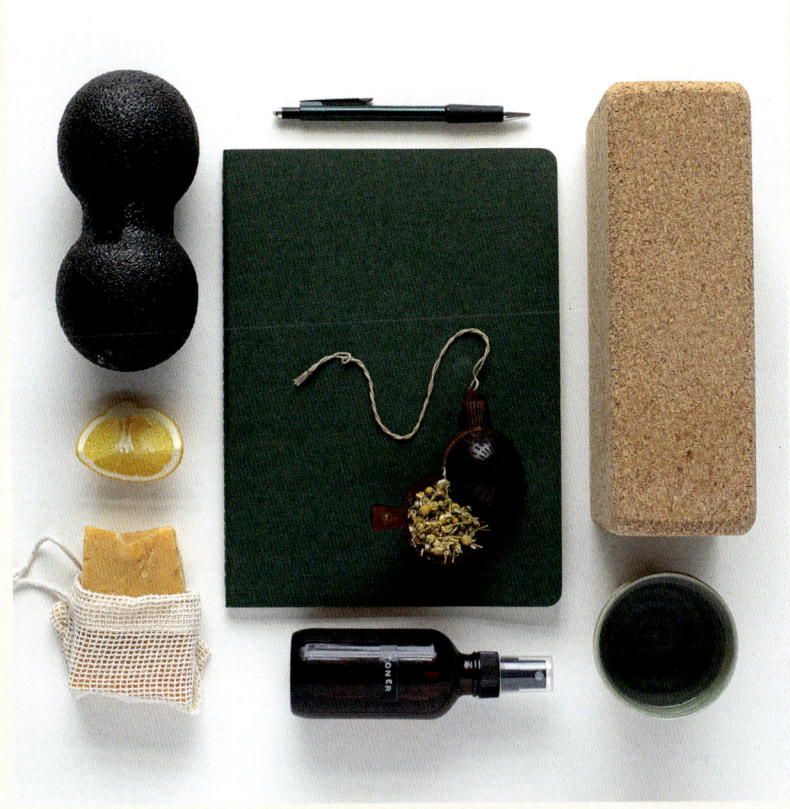

Wer früh aufsteht und sich Zeit für ein Morgenritual nimmt, schafft eine wunderbare Grundlage für den Tag. Ein Morgenritual – wie auch immer es aussieht – erdet und fokussiert Dich und gibt Dir Raum für Deine persönliche Entwicklung. Mein ganz persönliches Morgenritual hat sich über die Jahre mehrmals verändert. Die wesentlichen Komponenten (Meditation, körperliche Betätigung, Schreiben) sind jedoch gleich geblieben.

MINIMALISMUS

Wer sich von Unnötigem trennen will, sollte **schrittweise vorgehen.** Ich empfehle, Raum für Raum durchzugehen und zunächst alle Orte, an denen sich einiges angesammelt hat, zu notieren und den geschätzten Zeitaufwand zum Sortieren festzuhalten, z. B. Schreibtischschublade: 30 Minuten, Kleiderschrank: 3 Stunden usw.

Wann immer ich etwas Zeit habe, wähle ich einen Ort auf der Liste aus, räume ihn aus und frage mich bei jedem Gegenstand, den ich zurücklege, ob ich ihn wirklich **benötige** oder ob er von **besonderem Wert** für mich ist. Gegenstände, für die keines von beidem zutrifft, sortiere ich in drei Kisten: Dinge zum Verkauf, Dinge, die ich spenden kann, und Dinge für den Müll. Folgende Anregungen können je nach Raum ebenfalls hilfreich sein:

In der **Küche** sammeln sich oft Schüsseln, Lunchboxen und andere Küchenutensilien an, die kaum oder gar nicht mehr verwendet werden. Lege alles auf einen Tisch und frage Dich, was Du im letzten Jahr wirklich benutzt hast. Alles andere kann – je nach Zustand – gespendet werden oder in den Müll.

Im **Wohnzimmer** sollte man sich vor allem Büchern, DVDs und Schubladen mit Krimskrams widmen. Frage Dich, welche Medien Du erneut konsumieren würdest und was aus den Schubladen Du wirklich verwendest.

Im **Bad** häufen sich oft Kosmetikprodukte. Brauche zunächst die angebrochenen Produkte auf und gib doppelt Vorhandenes an Freunde ab, die sich darüber freuen.

Im **Schlafzimmer** gilt es vor allem, den Kleiderschrank zu sortieren: Nimm alle Kleidungsstücke heraus und überlege, für welche Teile Du heute wieder den Ursprungspreis bezahlen würdest. All anderen kannst Du verkaufen oder spenden.

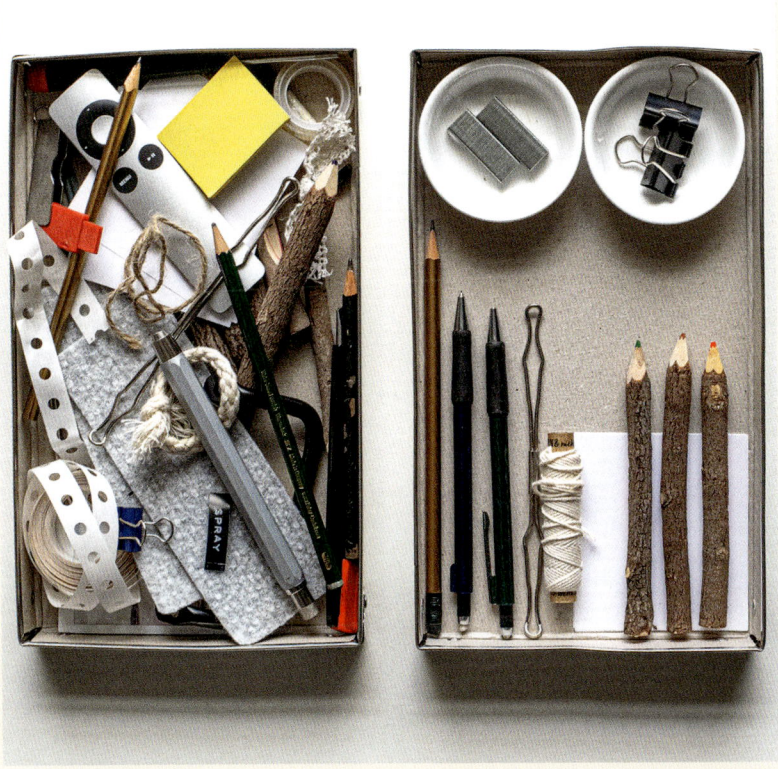

Ein nachhaltiges Leben ist auch eng damit verbunden, sein Zuhause nicht mit Unnötigem füllen. Dabei geht es bei Minimalismus nicht unbedingt darum, so wenig wie möglich zu besitzen, sondern darum, genau das zu besitzen, was man wirklich benötigt oder was von besonderer Bedeutung ist.

ÄTHERISCHE ÖLE

Verleihe Deinem Zuhause mehr Wohlfühlcharakter, indem Du Aroma-Diffuser nutzt, um verschiedene, gut miteinander **harmonierende ätherische Öle in der Luft zu verteilen.** Die Öle reinigen nicht nur die Luft, sondern wirken sich auch positiv auf die Stimmung der sich im Raum befindlichen Menschen aus. Beliebte Mischungen sind je 2 Tropfen Kamillen-, Lavendel- und Pfefferminzöl oder 3 Tropfen Zedernholz-, 2 Tropfen Zitronen- und 1 Tropfen Rosmarinöl auf ca. 200 ml Wasser.

Fertige Deine eigenen **Reinigungsprodukte.** Für deren Herstellung bedarf es lediglich ein paar weniger natürlicher Zutaten (Essig, Natron, Zitronensäure, Soda, Kernseife) und ein paar Tropfen ätherische Öle.

Kosmetikprodukte wie Masken, Peelings, Badesalze, Handcreme oder Lippenbalsam, angereichert mit ätherischen Ölen, machen nicht nur Freude in der Herstellung, sondern eignen sich auch wunderbar als natürlich duftende Geschenke.

Nutze ätherische Öle auch **in Deinem Alltag.** Löse Stress, indem Du Deinen verspannten Nacken mit einer beruhigenden, verdünnten Ölmischung massierst (z. B. 2–3 Tropfen Pfefferminzöl, vermischt mit 1 EL Traubenkernöl), oder schütze Dein Immunsystem, indem Du täglich 1 Tropfen eines antibakteriellen und schützenden Öls (z. B. Rosmarin, Zitrone, Nelke) in einem Glas Wasser zu Dir nimmst.

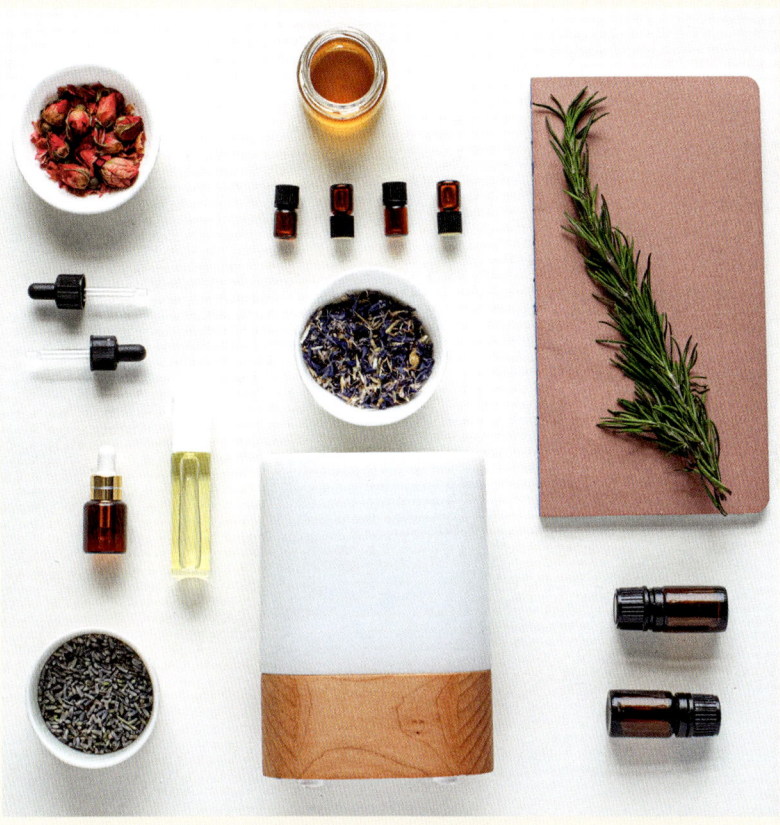

Als FREE MINDED FOLKS immer größer wurde und damit die Herausforderungen an mich als CEO, wurde es auch wichtiger, mich gut um mich zu kümmern und mein Zuhause zu einem Ort zu machen, an dem ich abschalten kann. Ich fing an, unser Zuhause mit einem Duft von wilder Orange, Zitrone und Fichte zu erfüllen, fertigte ein Kissenspray mit Lavendel für besseren Schlaf und gab eine Ölmischung für mehr Klarheit und Fokus morgens auf meine Handgelenke.

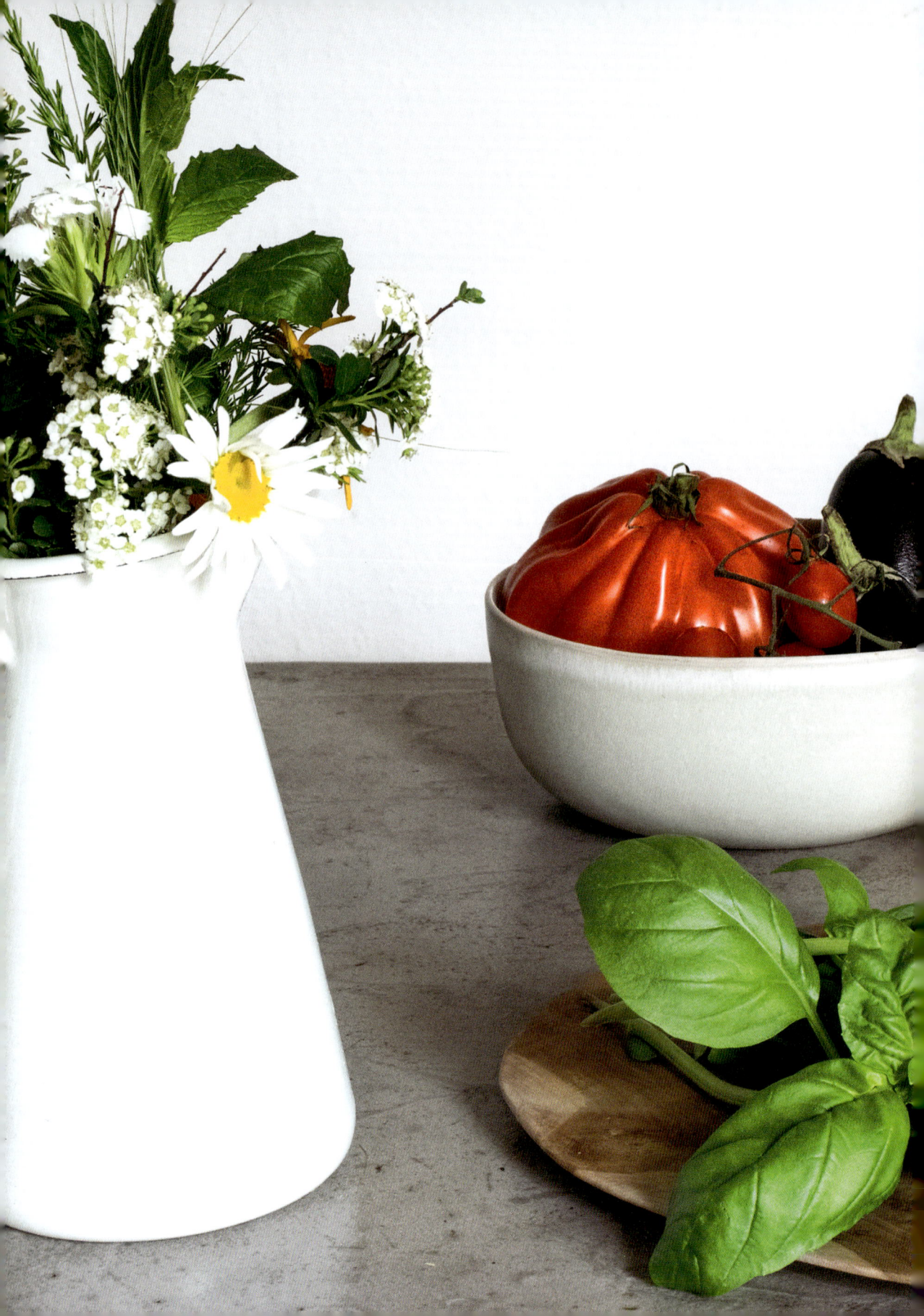

Sommer

JUNI, JULI, AUGUST

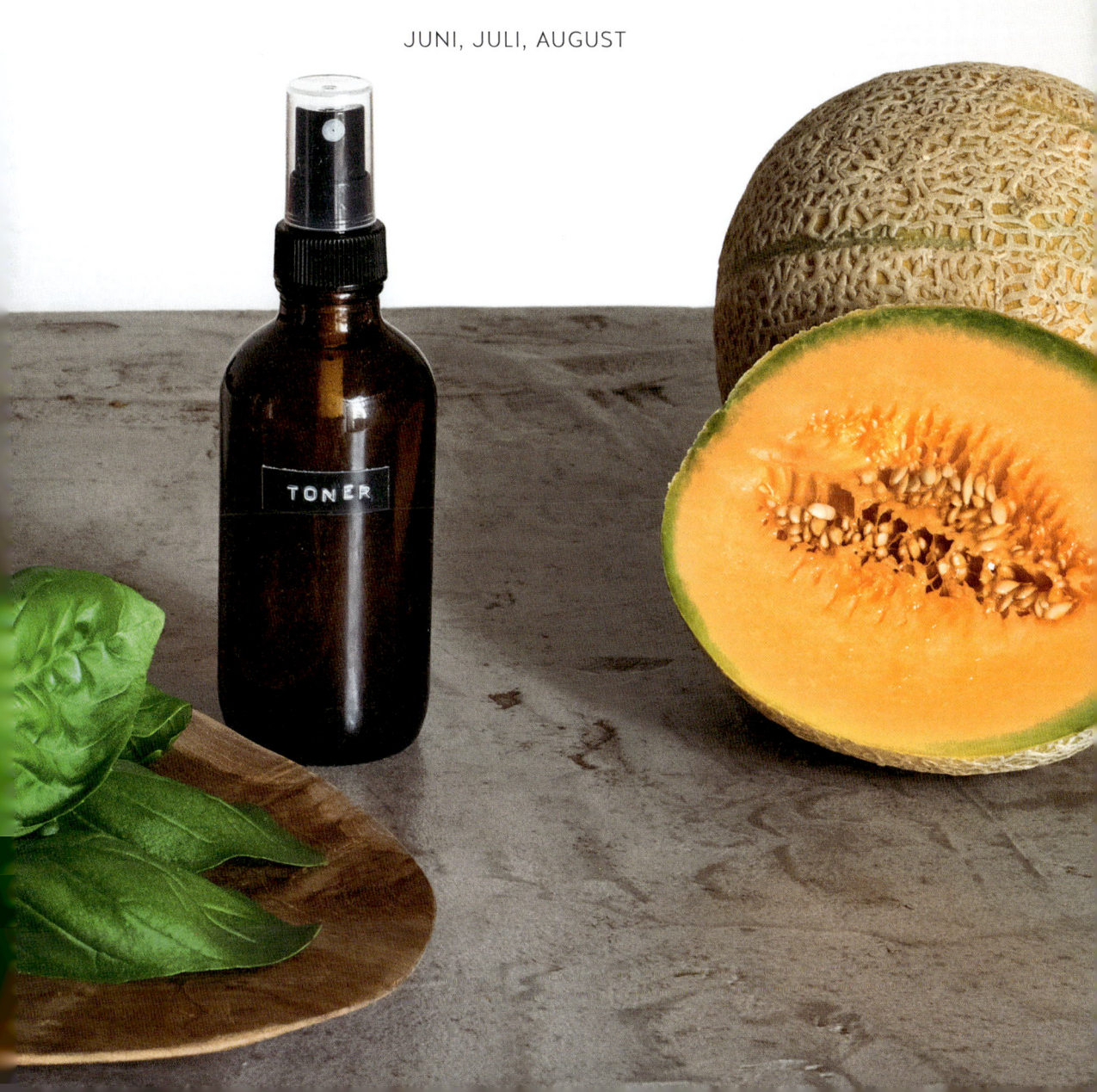

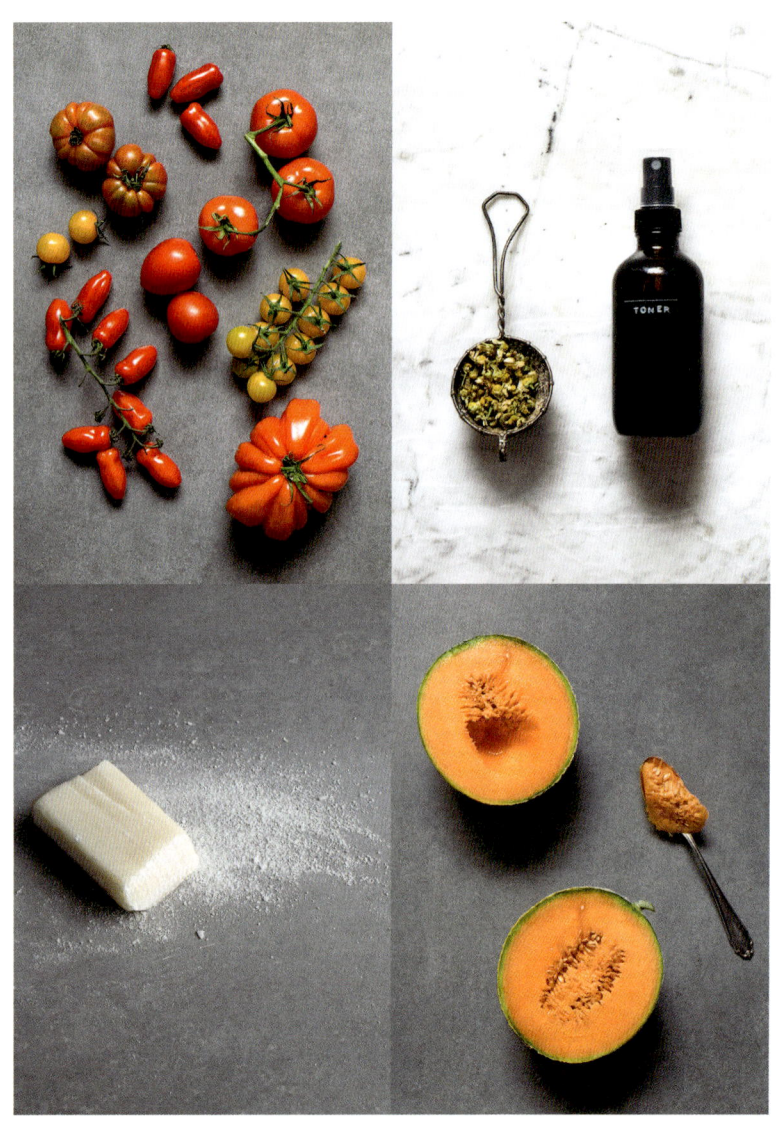

WENN ES NACH
SOMMER DUFTET

Dass Sommer ist, bemerke ich meist daran, dass es in
der Küche nach Basilikum und Tomaten duftet,
sobald ich die Tür zum Küchenbalkon öffne.
An lauen Sommerabenden sitzt man abends gerne
draußen und nachts bleiben die Fenster
für etwas kühlere Luft offen.
Tagsüber finden sich immer mehr Menschen
an den Seen und Flüssen ein.
Freue Dich, das erste Hirse-Taboulé mit Tomaten
zuzubereiten oder – mit Freunden
auf einer Picknickdecke sitzend –
Honigmelonen-Gazpacho zu löffeln.
Kombiniere Waschsoda, Kernseife und Minzöl für
ein Waschmittel, das frischen Duft verbreitet.
Wecke Deine Sinne auf, indem Du morgens etwas
Toner aus Kamillenblüten und Zitrone
auf Dein Gesicht sprühst.
Stelle Dir eine Capsule Wardrobe zusammen
und nutze den (Nacht-)Zug für eine Reise ans Meer.

BUCHWEIZENCRÊPES MIT BROMBEEREN

4 PERSONEN | ZEIT: 30 Min.
PRO PORTION: ca. 410 kcal | 12 g E | 21 g F | 41 g KH

Seit einigen Jahren gibt es bei uns am Sonntagmorgen regelmäßig Crêpes, Pancakes oder Waffeln – in verschiedenen Variationen. Diese Kombination aus nussigem Buchweizenmehl und leicht säuerlichen Brombeeren hat es mir besonders angetan. Die Crêpes schmecken auch mit anderen Früchten wunderbar.

125 g Buchweizenmehl
1 TL Backpulver
Salz
250 ml Haferdrink (siehe Info)
50 ml Mineralwasser
3 EL Honig (siehe Info)
120 g Brombeeren
100 g Pistazien
2 EL Rapsöl
200 g Joghurt (siehe Info)

Buchweizenmehl, Backpulver und 1 Prise Salz in einer Schüssel mischen. Haferdrink, Mineralwasser und Honig dazugeben und alle Zutaten mit einem Schneebesen zu einem glatten Teig verrühren. Den Teig abdecken und 15 Min. ruhen lassen.

Inzwischen die Brombeeren waschen und mit 2 EL Wasser in einem kleinen Topf erwärmen. Die Pistazien schälen und grob hacken.

Das Öl in einer beschichteten Pfanne bei mittlerer Hitze erhitzen. Etwas Teig hineingeben und die Pfanne schwenken, sodass der Boden mit Teig bedeckt ist. Sobald sich kleine Blasen bilden, den Crêpe mit einem Pfannenwender vorsichtig wenden und hellbraun backen (ca. 30 Sek. pro Seite). Je nach Größe der Pfanne 6–8 Crêpes backen.

Die Crêpes auf Tellern anrichten, etwas Joghurt danebengeben und mit Brombeeren und Pistazien garnieren.

NACHHALTIGKEITS-INFO: selbst gemachter Haferdrink (s. S. 23) oder Haferdrink von regionalem Anbieter; Honig im Glas von lokalem Imker oder Zuckerrübensirup; Joghurt im Glas von regionalem Anbieter oder eine Joghurt-Alternative aus Lupinen bzw. Soja.

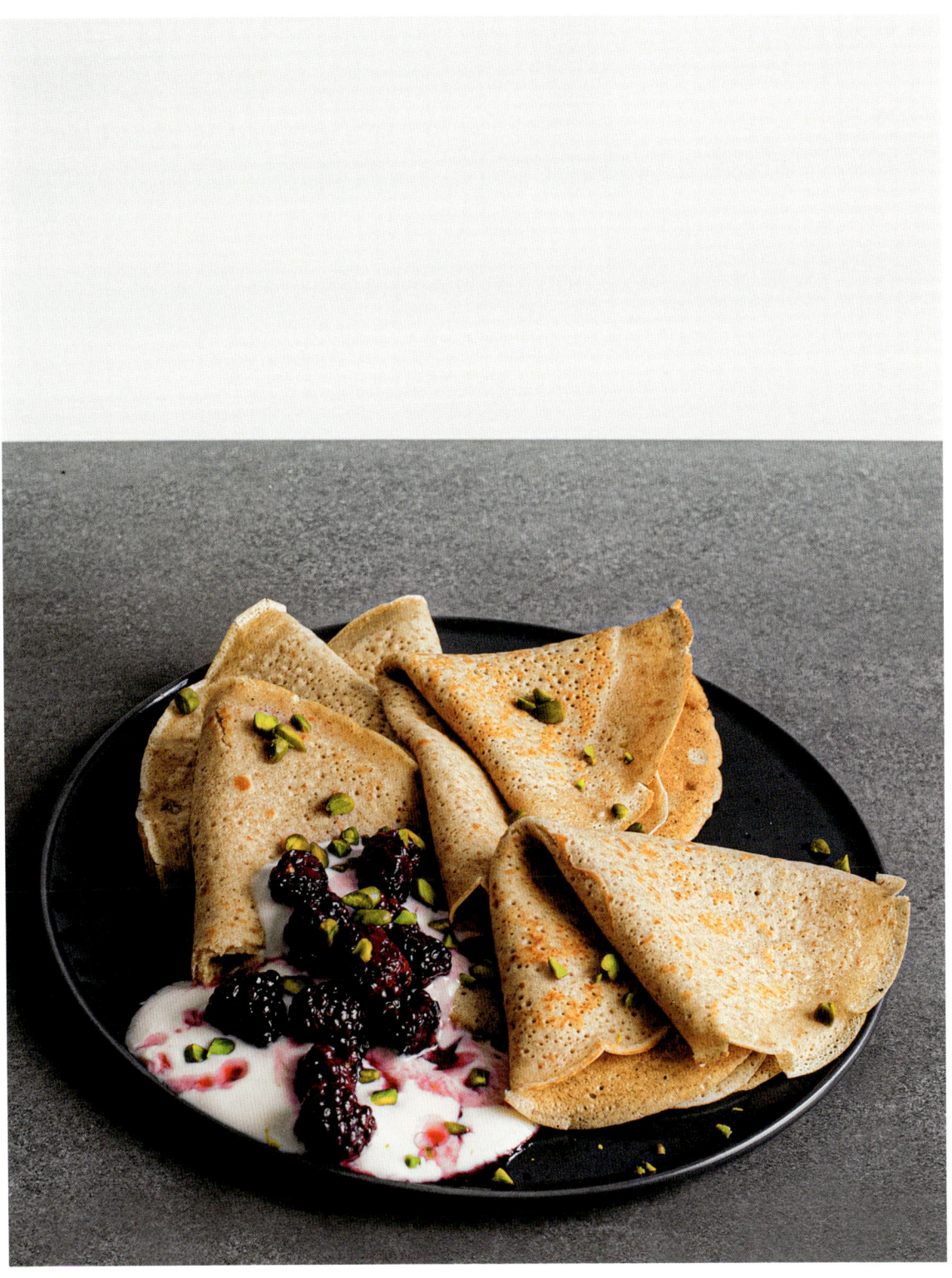

HIRSE-TABOULÉ
MIT TOMATEN UND
PETERSILIE

4 PERSONEN | ZEIT: 30 Min.
PRO PORTION: ca. 135 kcal | 4 g E | 3 g F | 22 g KH

Dieses Gericht schmeckt für mich nach Sommer. Das mag nicht nur an den fruchtigen Tomaten liegen, sondern auch daran, dass ich schon häufig eine große Schüssel davon für laue Sommerabende draußen mit Freunden zubereitet habe.

100 g Hirse
Salz
3 EL Rosinen (nach Belieben)
400 g kleine Tomaten (z. B. rot,
 grün)
2 große Bund Petersilie
½ Zitrone
1 TL Olivenöl
Pfeffer

Die Hirse in ein Sieb geben und unter fließendem Wasser abbrausen. Dann mit 360 ml Salzwasser in einen Topf geben. Das Wasser zum Kochen bringen und die Hirse zugedeckt bei mittlerer Hitze ca. 8 Min. köcheln lassen.

Den Topf vom Herd nehmen. Nach Belieben die Rosinen dazugeben. Die Hirse weitere 15 Min. quellen lassen.

Inzwischen die Tomaten waschen und vierteln. Die Petersilie waschen, trocken schütteln und die Blätter grob hacken. Hirse, Tomaten und Petersilie in eine große Servierschüssel geben.

Die Zitronenhälfte auspressen und den Saft mit Olivenöl, Salz und Pfeffer zu einem Dressing verrühren. Nochmals abschmecken.

Das Zitronen-Dressing über das Hirse-Taboulé träufeln und alle Zutaten einmal gut durchmischen. Servieren.

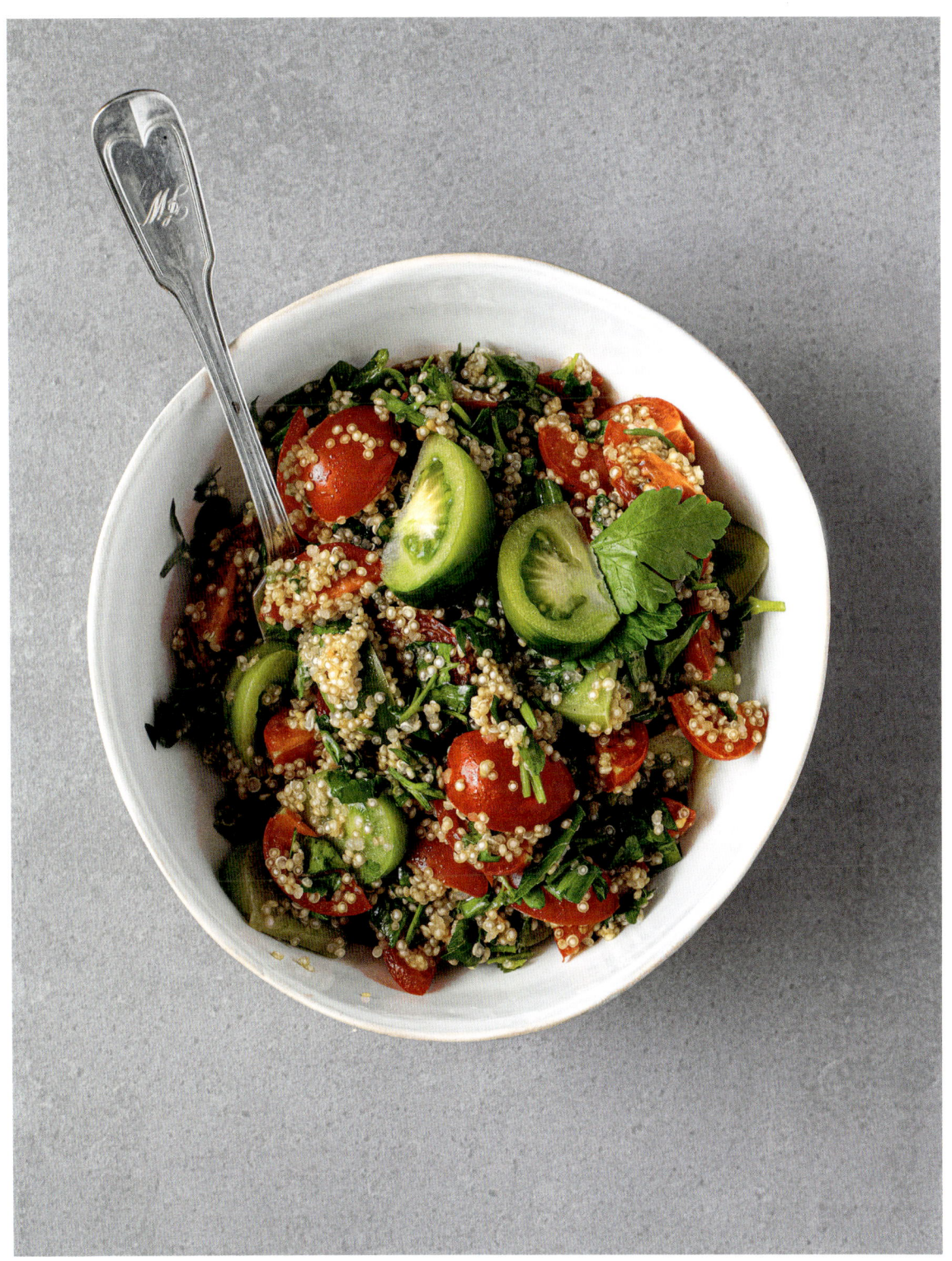

MANGOLDPÄCKCHEN MIT DINKEL-GEMÜSE-FÜLLUNG

4 PERSONEN | ZEIT: 1 Std.
PRO PORTION: ca. 290 kcal | 13 g E | 15 g F | 26 g KH

150 g Dinkel
Salz
12 große Mangoldblätter
1 rote Zwiebel
1 Knoblauchzehe
1 Zucchino
1 Paprika
100 g Schafskäse (z.B. Feta,
  siehe Info)
4 EL Olivenöl
Pfeffer

Den Dinkel in einem Sieb kalt abbrausen und mit 600 ml Salzwasser in einen Topf geben. Aufkochen, dann zugedeckt bei kleinster Hitze 20–25 Min. köcheln lassen, bis er das Wasser aufgenommen hat.

Inzwischen Mangold putzen und waschen, die Stiele abschneiden und klein schneiden. Salzwasser in einem Topf aufkochen und die Mangoldblätter darin 1 Min. blanchieren. Kalt abschrecken und trocken tupfen. Zwiebel und Knoblauch schälen und fein hacken. Zucchino putzen und waschen. Paprika waschen, halbieren, Trennwände und Kerne entfernen. Zucchino, Paprika und Mangoldstiele in ca. 5 mm kleine Würfel schneiden. Den Feta fein würfeln.

2 EL Olivenöl in einer Pfanne erhitzen. Zwiebel und Knoblauch darin ca. 3 Min. glasig dünsten. Gemüsewürfel dazugeben und bei mittlerer Hitze 8–10 Min. garen. Dinkel und Feta hinzufügen, alles vermengen und mit Salz und Pfeffer würzen.

Die Mangoldblätter mit der Unterseite nach oben auf die Arbeitsfläche legen. Die Füllung gleichmäßig auf die Blätter verteilen, jeweils im unteren Drittel, dabei 2 cm zum seitlichen Rand frei lassen. Die Seiten über die Füllung klappen, die Blätter aufrollen und mit Spießen fixieren. Das übrige Öl (2 EL) in einer Pfanne oder Grillpfanne erhitzen und die Päckchen darin pro Seite 2 Min. anbraten.

NACHHALTIGKEITS-INFO: unverpackter Feta vom Markt bzw. aus dem Unverpackt-Laden oder vegane Feta-Alternative.

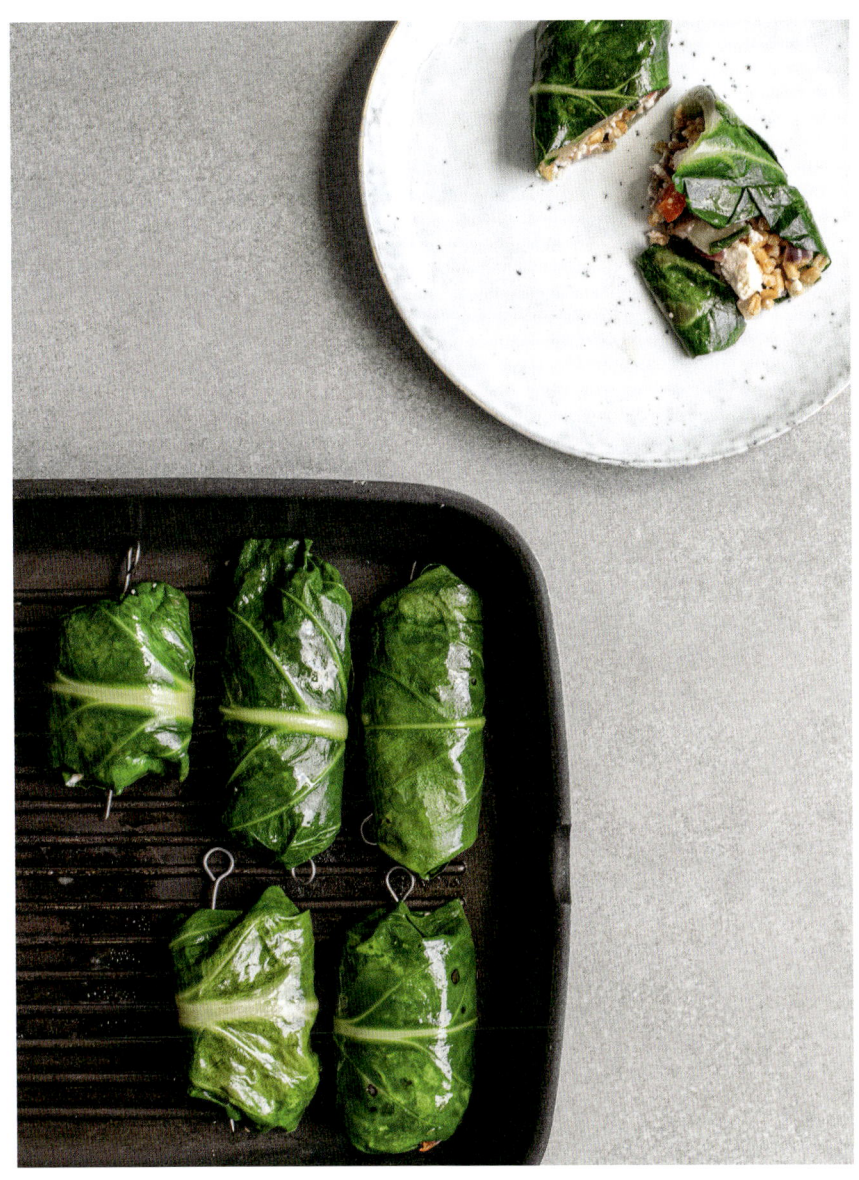

*Mangold mag ich schon seit Kindheitstagen, als meine Mutter zum ersten Mal
buntes Mangoldgemüse kochte. Gefüllt mit Dinkel sind diese Päckchen ein
wunderbares Gericht, das gut vorzubereiten ist, wenn man
Gäste erwartet. Eine fruchtige Tomatensauce schmeckt ebenfalls gut dazu.*

POLENTA-NOCKEN MIT ERDBEER-RHABARBER-KOMPOTT

4 PERSONEN | ZEIT: 30 Min.
PRO PORTION: ca. 480 kcal | 5 g E | 18 g F | 71 g KH

Es gibt wenig, was ich so sehr am Kochen liebe wie das leise Blubbern eines frischen Fruchtkompotts mit Obst aus dem Garten oder vom Markt. Diese Polenta-Nocken mit Kürbiskernen und fruchtigem Erdbeer-Rhabarber-Kompott sind ein schönes Sommergericht. Im Herbst auch mit Zwetschgenkompott denkbar.

200 g Rhabarber
200 g Erdbeeren
½ Zitrone
3 EL brauner Zucker
300 ml Haferdrink (siehe Info)
60 g hochwertige Margarine
Salz
200 g Polenta (Maisgrieß)
4 EL Kürbiskerne

Den Rhabarber putzen, waschen, falls nötig schälen und in grobe Stücke schneiden. Die Erdbeeren waschen, putzen und halbieren. Die Zitronenhälfte auspressen. Rhabarber, Erdbeeren, 2 EL Zucker, Zitronensaft sowie 100 ml Wasser in einen Topf geben. Einmal aufkochen, vom Herd nehmen und beiseitestellen.

Inzwischen in einem Topf Haferdrink, Margarine und 1 Prise Salz aufkochen lassen. Die Polenta und den übrigen Zucker (1 EL) einrühren. Alles ca. 1 Min. weiterrühren, dann den Topf vom Herd nehmen. Die Polenta im Topf mit einem Kochlöffel glatt streichen und 5 Min. ziehen lassen.

Die Kürbiskerne grob hacken. Aus der Polentamasse mit zwei angefeuchteten Esslöffeln ca. 16 Nocken ausstechen und auf Teller verteilen. Das Erdbeer-Rhabarber-Kompott daneben anrichten und alles mit den Kürbiskernen bestreuen.

NACHHALTIGKEITS-INFO: selbst gemachter Haferdrink (s. S. 23) oder Haferdrink von regionalem Anbieter.

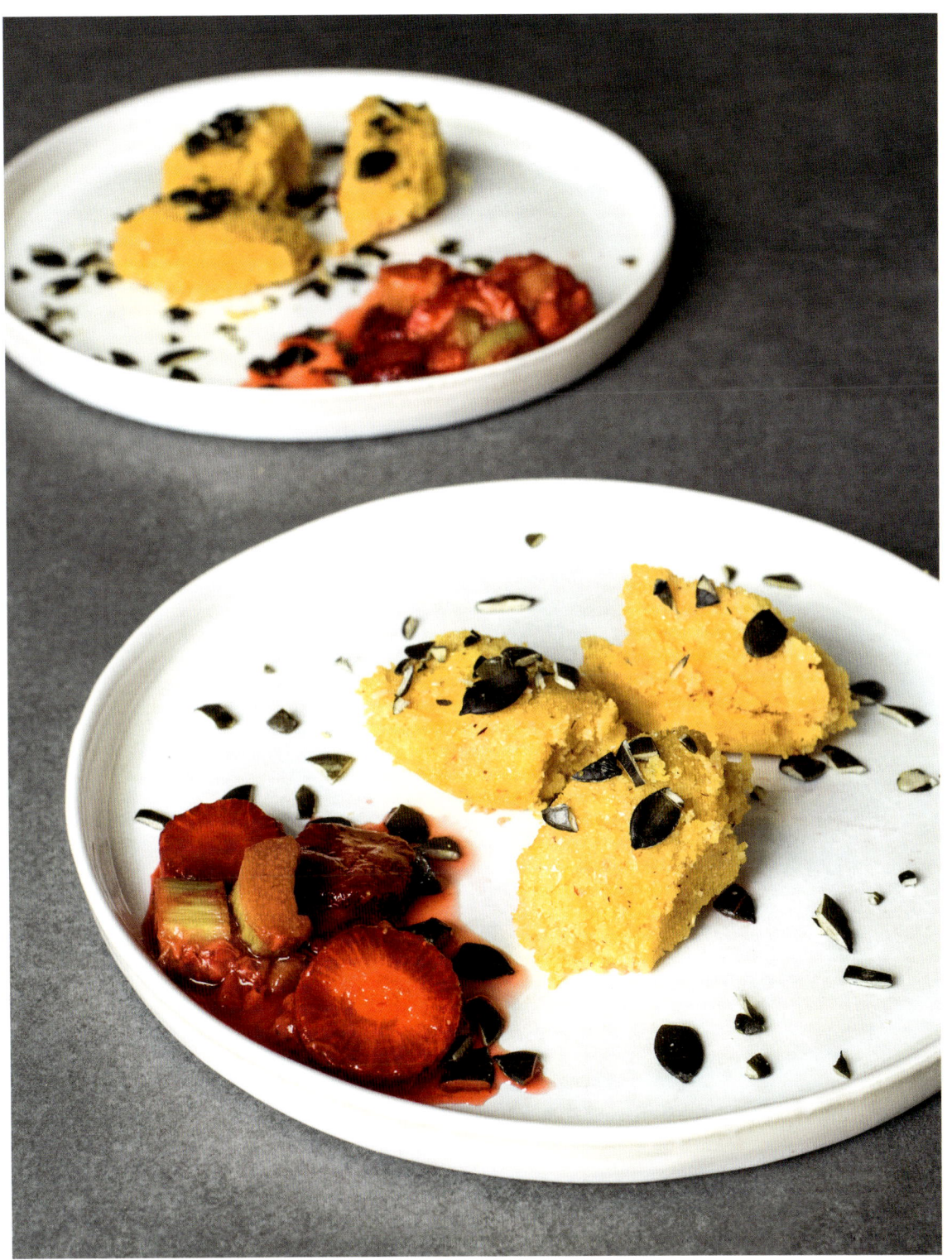

ZUCCHINISALAT MIT GERÖSTETEN KAPERN

4 PERSONEN | ZEIT: 10 Min.
PRO PORTION: ca. 165 kcal | 2 g E | 16 g F | 4 g KH

Vier Zutaten sowie Salz und Pfeffer, und schon ist einer meiner liebsten Salate fertig. So einfach kann nachhaltige Küche sein. Der Gemüsesalat eignet sich als Vorspeise oder mit etwas Brot auch als leichter Hauptgang. Die Zucchinischeiben erst direkt vor dem Essen im Dressing schwenken.

3 Zucchini
6 EL Olivenöl
4 TL Kapern
1 Bio-Zitrone
Salz
Pfeffer

Die Zucchini putzen, waschen, mit einem Sparschäler der Länge nach in feine Streifen schneiden und beiseitestellen. 1 EL Olivenöl in einer Pfanne erhitzen und die Kapern darin kurz anrösten.

Die Zitrone heiß waschen, abtrocknen und halbieren. 1 Hälfte auspressen und den Saft in eine große Schüssel geben, die andere Hälfte beiseitelegen. Das übrige Olivenöl (5 EL) zum Saft geben und gut damit vermischen. Das Dressing mit Salz und Pfeffer abschmecken.

Die Zucchinistreifen zum Dressing geben, kurz durchschwenken und auf Tellern anrichten. Die beiseitegelegte Zitronenhälfte in Stücke schneiden und zum Zucchinisalat geben. Den Salat mit den Kapern garnieren.

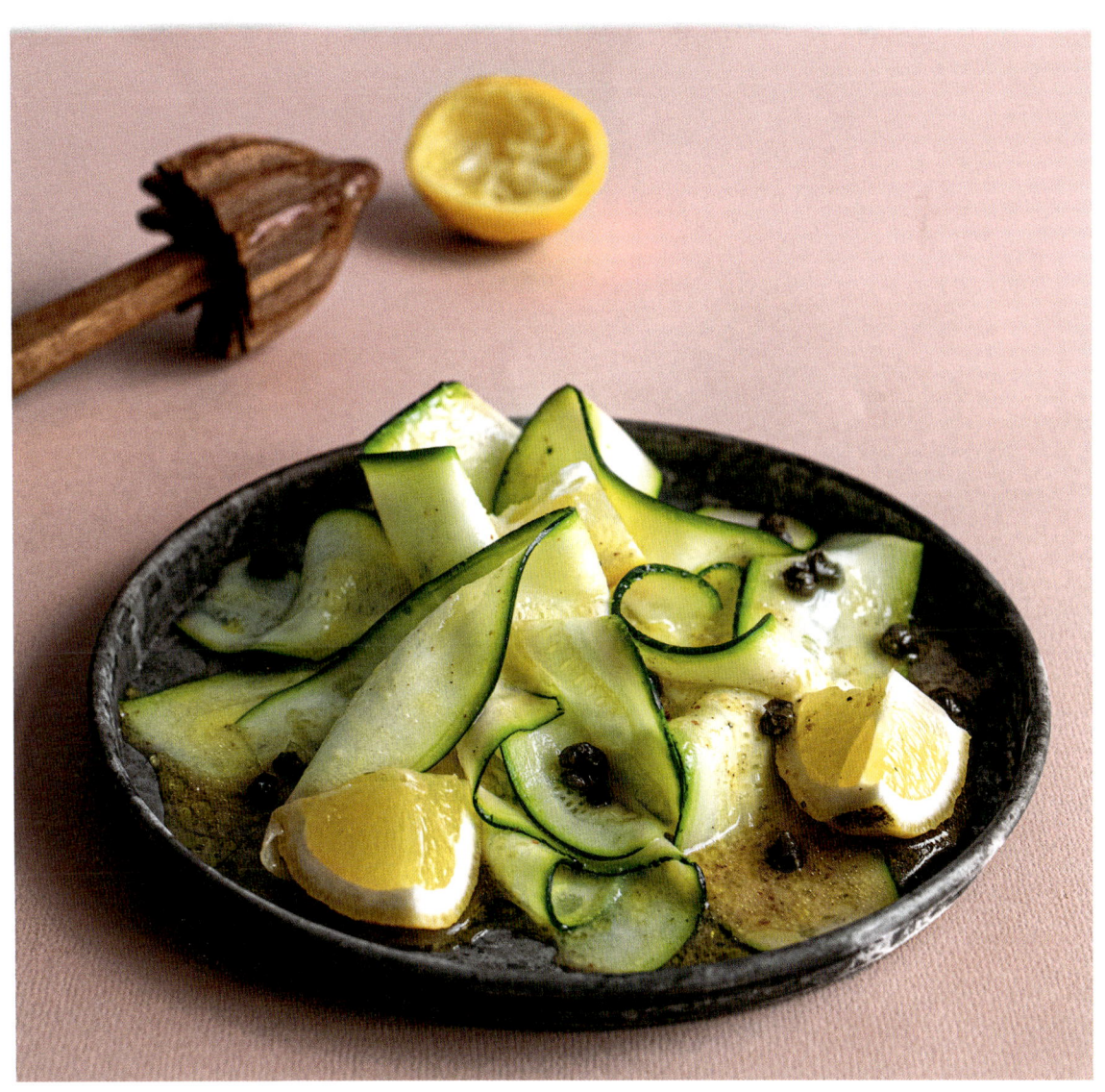

ROTE-BETE-CARPACCIO MIT PETERSILIEN-MINZ-PESTO

4 PERSONEN | ZEIT: 1 Std.
PRO PORTION: ca. 340 kcal | 6 g E | 28 g F | 15 g KH

Dieses Carpaccio aus Roter Bete sieht wirklich wie ein Kunstwerk aus.
Bereits das Anrichten dieses Gerichts bereitet mir jedes Mal wieder
Freude! Als Vorspeise oder leichter Hauptgang mit etwas Weißbrot geeignet.

½ Bio-Zitrone
100 g Petersilie
100 g Minze
50 g Walnusskerne
8 EL Olivenöl
4 Knollen Rote Bete
3 Radieschen
250 g Erbsenschoten (ersatz-
   weise 100 g TK-Erbsen)
2 EL Aceto balsamico bianco
Salz
Pfeffer
1 Handvoll Kresse (nach
   Belieben)

Die Zitronenhälfte heiß waschen und abtrocknen, die Schale abreiben und beiseitestellen. Den Saft auspressen. Die Kräuter waschen, trocken schütteln und die Blätter abzupfen. Zitronensaft, Kräuter, Walnusskerne sowie 3 EL Olivenöl in einen Standmixer geben und zu einem groben Pesto mixen (alternativ mit einem Pürierstab in einem hohen Gefäß zu Pesto verarbeiten).

Die Roten Beten putzen, schälen und auf einem Gemüsehobel in hauchdünne Scheiben hobeln. Die Radieschen putzen, waschen und ebenfalls in hauchdünne Scheiben schneiden oder hobeln. Beides auf einer großen Platte anrichten. Die Erbsen aus den Schoten lösen.

1 EL Öl in einer Pfanne erhitzen und die Erbsen darin bei kleiner Hitze in ca. 5 Min. bissfest rösten.

Das übrige Olivenöl (4 EL) in einer Schüssel mit dem Essig verrühren und mit Salz und Pfeffer abschmecken. Das Carpaccio mit der Vinaigrette beträufeln.

Zum Schluss die warmen Erbsen sowie das Pesto löffelweise auf dem Carpaccio verteilen. Mit der abgeriebenen Zitronenschale und nach Belieben mit Kresse garnieren.

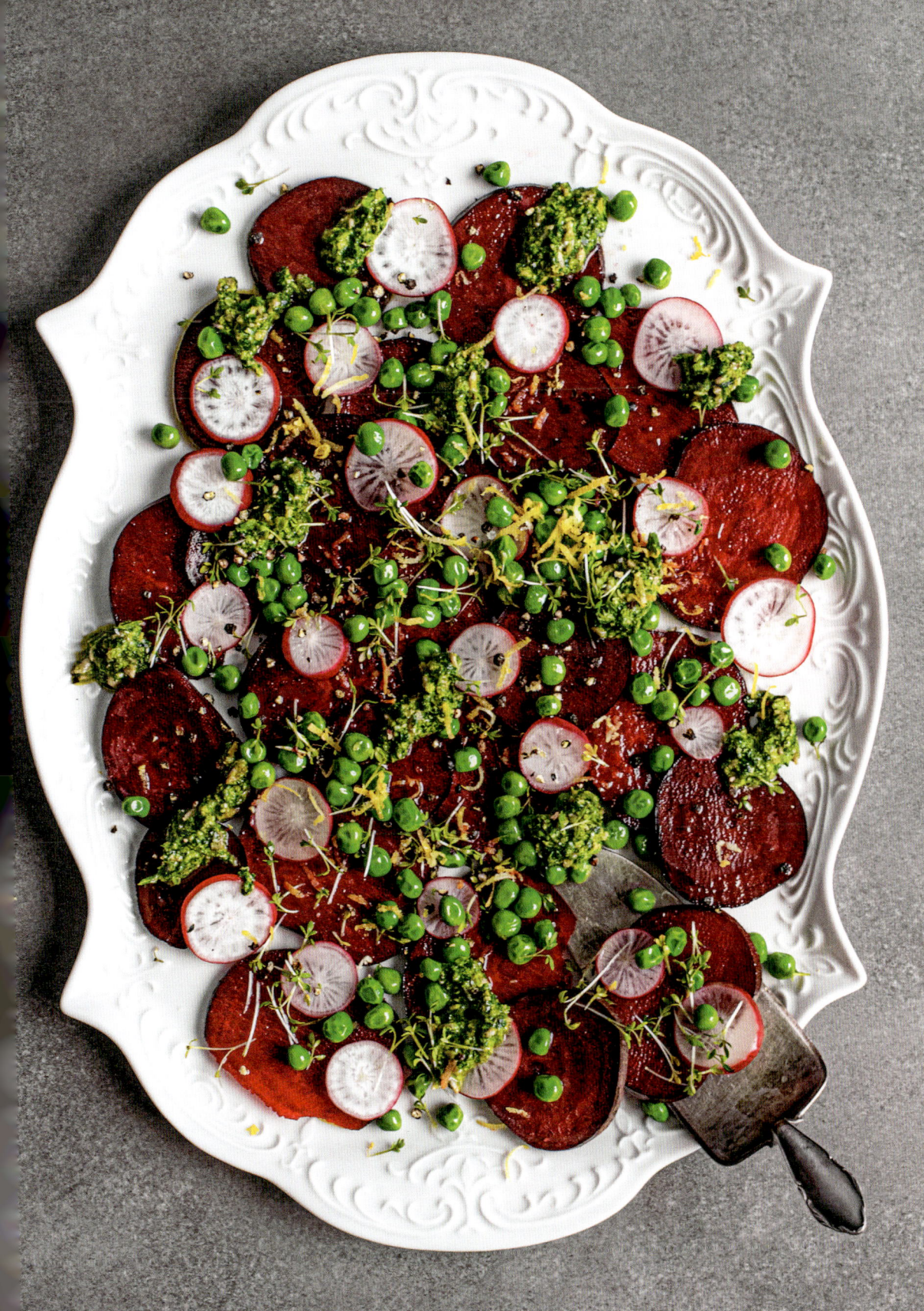

WARMER SALAT AUS AUBERGINEN, TOMATEN UND PINIENKERNEN

4 PERSONEN | ZEIT: 20 Min.
PRO PORTION: ca. 315 kcal | 5 g E | 28 g F | 9 g KH

Eine Kombination aus cremigen gerösteten Auberginen, fruchtigen Tomaten und nussigen Pinienkernen. Ein Gericht, das in einem Italienurlaub entstand und nun in keinem Sommer fehlen darf. Das Gemüse lässt sich auch gut auf dem Grill zubereiten.

*8 Mini-Auberginen (ersatz-
weise 4 große)*
50 g Pinienkerne
ca. 8 EL Olivenöl
200 g Kirschtomaten
2 EL Weißweinessig
Salz
Pfeffer
2 Handvoll Rucola

Die Auberginen putzen, waschen und der Länge nach in ca. 4 mm dünne Scheiben schneiden. Die Pinienkerne in einer Pfanne ohne Öl goldbraun rösten und beiseitestellen.

In einer Pfanne 2 EL Olivenöl erhitzen und die Auberginenscheiben darin portionsweise bei mittlerer Hitze pro Seite in 5–7 Min. weich braten (je nach Pfannengröße den Vorgang mit weiterem Öl mehrmals wiederholen). Gebratene Auberginenscheiben beiseitestellen.

Die Kirschtomaten waschen, abtrocknen und halbieren. 2 EL Olivenöl in der Pfanne von den Auberginen erhitzen und die Tomatenhälften darin ca. 3 Min. braten.

In einer kleinen Schüssel das restliche Olivenöl (2 EL) mit dem Essig verrühren und mit Salz und Pfeffer abschmecken. Den Rucola verlesen, waschen und trocken tupfen. Die Auberginenscheiben mit den Tomaten auf Tellern anrichten, mit dem Rucola sowie den Pinienkernen toppen und mit der Vinaigrette beträufeln.

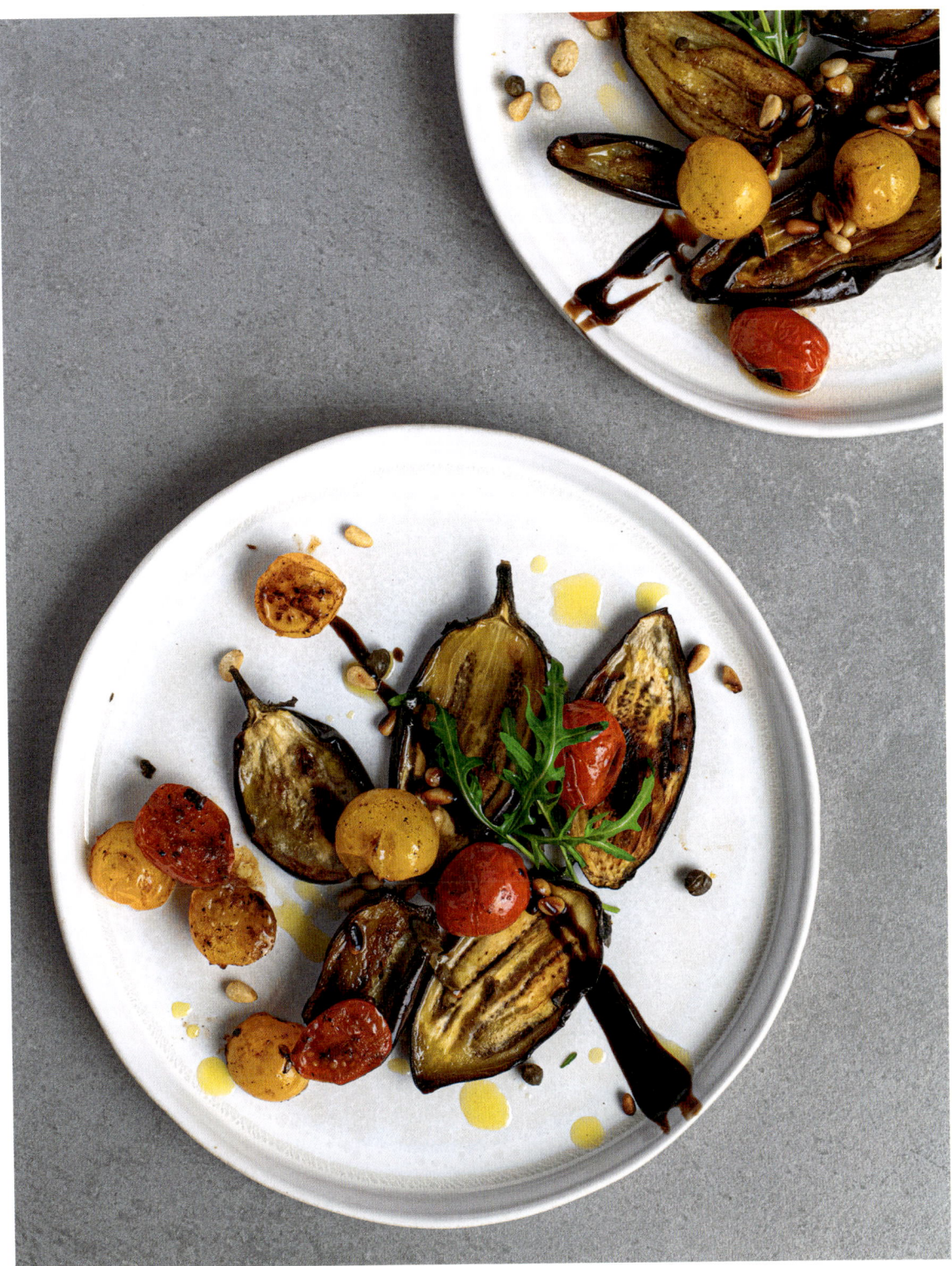

GAZPACHO AUS TOMATE, PAPRIKA UND HONIGMELONE

4 PERSONEN | ZEIT: 15 Min. | KÜHLZEIT: mind. 2 Std.
PRO PORTION: ca. 225 kcal | 3 g E | 13 g F | 22 g KH

Eine kalte Suppe ist an warmen Tagen ein großartiges leichtes Essen. Diese Kombination aus Tomate, Paprika und Honigmelone ist dabei besonders fruchtig. Auch mit einer halben Wassermelone (der Größe einer Honigmelone entsprechend) denkbar.

50 g Weißbrot vom Vortag
3 EL Weißweinessig
500 g Tomaten
½ rote Paprika
1 große Honigmelone
5 EL Olivenöl
Salz
Pfeffer
2 TL Chiliflocken (nach Belieben)

Das Brot entrinden, in kleine Stücke schneiden und mit dem Essig beträufeln. Die Tomaten am Strunk kreuzförmig einritzen und die Stielansätze herausschneiden. Tomaten mit kochendem Wasser überbrühen, kalt abschrecken und häuten. Dann halbieren, entkernen und das Fruchtfleisch grob würfeln.

Die Paprikahälfte waschen, weiße Trennwände und Kerne entfernen und die Paprika in grobe Stücke schneiden. Die Melone halbieren und dann in Scheiben schneiden. Das Fruchtfleisch von der Schale schneiden, die Kerne entfernen und die Scheiben grob würfeln.

Das Brot mit Tomaten, Paprikastücken, Melone, 3 EL Olivenöl, 1 Prise Salz und Pfeffer in einen Standmixer geben und fein pürieren (oder in einem hohen Gefäß mit dem Pürierstab pürieren).

Den Gazpacho in ein Gefäß mit Deckel füllen oder luftdicht abdecken und mindestens 2 Std. im Kühlschrank ziehen lassen.

Vor dem Servieren mit Salz und Pfeffer abschmecken. Auf vier tiefe Teller oder viele Gläser verteilen und mit dem restlichen Olivenöl (2 EL) beträufeln. Nach Belieben mit Chiliflocken garnieren.

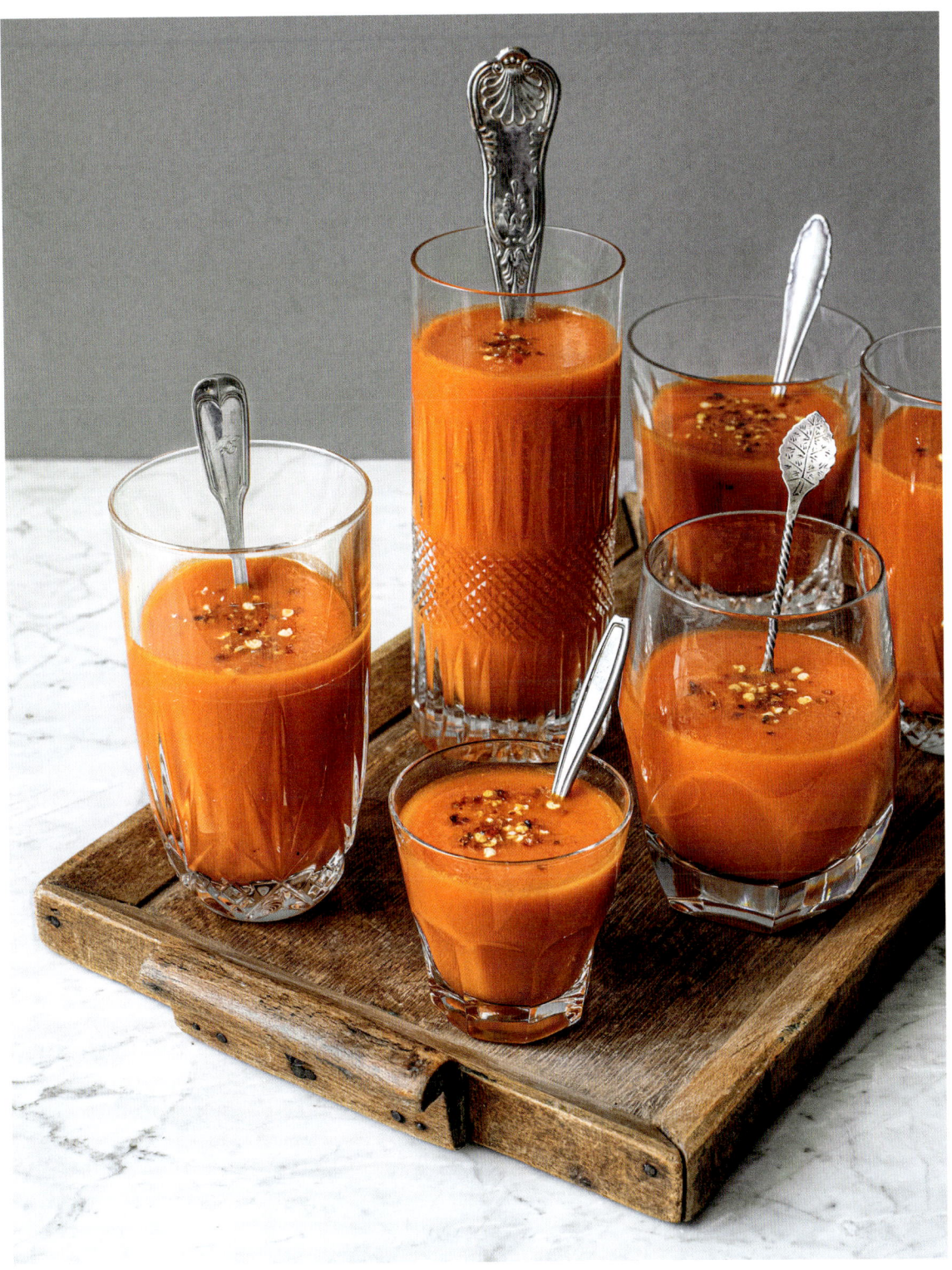

LAUWARMER KARTOFFELSALAT MIT GRÜNEM GEMÜSE UND PESTO

4 PERSONEN | ZEIT: 40 Min.
PRO PORTION: ca. 350 kcal | 11 g E | 23 g F | 24 g KH

500 g junge Kartoffeln
1 Zitrone
1 Knoblauchzehe
3 Handvoll Petersilie
4 EL Olivenöl
100 g Sonnenblumenkerne
Salz
Pfeffer
200 g grüner Spargel
100 g Zuckerschoten
200 g Brokkoli
Minzeblätter zum Garnieren
  (nach Belieben)

Die Kartoffeln gründlich waschen und in einem Topf mit Wasser in ca. 25 Min. weich kochen.

Inzwischen die Zitrone halbieren und den Saft auspressen. Den Knoblauch schälen und in grobe Stücke schneiden. Die Petersilie waschen und trocken schütteln. Zitronensaft, Knoblauch und Petersilie mit 3 EL Olivenöl, 50 g Sonnenblumenkernen sowie Salz und Pfeffer in einem Standmixer zu einem groben Pesto mixen (oder in einem hohen Gefäß mit dem Pürierstab pürieren).

Den Spargel putzen, im unteren Drittel schälen und schräg in 3 cm lange Stücke schneiden. Die Zuckerschoten putzen und waschen. Den Brokkoli waschen und in Röschen schneiden. In einen Dämpfeinsatz geben und in den letzten 7–10 Min. der Kochzeit der Kartoffeln über dem Wasserdampf dämpfen (oder 4–5 Min. in das Wasser zu den Kartoffeln geben).

Gleichzeitig in einer Pfanne das übrige Olivenöl (1 EL) erhitzen. Zuckerschoten und Spargel darin in 5–7 Min. bissfest braten. Vom Herd nehmen und das Gemüse mit etwas Salz und Pfeffer würzen.

Die Kartoffeln abgießen, abschrecken und mit Schale in mundgerechte Stücke schneiden. Alle Zutaten in eine Schüssel geben, das Pesto darübergeben und vorsichtig mit dem Gemüse vermengen. Den Salat mit den übrigen Sonnenblumenkernen (50 g) sowie nach Belieben mit ein paar Minzeblättern garnieren.

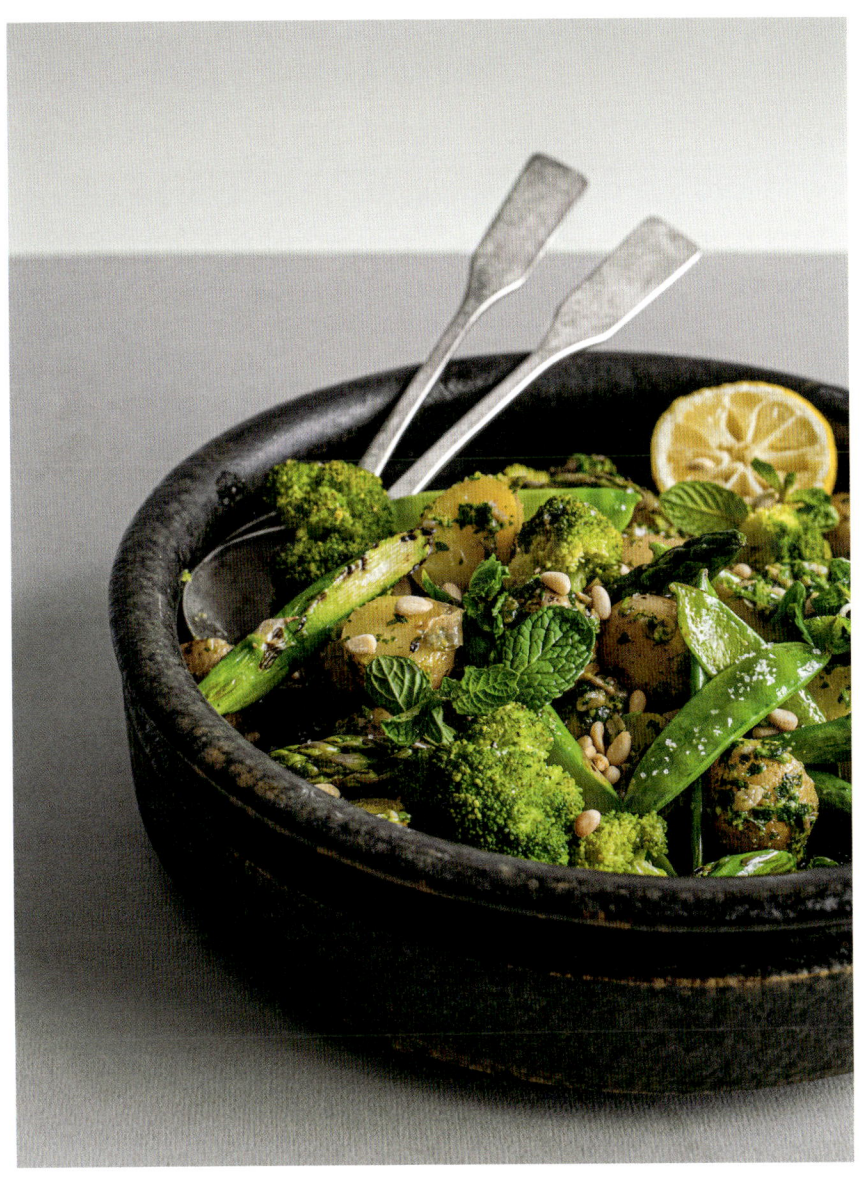

Diesen lauwarmen Kartoffelsalat hatte ich mir ursprünglich als aufregenden Beilagensalat für die vielen sommerlichen Grillabende ausgedacht. Nun wird er aber von Familie und Freunden regelmäßig als Hauptspeise gewünscht. Auch mit Erbsen, Frühlingszwiebeln, Zucchini oder anderem grünem Gemüse köstlich.

HIRSEBOWL MIT PAPRIKA, BOHNEN UND SÜSSKARTOFFELN

4 PERSONEN | ZEIT: 40 Min.
PRO PORTION: ca. 530 kcal | 13 g E | 18 g F | 76 g KH

Diese Hirsebowl ist so vielseitig und kann mit jedem beliebigen Gemüse zuberei-
tet werden. Eine meiner Lieblingskombinationen für den Spätsommer oder frü-
hen Herbst ist diese hier mit gerösteter Paprika, Bohnen und Süßkartoffeln. Im
Frühling schmeckt die Bowl mit Möhren, grünem Spargel und frischem Spinat.

250 g Hirse
400 ml Gemüsebrühe
350 g Baby-Spinat
100 g Champignons
4 rote Paprika
100 g grüne Bohnen
2 große Süßkartoffeln
150 g Kirschtomaten
4 EL Olivenöl
Salz
Pfeffer
50 g schwarze Oliven

Die Hirse in einem Sieb mit heißem Wasser abbrausen und in einen Topf geben. Die Gemüsebrühe dazugeben, aufkochen und die Hirse ca. 5 Min. kochen. Den Herd ausschalten und die Hirse zugedeckt ca. 30 Min. quellen lassen.

Inzwischen den Backofen auf 180° (Umluft) vorheizen. Spinat waschen und abtropfen lassen, Champignons putzen und in Scheiben schneiden. Paprika waschen, halbieren, weiße Trennwände und Kerne entfernen und die Hälften in 2 cm breite Streifen schneiden. Bohnen putzen und waschen. Süßkartoffeln schälen und klein würfeln, Kirschtomaten waschen.

Süßkartoffeln, Champignons, Bohnen, Paprika und Kirschtomaten getrennt auf einem Backblech verteilen und mit Olivenöl beträufeln. Mit 1 Prise Salz und Pfeffer würzen und jede Sorte mit Öl, Salz und Pfeffer vermengen. Das Gemüse im Ofen (Mitte) 20–25 Min. rösten, gelegentlich wenden. Tomaten und Champignons eventuell früher herausnehmen. Die Süßkartoffeln sollen schön weich sein.

Die Hirse auf Schüsseln verteilen. Das Gemüse aus dem Ofen, den Baby-Spinat und die Oliven dekorativ daneben anrichten.

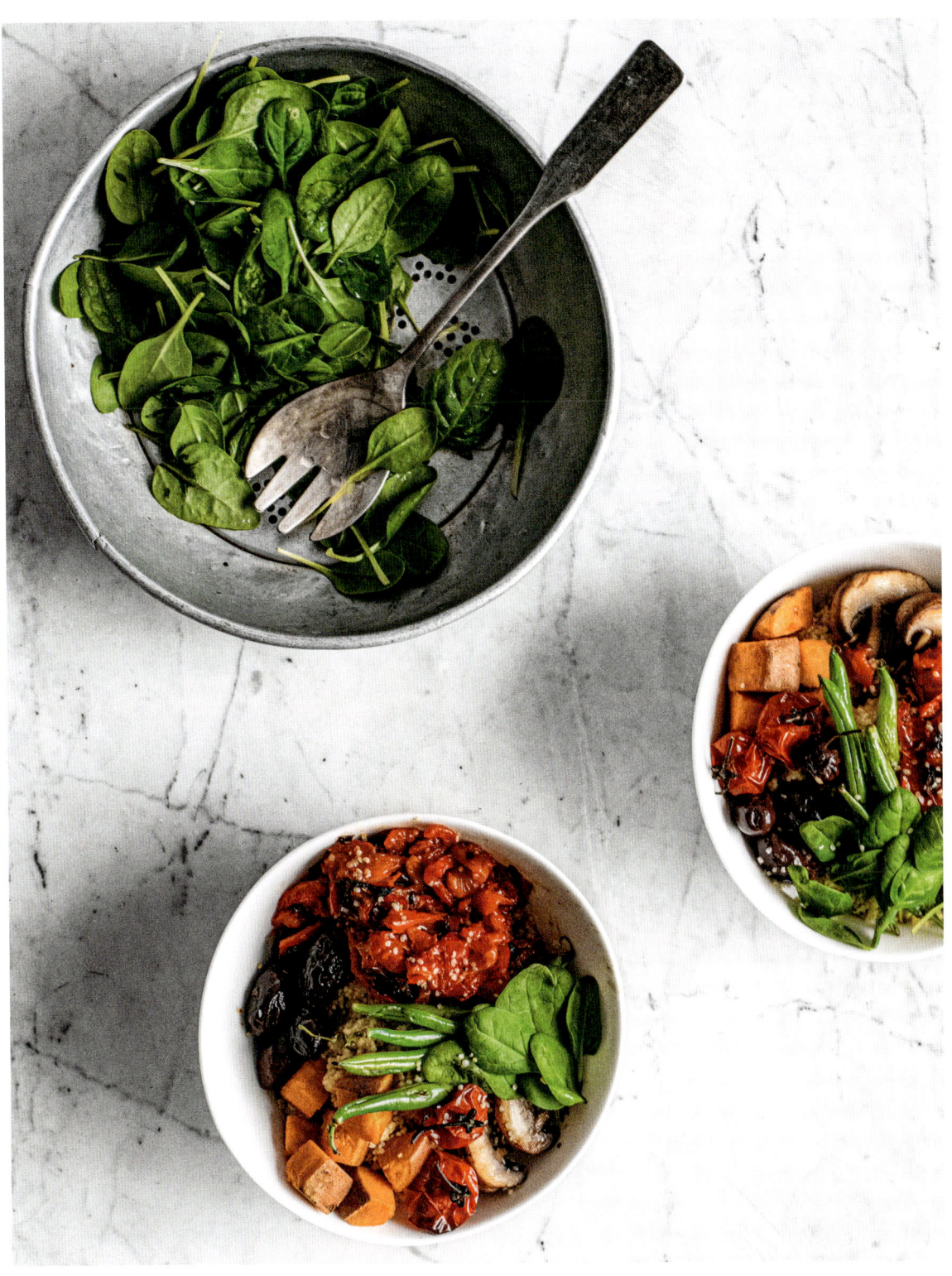

BUNTE KARAMELLISIERTE TOMATEN

4 PERSONEN | ZEIT: 10 Min. | BACKZEIT: 1 Std.
PRO PORTION: ca. 355 kcal | 3 g E | 31 g F | 16 g KH

Ein schönes Sommergericht, das mit seinem Duft bereits während der Zubereitung die ganze Küche erfüllt. Sehr zu empfehlen, um überreife Tomaten in allen Größen, Formen und Farben zu verarbeiten. Ergibt eine schöne Vorspeise oder mit der doppelten Menge Brot und Frischkäse einen feinen Hauptgang.

800 g gemischte Tomaten (z. B. rot, gelb, mind. die Hälfte Kirschtomaten)
2 Knoblauchzehen
½ Zitrone
1 Zweig Rosmarin
200 g schwarze Oliven
5 EL Olivenöl
2 EL brauner Zucker
Salz
Pfeffer
1 Vollkornbaguette
200 g Frischkäse (siehe Info)

Den Backofen auf 180° (Umluft) vorheizen. Tomaten waschen und putzen, große Tomaten in mundgerechte Stücke schneiden, Kirschtomaten ganz lassen. Den Knoblauch schälen und die Zitronenhälfte auspressen. Den Rosmarin waschen, trocken tupfen und die Nadeln abzupfen. Nach Belieben hacken.

Tomaten, Oliven und Knoblauch eine große Schüssel geben. Olivenöl, Zitronensaft und Rosmarinnadeln dazugeben und alles gut vermengen. Die Mischung mitsamt dem Öl auf ein Backblech oder in eine große ofenfeste Form geben. Im Ofen (Mitte) ca. 1 Std. rösten. Nach ca. 30 Min. den Zucker über die Tomaten streuen, kurz durchmengen und weiterrösten. Die Tomaten sind fertig, wenn sie schön weich und leicht gebräunt sind. Herausnehmen und mit Salz und Pfeffer würzen.

Das Baguette in Scheiben schneiden. Die bunten Tomaten mit dem Brot und dem Frischkäse servieren.

NACHHALTIGKEITS-INFO: unverpackter, regionaler Frischkäse vom Markt bzw. aus dem Unverpackt-Laden oder eine vegane Frischkäse-Alternative aus Mandeln.

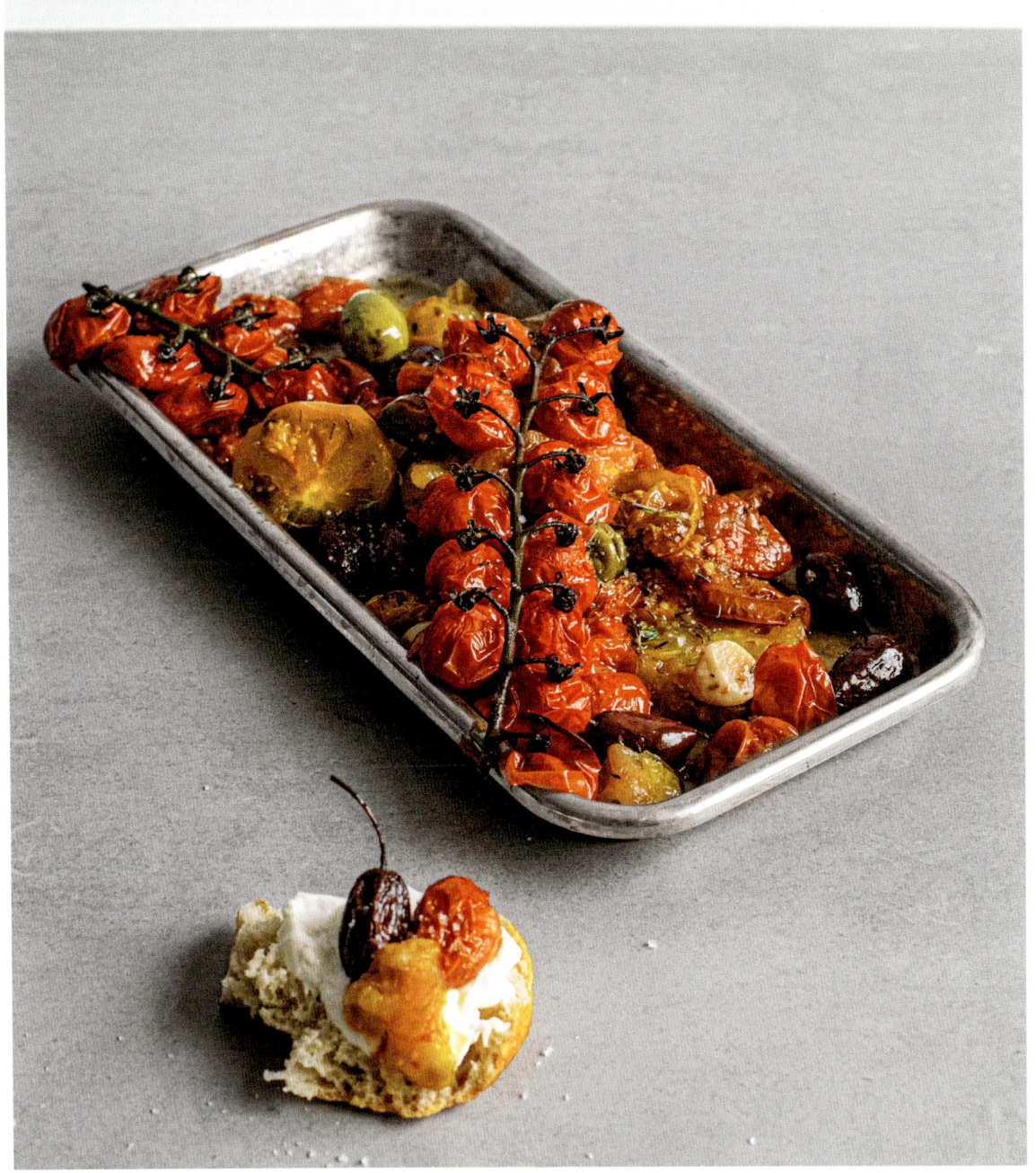

ZUCCHININUDELN MIT CREMIGER BLUMENKOHLSAUCE

4 PERSONEN | ZEIT: 25 Min.
PRO PORTION: ca. 215 kcal | 14 g E | 12 g F | 13 g KH

2 Schalotten
3 EL Olivenöl
Salz
1 großer Blumenkohl (ca. 1 kg)
1 Handvoll Petersilie
1 Knoblauchzehe
300 ml Haferdrink (siehe Info)
Pfeffer
¼ TL frisch geriebene Mus-
*   katnuss*
4 Zucchini
100 g Parmesan (siehe Info)

Die Schalotten schälen und fein schneiden. 1 EL Olivenöl in einer Pfanne erhitzen und die Schalotten darin glasig dünsten, nicht bräunen. Beiseitestellen.

In einem Topf Salzwasser aufkochen. Blumenkohl putzen, waschen, in Röschen schneiden und im Wasser bei mittlerer Hitze in ca. 10 Min. weich garen. Petersilie waschen, trocken schütteln und grob hacken. Blumenkohl abgießen und in einem Standmixer (oder in einem hohen Gefäß mit einem Pürierstab) fein zerkleinern.

Den Knoblauch schälen und sehr fein hacken. Mit Petersilie, Haferdrink, Schalotten sowie etwas Salz, 1 Prise Pfeffer und Muskatnuss in den Mixer geben. Alles zu einer cremigen Sauce mixen, die vom Löffel fließt. Falls nötig, etwas mehr Haferdrink hinzufügen.

Zucchini putzen, waschen und mit einem Spiralschneider längs in dünne Streifen schneiden. Parmesan reiben.

In einer großen Pfanne das übrige Olivenöl (2 EL) erhitzen und die Zucchini darin in ca. 2 Min. bissfest dünsten. Mit 1 Prise Salz würzen. Die Sauce dazugeben und kurz durchschwenken. Auf Schüsseln verteilen, mit Parmesan und nach Belieben Petersilie bestreuen.

NACHHALTIGKEITS-INFO: selbst gemachter Haferdrink (s. S. 23) oder Haferdrink von regionalem Anbieter; unverpackter Parmesan aus Italien oder pflanzliche Streukäse-Alternative.

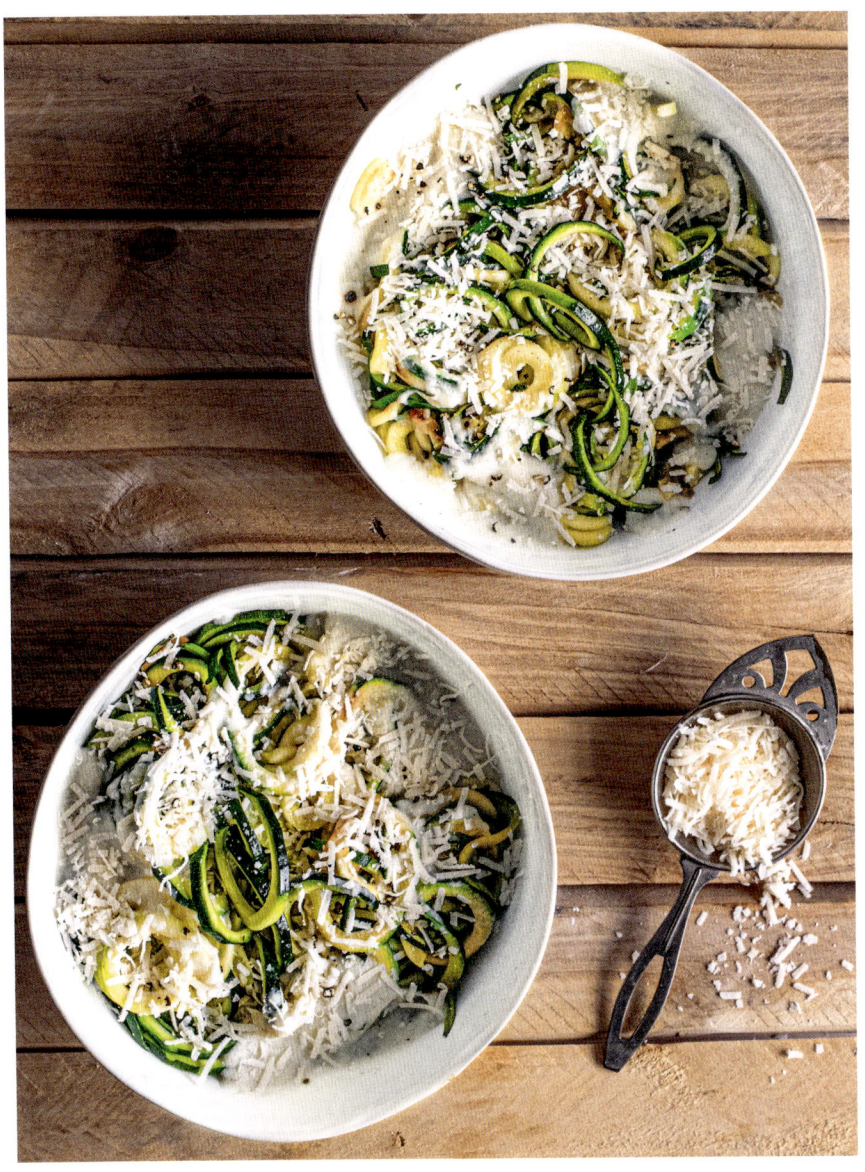

*Gemüsenudeln sind gerade im Sommer eine leichte Alternative
zu klassischen Nudeln aus Getreide. Diese Zucchinipasta mit
einer wunderbar cremigen Blumenkohlsauce ist ein sehr leichtes
Gericht, zählt aber trotzdem zu meinen liebsten Soulfoud-Rezepten.*

OFENTOMATEN MIT WEISSEN BOHNEN UND GERÖSTETEM BROT

4 PERSONEN | ZEIT: 40 Min.
PRO PORTION: ca. 500 kcal | 15 g E | 17 g F | 70 g KH

*Eingewickelt in eine Decke und eine große Schüssel mit diesen wunderbaren
Ofentomaten vor mir – so habe ich schon einige warme Abende auf unserem
Balkon verbracht. Auch ein schönes Gericht, wenn Freunde zu Gast sind.*

*700 g Kirschtomaten (oder
kleine rote und gelbe)*

6 EL Olivenöl

1,5 EL brauner Zucker

2 Zwiebeln

1 Knoblauchzehe

1 Handvoll Petersilie

*1 Dose geschälte Tomaten
(400 g)*

Salz

Pfeffer

*250 g große weiße Bohnen (ein-
geweicht und vorgekocht
oder aus der Dose)*

ZUM SERVIEREN:
8 Scheiben Weißbrot

Den Backofen auf 180° (Ober-/Unterhitze) vorheizen.

Die Kirschtomaten waschen, auf ein Backblech geben und mit
2 EL Olivenöl beträufeln. Im Ofen (Mitte) ca. 10 Min. rösten,
wenden, mit dem Zucker bestreuen und weitere 10 Min. rösten.

Inzwischen Zwiebeln und Knoblauch schälen und fein hacken. Die
Petersilie waschen, trocken schütteln und die Blätter grob hacken.

In einem großen Topf das übrige Olivenöl (4 EL) erhitzen. Zwiebeln
und Knoblauch darin glasig andünsten. Die Tomaten aus der Dose
dazugießen und mit Salz und Pfeffer abschmecken.

Die Bohnen abgießen, dazugeben und alles bei mittlerer Hitze
ca. 5 Min. köcheln lassen. Die Kirschtomaten vom Blech mitsamt
dem Öl hinzugeben und weitere ca. 5 Min. köcheln lassen.

Kurz vor dem Servieren das Weißbrot im Ofen (Mitte) ca. 5 Min.
rösten. Das Gericht mit der Petersilie garnieren und mit dem gerösteten Weißbrot servieren.

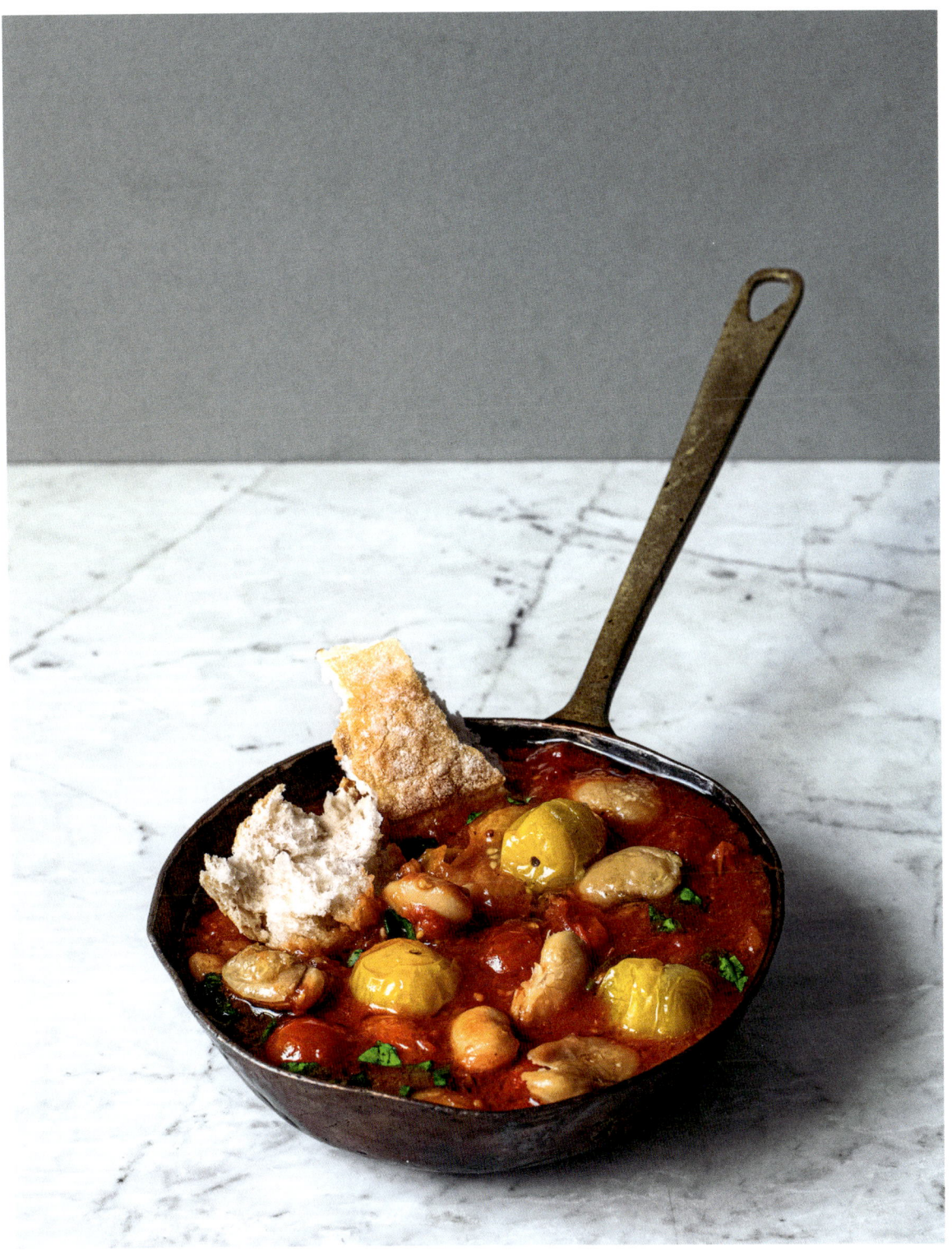

SPINATGNOCCHI MIT ZITRONE

4 PERSONEN | ZEIT: 1 Std.
PRO PORTION: ca. 385 kcal | 12 g E | 6 g F | 69 g KH

800 g mehligkochende Kartoffeln
Salz
150 g Baby-Spinat
ca. 250 g Dinkelmehl (Type 630)
2 Handvoll Basilikum
2 EL Olivenöl
½ Bio-Zitrone
Pfeffer

AUSSERDEM:
Mehl zum Arbeiten

Die Kartoffeln schälen, vierteln und in Salzwasser in ca. 25 Min. weich garen. Wasser abgießen und die heißen Kartoffeln durch eine Kartoffelpresse drücken oder mit einem Kartoffelstampfer stampfen. Den Kartoffelbrei in eine Schüssel geben und auskühlen lassen.

Inzwischen den Baby-Spinat in einem Sieb gründlich waschen. Wasser zum Kochen bringen und über den Spinat gießen, sodass er zusammenfällt. Den Spinat sehr gründlich ausdrücken und mit einem Standmixer oder einem Pürierstab pürieren.

Spinat, 200 g Mehl sowie 1 TL Salz zum Kartoffelbrei geben und alle Zutaten mit einem Kochlöffel zu einem glatten Teig vermengen. Nach und nach das übrige Mehl (50 g) hinzufügen; wenn der Teig kaum noch klebt, ist er ideal. Mit den Händen rasch kneten, damit er nicht zäh wird. Den Teig in vier Portionen teilen und auf einer leicht bemehlten Arbeitsfläche zu langen, ca. 1 cm dicken Rollen ausrollen. Mit einem Buttermesser in Stücke schneiden.

In einem großen Topf Wasser mit reichlich Salz aufkochen und die Gnocchi darin in kleinen Portionen ca. 4 Min. kochen. Sobald die Gnocchi an die Oberfläche steigen, sind sie gar. Mit einer Schaumkelle oder einem kleinen Sieb herausheben und abtropfen lassen.

Das Basilikum waschen und die Blätter hacken. Das Olivenöl in einer Pfanne erhitzen und die Gnocchi darin schwenken. Die Zitronenhälfte heiß waschen, abtrocknen und die Schale abreiben oder in dünnen Zesten abziehen. Zitronenschale und Basilikum zu den Gnocchi geben, mit Salz und Pfeffer abschmecken und servieren.

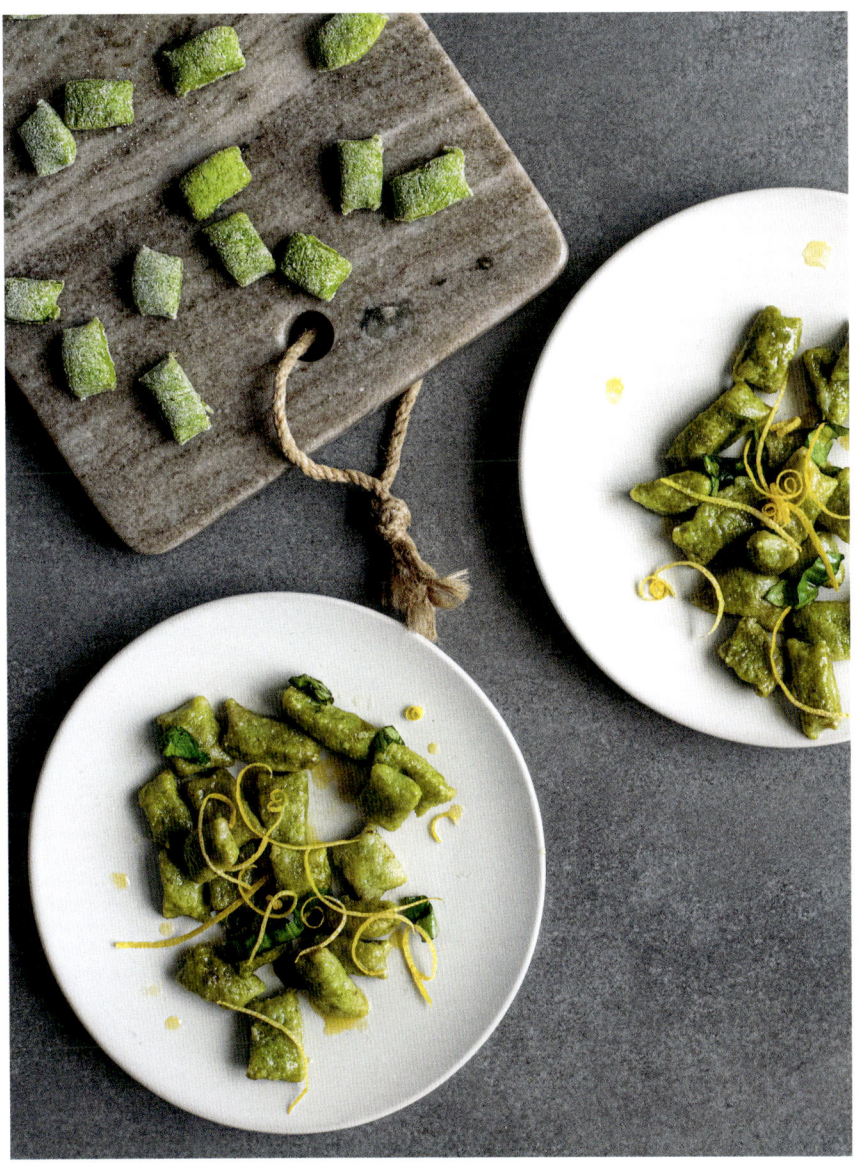

*Diese Gnocchi mit Zitronenaroma schmecken herrlich nach frischem Basilikum,
sehen aufgrund ihrer leuchtend grünen Farbe durchaus aufregend aus
und sind dabei wirklich einfach zuzubereiten. Wenn es mal
schnell gehen muss, auch mit fertigen Gnocchi denkbar.*

LÖWENZAHNSALAT MIT GURKE UND BEERENVINAIGRETTE

4 PERSONEN | ZEIT: 10 Min.
PRO PORTION: ca. 250 kcal | 6 g E | 16 g F | 16 g KH

Diese Brombeervinaigrette ist eines meiner liebsten Vinaigrette-Rezepte. Sie schmeckt herrlich fruchtig und trägt doch auch etwas Säure in sich. Mit leicht bitterem Löwenzahnsalat wunderbar, aber auch mit jedem anderen Salat ein Genuss.

600 g Löwenzahn
100 g rote Weintrauben
150 g Brombeeren
½ Salatgurke
6 EL Olivenöl
4 EL Aceto balsamico
2 EL Honig (siehe Info)
Salz
Pfeffer

Den Löwenzahn putzen und waschen. Die Trauben abzupfen, waschen, halbieren und gegebenenfalls von den Kernen befreien. Die Brombeeren ebenfalls waschen.

Die Gurke waschen, längs halbieren und mit einem Sparschäler in lange dünne Streifen schneiden (alternativ mit einem Messer in dünne Scheiben schneiden).

100 g Brombeeren mit Olivenöl, Essig und Honig in einem Standmixer (oder in einem hohen Gefäß mit einem Pürierstab) zu einer cremigen Mischung pürieren. Sollte die Vinaigrette zu dickflüssig sein, 1 EL Wasser hinzugeben. Mit Salz und Pfeffer abschmecken.

Den Löwenzahn mit den Gurkenstreifen auf Tellern anrichten, mit den Trauben sowie den restlichen Brombeeren (50 g) garnieren und mit der Brombeervinaigrette beträufeln.

NACHHALTIGKEITS-INFO: Honig im Glas von lokalem Imker oder Zuckerrübensirup.

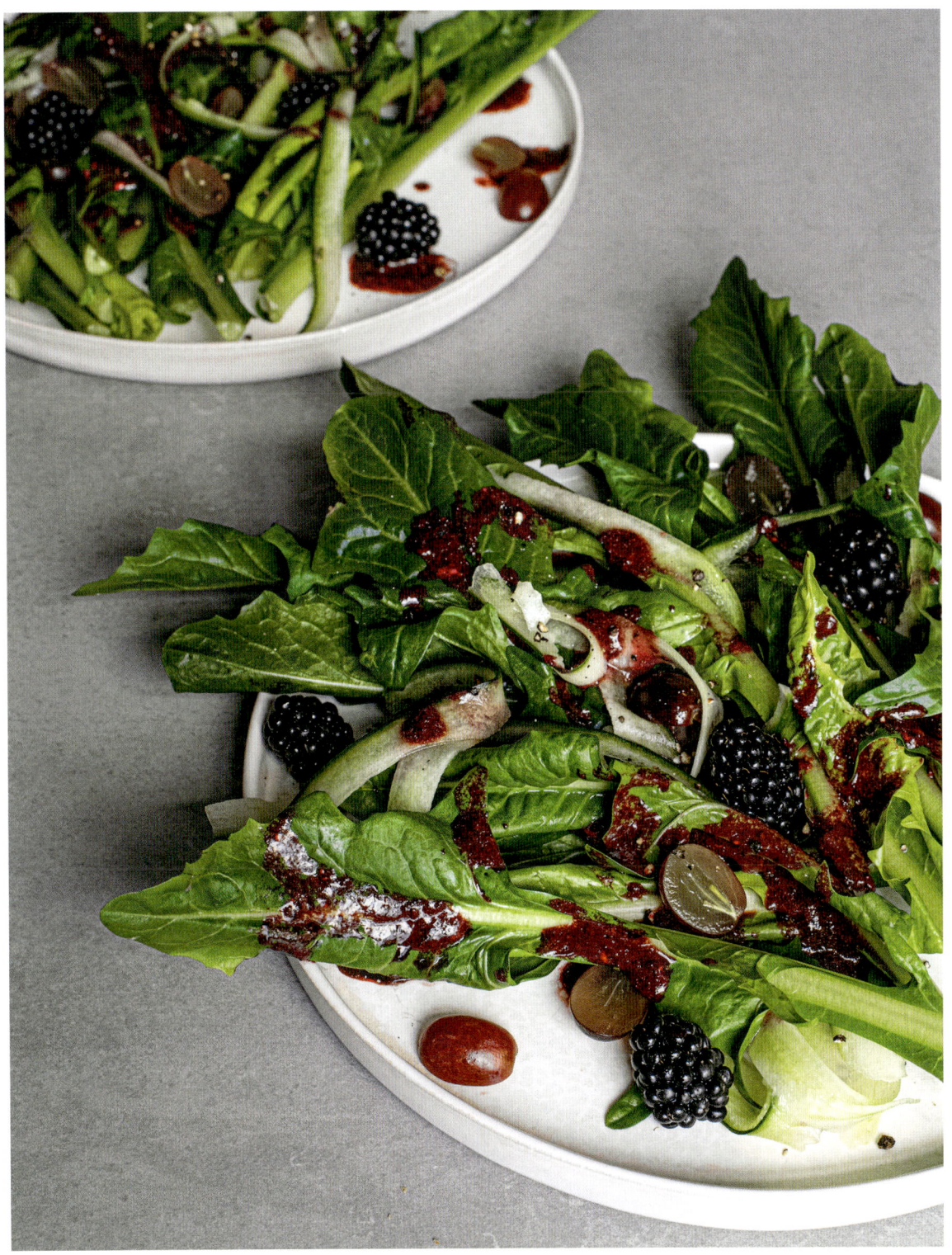

AUBERGINEN MIT HIRSE UND TOMATENSALAT

4 PERSONEN | ZEIT: 40 Min.
PRO PORTION: ca. 575 kcal | 16 g E | 14 g F | 93 g KH

Auberginen zählen zu den vielseitigsten Sommergemüsen: Gebraten, ge-
grillt oder im Ofen gegart – es braucht nicht viel für ein ganz besonderes
Gericht mit Aubergine als Hauptzutat. Besonders gerne mag ich dieses Re-
zept mit fruchtigem Tomatensalat, frischem Zitronenjoghurt und Hirse.

500 g Hirse
1 l Gemüsebrühe
2 Auberginen
4 EL Olivenöl
1 Zwiebel
200 g Kirschtomaten
1 Handvoll Basilikum
½ Zitrone
150 g Joghurt (siehe Info)
Salz
Pfeffer
Paprikapulver

Die Hirse in einem feinen Sieb heiß abbrausen. Mit der Gemüsebrü-he in einen Topf geben und aufkochen. Bei kleiner Hitze ca. 5 Min. kochen, dann den Topf vom Herd nehmen und die Hirse zugedeckt ca. 30 Min. quellen lassen.

Inzwischen die Auberginen putzen, waschen und längs in 5 mm dicke Scheiben schneiden. In einer großen Pfanne 3 EL Olivenöl erhitzen und die Auberginenscheiben darin portionsweise pro Seite in 3–5 Min. weich braten.

Zwiebel schälen, fein hacken und in eine Schüssel geben. Tomaten waschen, würfeln und dazugeben. Basilikum waschen, trocken schütteln und die Blätter abzupfen. Hinzufügen, alles mischen.

Die Zitronenhälfte auspressen und den Saft mit dem Joghurt ver-rühren. Mit Salz und Pfeffer abschmecken und auf Tellern verteilen. Auberginen, Tomatensalat und Hirse darauf anrichten. Mit Papri-kapulver würzen und mit restlichem Olivenöl (1 EL) beträufeln.

NACHHALTIGKEITS-INFO: Joghurt im Glas von regionalem Anbie-ter oder eine Joghurt-Alternative aus Lupinen bzw. Soja.

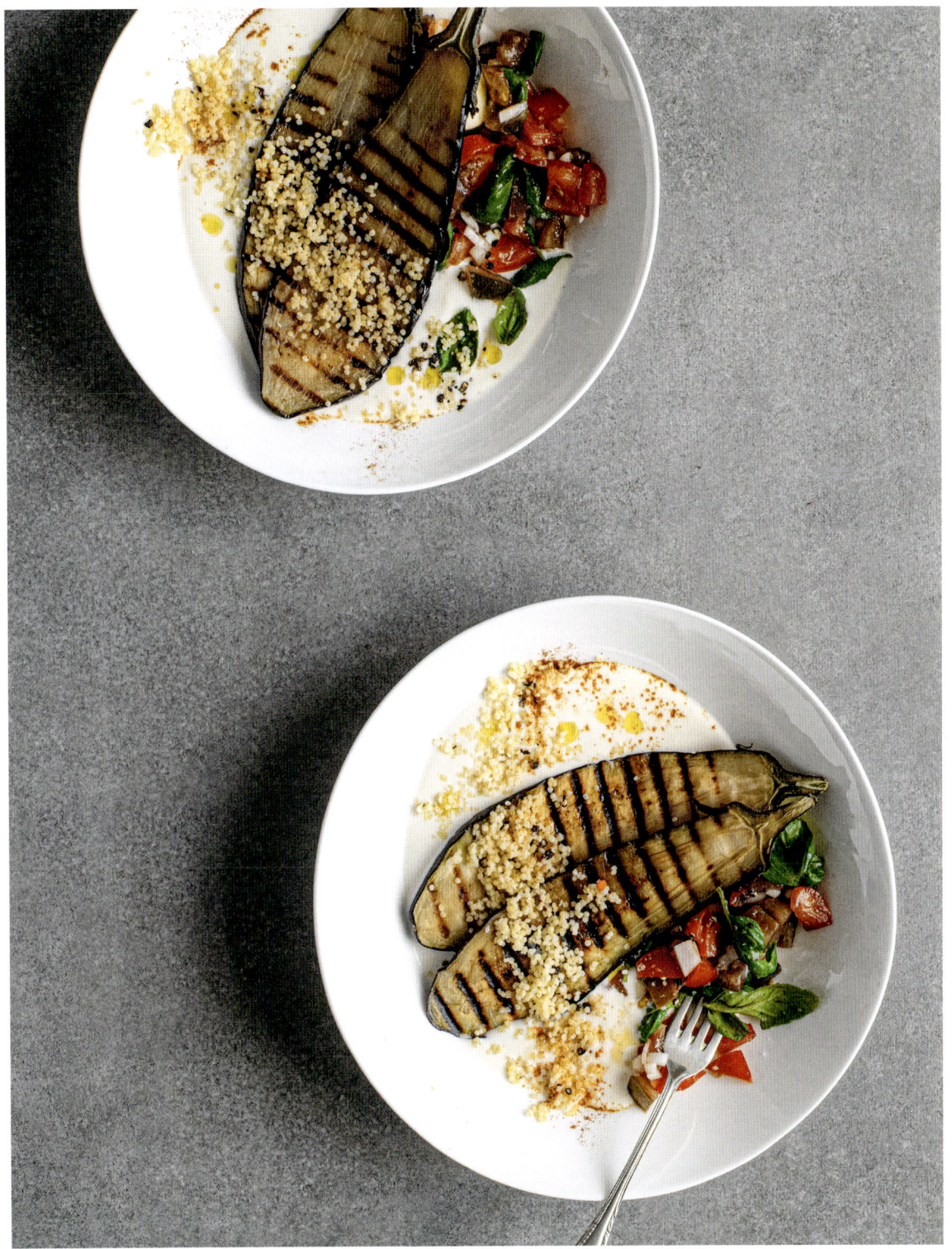

APRIKOSENSORBET MIT KURKUMA

4 PERSONEN | ZEIT: 15 Min. | KÜHLZEIT: 3 Std.
PRO PORTION: ca. 90 kcal | 1 g E | 0 g F | 18 g KH

Jeden Sommer kaufe ich einmal einen großen Korb Aprikosen auf dem Markt.
Den Großteil verarbeite ich zu Marmelade, den Rest zu
Sorbet. Diese Variation mit Kurkuma ist eine meiner liebsten! Je nach
Reifegrad der Aprikosen und der Wahl zwischen Honig und Zucker-
rübensirup wird das Sorbet leuchtend gelb oder dunkelorange.

500 g Aprikosen
½ Zitrone
3 EL Honig (siehe Info)
1 TL gemahlene Kurkuma
1 EL kernige Haferflocken
(nach Belieben)

Die Aprikosen waschen, halbieren und den Kern entfernen. Die Aprikosenhälften in grobe Stücke schneiden und in einen Standmixer (oder ein hohes Gefäß) geben.

Die Zitronenhälfte auspressen und den Saft mit dem Honig und der gemahlenen Kurkuma zu den Aprikosen geben. Alles im Mixer (oder mit einem Pürierstab) zu einer feinen Creme pürieren.

Das Fruchtpüree entweder mindestens 1,5 Std. in eine Eismaschine geben oder in eine flache Tiefkühlform füllen und ca. 3 Std. im Tiefkühlfach gefrieren lassen (dabei das Sorbet alle 30 Min. mit einer Gabel gut durchrühren).

Nach Belieben die Haferflocken in einer Pfanne ohne Öl kurz knusprig rösten (bis sie leicht braun werden und duften). Das Aprikosensorbet mit einem Esslöffel auf Teller verteilen und nach Belieben mit den Haferflocken bestreuen.

NACHHALTIGKEITS-INFO: Honig im Glas von lokalem Imker oder Zuckerrübensirup.

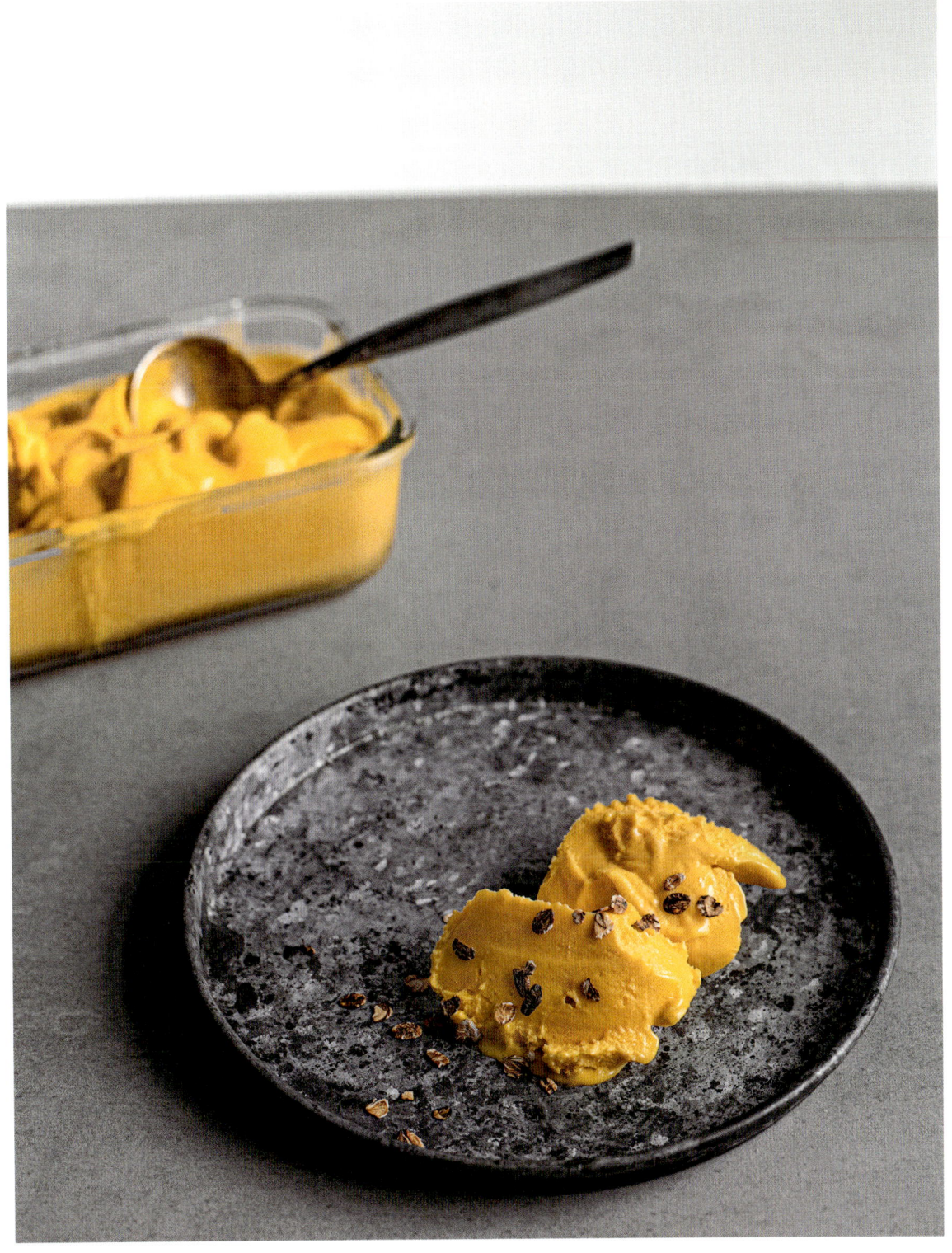

ZITRONENTARTE MIT THYMIAN

1 TARTE (12 STÜCKE) | ZEIT: 45 Min. | BACKZEIT: 20 Min. |
KÜHLZEIT: 2 Std. + 2 Std.
PRO STÜCK: ca. 423 kcal | 3 g E | 27 g F | 42 g KH

375 g hochwertige Margarine
80 g Puderzucker
25 g gemahlene Mandeln
Salz
200 g Dinkelmehl (Type 630)
3 Bio-Zitronen
200 ml Haferdrink (siehe Info)
50 g Speisestärke
185 g Zucker
75 g Quittengelee
4 Zweige Thymian

AUSSERDEM:
Springform (26 cm ⌀)
Fett für die Form
Mehl zum Arbeiten

160 g weiche Margarine und den Puderzucker mit einem Handrühr-gerät schaumig rühren. Die gemahlenen Mandeln und 1 Prise Salz einrieseln lassen. Das Mehl darübersieben und weiterrühren, bis ein fester Teig entsteht. Den Teig zu einer Kugel formen, mit einem Tuch abdecken und ca. 2 Std. im Kühlschrank ruhen lassen.

Den Backofen auf 180° (Ober-/Unterhitze) vorheizen. Eine Spring-form einfetten. Den Teig auf einer bemehlten Arbeitsfläche ca. 2 mm dick ausrollen. Die Springform gleichmäßig damit auslegen und einen Rand formen. Den Teigboden mit einer Gabel mehrmals ein-stechen und im Ofen (Mitte) in 18–20 Min. goldbraun backen.

Inzwischen die Zitronen heiß waschen und abtrocknen, die Schale abreiben und 150 ml Saft auspressen. Haferdrink in eine Schüssel geben und die Stärke darin unter Rühren auflösen. Zitronensaft und -schale, 150 g Zucker und die Stärke in einen Topf geben und unter ständigem Rühren aufkochen, bis die Mischung dickflüssig ist. Zur übrigen Margarine (215 g) geben und gut vermengen.

Den Teig herausholen und die Creme daraufgeben. Die Tarte im Kühlschrank ca. 2 Std. fest werden lassen. Quittengelee und übrigen Zucker (35 g) in einem Topf erhitzen. Sobald der Zucker sich aufge-löst hat und das Gelee flüssig ist, auf die Tarte streichen. Thymian waschen, Blätter abzupfen und die Tarte damit garnieren.

NACHHALTIGKEITS-INFO: selbst gemachter Haferdrink (s. S. 23) oder Haferdrink von regionalem Anbieter.

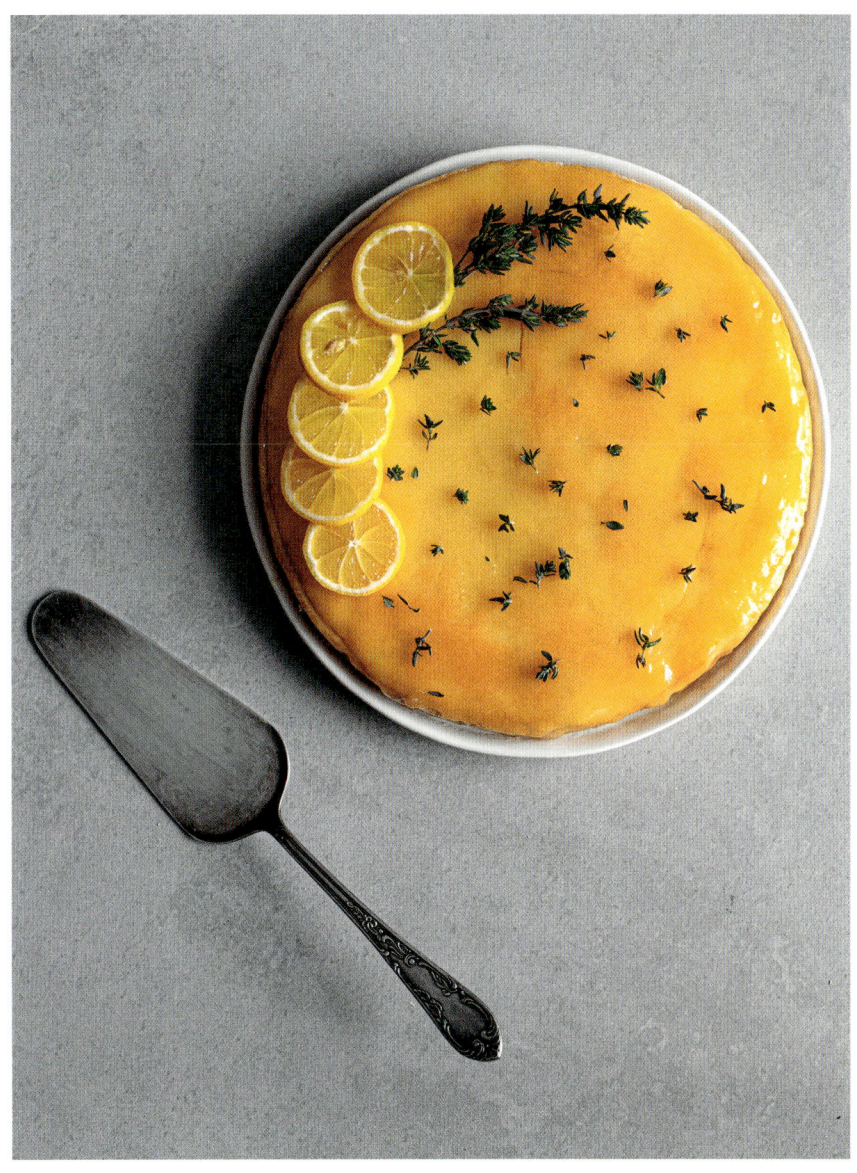

*Auf unserem Balkon steht ein kleiner Zitronenbaum, der jeden
Sommer drei bis vier Zitronen abwirft. Um diese Früchte besonders
wertzuschätzen, habe ich gemeinsam mit einem meiner besten
Freunde dieses Rezept für Zitronentarte mit Thymian entwickelt.*

MAKE-UP-ENTFERNER MIT
MANDELÖL UND ROSENWASSER

100 ml Rosenwasser
50 ml Mandelöl
2 Tropfen ätherisches Öl
(z. B. Rosenöl, Geranienöl)

ZUM BEFÜLLEN:
Glasflasche mit Dispenser
(mind. 150 ml Inhalt)

Das Rosenwasser und das Mandelöl mithilfe eines kleinen Trichters in eine Glasflasche mit Dispenser füllen.

Das ätherische Öl hinzufügen. Hier eignen sich vor allem Blütenöle, wie z. B. Rosenöl, um den Geruch des Rosenwassers noch zu intensivieren.

Die Glasflasche gut verschließen und kräftig schütteln, bis sich die Zutaten verbunden haben. Fest verschlossen und dunkel gelagert hält sich der Make-up-Entferner bis zu 1 Jahr.

Bei besonders trockener Haut um die Augenpartie: Wer um die Augenpartie zu besonders trockener Haut oder kleinen Fältchen neigt, kann das Mandelöl gegen Aprikosenkernöl tauschen. Dieses schützt und pflegt die Augenpartie noch intensiver.

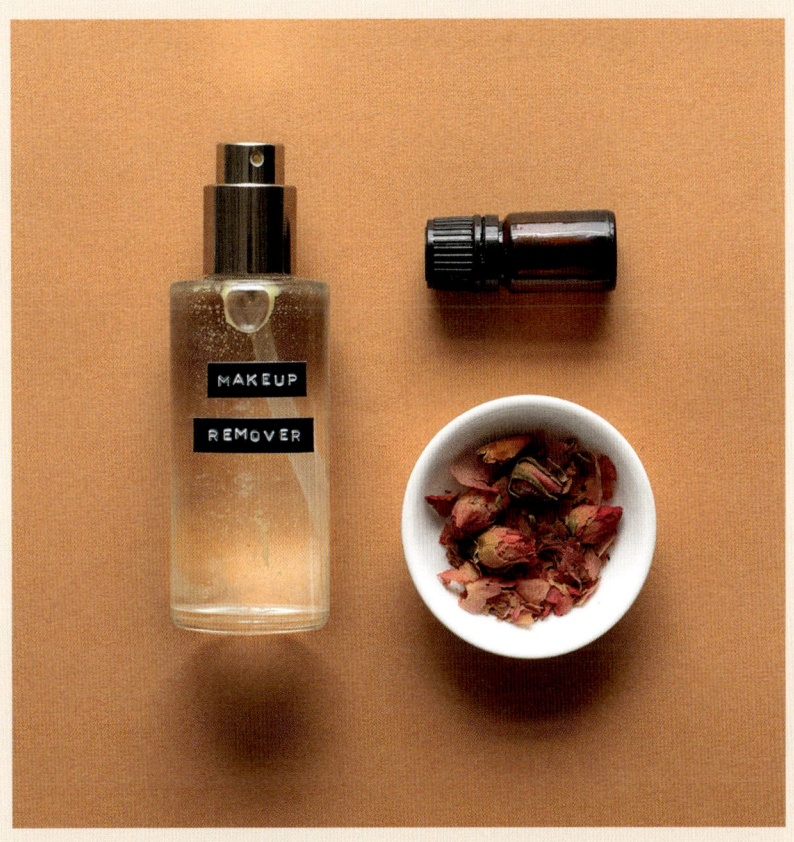

Auch wenn ich kein flüssiges Make-up benutze, benötigt meine Haut abends eine gründliche Reinigung. Und da ich ungern mehrere Produkte für dieselbe Anwendung verwende, wollte ich einen Make-up-Entferner kreieren, der sanft zur Haut ist, aber auch Augen-Make-up effektiv entfernt. Dieses Produkt erfüllt beides und duftet wunderbar nach wilden Rosen.

SELBST GENÄHTE ABSCHMINKPADS

großes Glas oder sehr kleine Schüssel
Stoffreste aus Frottee (oder alte Handtücher)
Stift oder Schneiderkreide
Schere
Stecknadeln
Nadel und Faden (oder Nähmaschine)

Als Schablone eignet sich ein großes Glas oder eine sehr kleine Schüssel. Dabei sollte der Durchmesser ca. 2 cm größer sein, als das Abschminkpad werden soll.

Glas oder Schüssel mit der Öffnung nach unten auf die Seite des Stoffs stellen, die später nach innen zeigen soll, und mit einem Stift oder mit Schneiderkreide den Umriss nachfahren. Den aufgezeichneten Kreis mit einer scharfen Schere ausschneiden.

Jeweils zwei Stoffkreise passgenau so aufeinanderlegen, dass die späteren Innenseiten nach außen zeigen, das heißt, dass die Seite, auf die der Kreis gezeichnet wurde, beim unteren Stoffkreis nach unten zeigt und beim oberen nach oben.

Die beiden Stoffkreise mit einer Stecknadel aneinander befestigen und mit Nadel und Faden (oder der Nähmaschine) am äußeren Rand zusammennähen. Dabei eine Wendeöffnung von ca. 1,5 cm Länge lassen.

Die Pads von innen nach außen umstülpen und durch die Wendeöffnung ziehen. Die Wendeöffnung etwas nach innen schlagen, sodass das Abschminkpad schön rund ist, und mit ein paar Stichen abnähen.

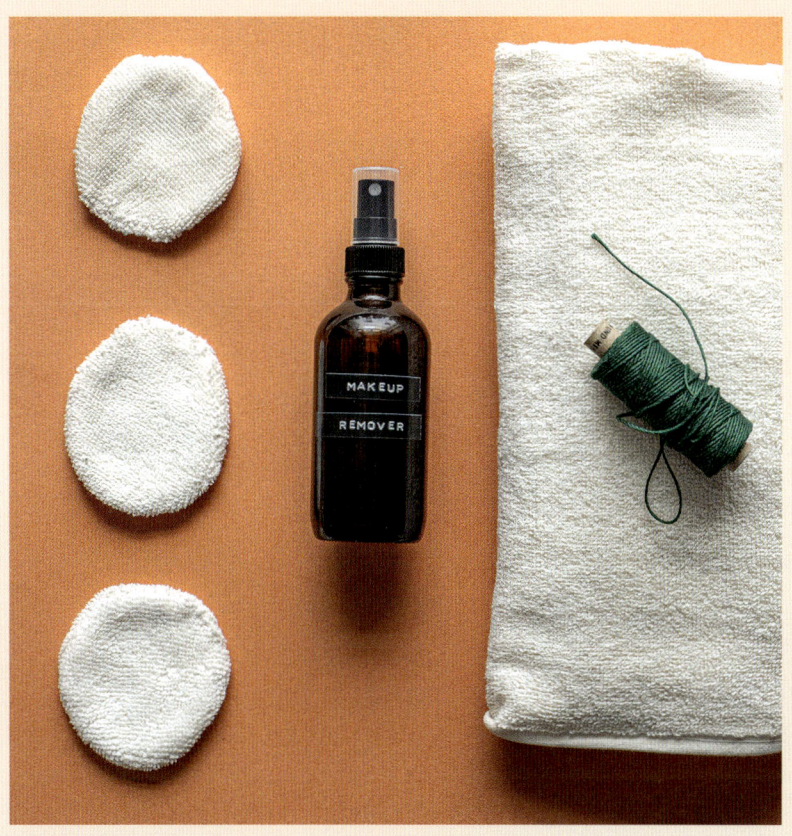

Wenn man ein bisschen kreativ wird, lassen sich Single-Use-Products auch im Rahmen der täglichen Kosmetikroutine weitestgehend vermeiden. Diese wiederverwendbaren, waschbaren Wattepads kann man aus alten Handtüchern selbst nähen. Sie sind nicht nur nachhaltig, sondern auch sanft zur Haut und nehmen ausreichend Reinigungsprodukt auf.

TONER MIT ZITRONE UND KAMILLE

|

1 Zitrone
2 EL Kamillenblüten (ersatzweise Teebeutel)
100 ml destilliertes Wasser

ZUM BEFÜLLEN:
Glasflasche mit Sprühkopf
(mind. 150 ml Inhalt)

Die Zitrone halbieren und auspressen. Den Saft in eine Schüssel geben.

Die Kamillenblüten zum Zitronensaft geben (alternativ die Teebeutel aufschneiden und den Inhalt zum Zitronensaft geben). Beide Zutaten mit einem kleinen Löffel verrühren und die Mischung mindestens 10 Min. ziehen lassen.

Das destillierte Wasser in einen Topf geben und zum Kochen bringen, dann sofort zur Zitronensaft-Blüten-Mischung gießen. Gut umrühren und die Mischung vollständig abkühlen lassen.

Die abgekühlte Mischung durch ein feines Küchensieb gießen, um Teeblätter und ggf. Zitronenrückstände zu entfernen. Den fertigen Toner mithilfe eines Trichters in eine Glasflasche mit Sprühkopf füllen.

Fest verschlossen und dunkel gelagert ist der Toner bis zu 3 Monate haltbar. Für einen zusätzlich kühlenden Effekt den Toner im Kühlschrank aufbewahren.

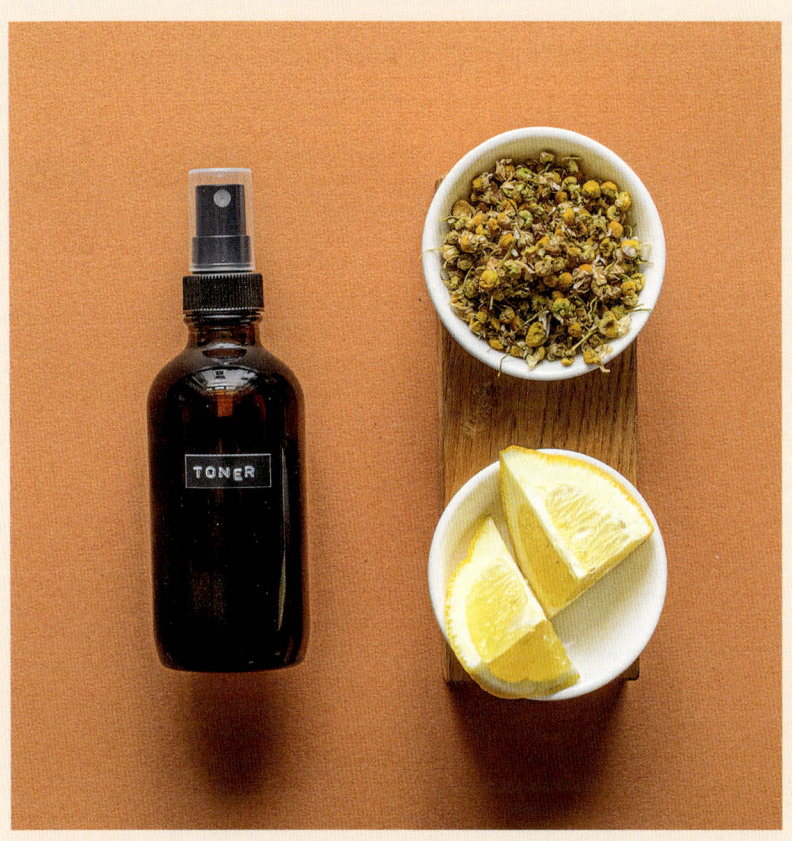

Wie wichtig Toner in der täglichen Kosmetikroutine ist, habe ich erst in den letzten Jahren gelernt. Er bereitet die Haut auf die danach folgenden Produkte vor und sorgt für ein ebenmäßiges Hautbild. Dieses Rezept mit Kamille und Zitrone wirkt gleichzeitig beruhigend und anregend.

NATÜRLICHER
RAUMDUFT

|

15 ml Alkohol (z. B. Bio-Ethanol)
10 g Natron
20 Tropfen ätherisches Öl (z. B. Thymian,
Salbei, Rosmarin)
60 ml gefiltertes Wasser (ersatzweise destil-
liertes)

ZUM BEFÜLLEN:
Glasgefäß mit Sprühkopf
(mind. 100 ml Inhalt)

Den Alkohol mithilfe eines Trichters in das Glasgefäß füllen. Mit einem kleinen Teelöffel vorsichtig das Natron sowie das ätherische Öl hinzugeben.

Das Glasgefäß fest verschließen und gut schütteln, damit die Zutaten sich verbinden.

Das Gefäß mit dem gefiltertem Wasser auffüllen und erneut gut schütteln, bis sich das ätherische Öl gleichmäßig im Wasser verteilt hat.

Fest verschlossen hält sich der Raumduft bis zu 6 Monate. Vor jeder Verwendung erneut schütteln.

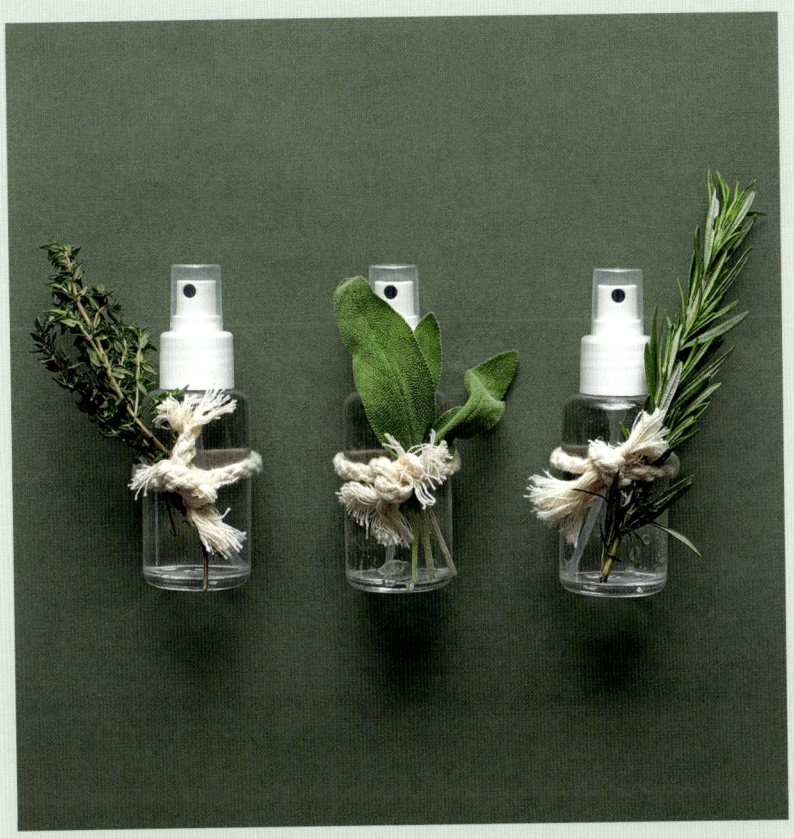

Will man kurzfristig etwas Frische in einen Raum bringen, so sind natürliche Raumsprays eine schöne Alternative zu konventionellen Duftspendern. Ich bevorzuge erdige und beruhigende Kräuternoten wie Thymian, Salbei und Rosmarin. Wer es blumiger mag, nimmt Rose oder Geranie.

NATÜRLICHES
WASCHMITTEL

15 g geriebene Kernseife
2 EL Waschsoda
5 Tropfen ätherisches Öl (z. B. Minze,
Limette oder Zitrone)

ZUM BEFÜLLEN:
2 Flaschen mit Schraub- oder Bügelver-
schluss (je mind. 600 ml Inhalt)

Mithilfe einer Küchenreibe 15 g Kernseife reiben und in einen Topf geben. 1 l Wasser dazugeben und unter Rühren langsam erhitzen, bis sich die Kernseife vollständig aufgelöst hat. Den Topf vom Herd nehmen und die Mischung abkühlen lassen.

Je nach Kernseife kann die Konsistenz variieren. Sollte die Mischung nach dem Abkühlen zu dickflüssig sein, löffelweise Wasser hinzugeben und nochmals erhitzen. Sollte die Mischung zu dünnflüssig sein, etwas geriebene Kernseife hinzugeben und nochmals erhitzen.

Das fertige Waschmittel abkühlen lassen und das Waschsoda sowie das ätherische Öl hinzugeben. Alles noch mal gut verrühren.

Die Mischung mit einem Trichter in die Flaschen füllen. Für eine Wäsche in einer haushaltsüblichen Waschmaschine werden 3–4 EL benötigt. Fest verschlossen ist das Waschmittel bis zu 2 Monate haltbar.

Für weiße und dunkle Wäsche geeignet, da keine Bleichmittel enthalten sind.

Für besonders verschmutzte Wäsche 4–5 EL Waschmittel verwenden.

Für schlecht riechende Wäsche 7–9 Tropfen ätherisches Öl hinzugeben.

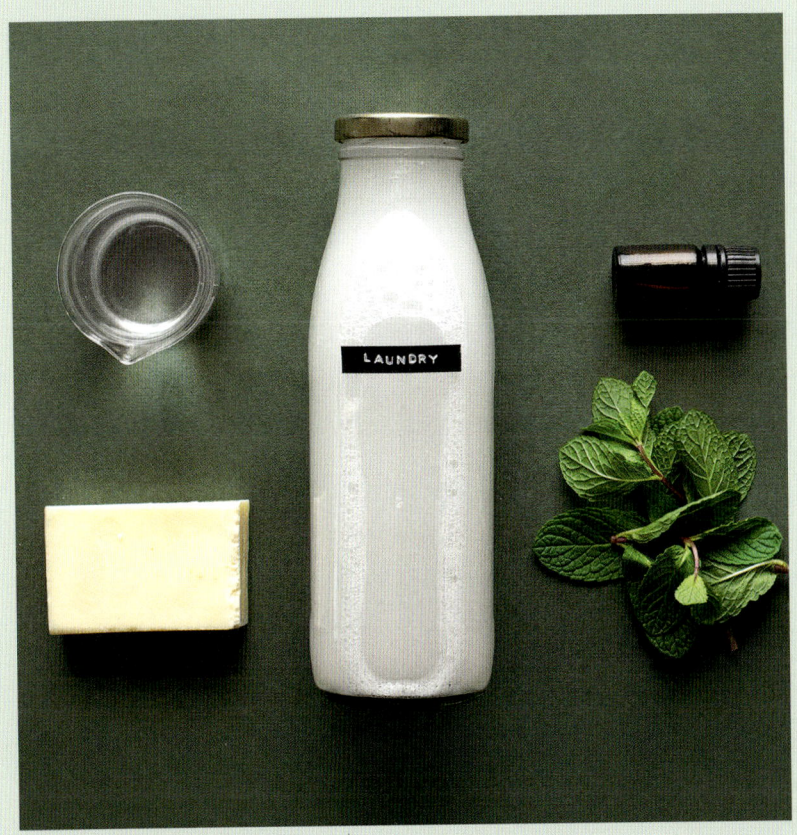

Wer beginnt, sein Waschmittel selbst herzustellen, wird schnell merken, dass es die Vielzahl an Produkten in bunten Plastikverpackungen, die es im Handel gibt, gar nicht braucht. Anstelle eines speziellen Waschmittels für weiße / dunkle / besonders verschmutzte oder schlecht riechende Wäsche benötigst Du lediglich dieses wunderbare Grundrezept und ein paar Minuten Zeit.

NATÜRLICHER
BADREINIGER

|

300 ml Apfelessig (ersatzweise Tafelessig
oder Essigessenz)
5 g Natron

ZUM BEFÜLLEN:
Glasflasche mit Sprühkopf
(mind. 400 ml Inhalt)

Den Essig mithilfe eines Trichters in die Glasflasche füllen. Die Flasche mit
100 ml Wasser auffüllen.

Mit einem kleinen Löffel das Natron zu der Mischung geben, die Flasche verschließen und gut schütteln, bis sich alle Zutaten vermischt haben.

Den Reiniger vor jedem Gebrauch kurz schütteln. Fest verschlossen ist der Badreiniger bis zu 6 Monate haltbar.

Bei besonders stark verkalkten Stellen zunächst etwas Essig unverdünnt auf die Fläche geben und anschließend mit dem Badreiniger wie gewohnt putzen.

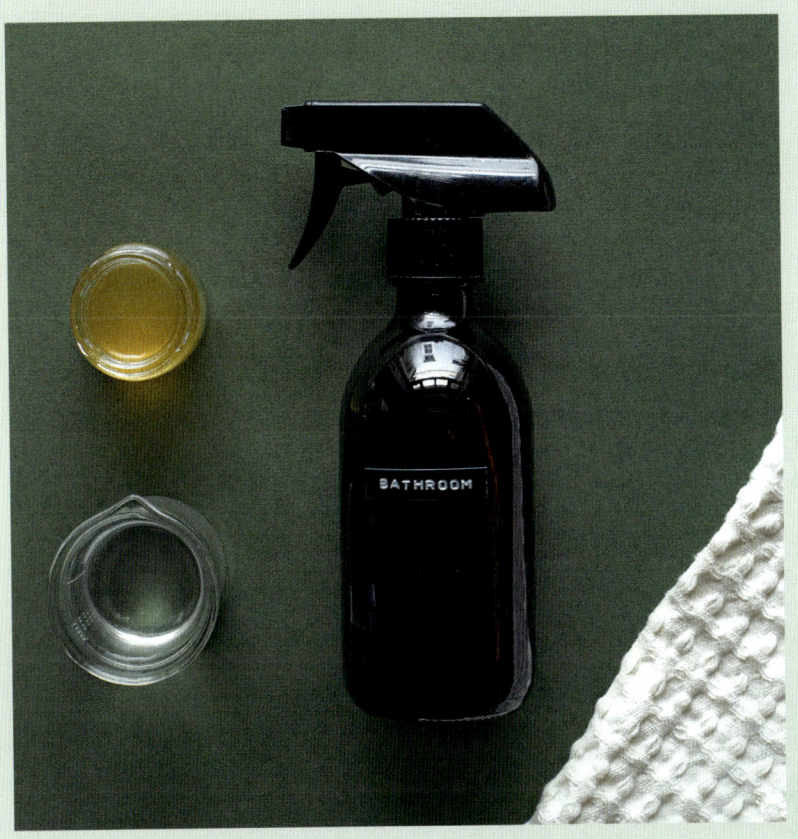

Beim Kauf von Badreinigern fällt auf, dass viele Hersteller mit kraftvoller Wirkung gegen Verkalkungen und Schmutz werben. Diese Wirkung lässt sich jedoch auch ohne chemische Zusatzstoffe und bunte Plastikverpackungen erzielen. Dieses simple Rezept aus nur drei Zutaten ergibt einen ganz natürlichen, gleichzeitig äußerst effektiven Reiniger für das Bad und andere Orte mit starken Verkalkungen.

WACHSTÜCHER

|

Stoffrest (mind. 20 × 20 cm) aus Baumwolle
oder Leinen
Schere
Backpapier
2 EL Bienenwachspastillen (siehe Info)
Bügeleisen

Den Stoff aus Baumwolle oder Leinen mit einer scharfen Schere auf 20 × 20 cm
zurechtschneiden.

Den Stoff auf ein Stück Backpapier legen. Die Bienenwachspastillen gleichmäßig auf
dem Stoff verteilen und ein zweites Stück Backpapier darauflegen.

Mit dem Bügeleisen so lange über das obere Backpapier bügeln, bis das Wachs geschmolzen ist. Zwischendurch das Backpapier immer mal anheben und sicherstellen,
dass der gesamte Stoff mit Bienenwachs beschichtet ist (der Stoff färbt sich dunkler).
Falls auf dem Stoff noch helle Flecken erkennbar sind, diese mit Wachs bedecken
und erneut mit dem Bügeleisen über das Backpapier bügeln. Diesen Schritt so oft
wiederholen, bis der gesamte Stoff mit Bienenwachs beschichtet ist.

Das obere Backpapier abheben und das Wachstuch trocknen lassen. Für ein größeres
Wachstuch mit 40 × 40 cm braucht man 5 EL Bienenwachspastillen.

Nachhaltigkeits-Info: Bienenwachspastillen von lokalem Imker oder Carnaubawachspastillen.

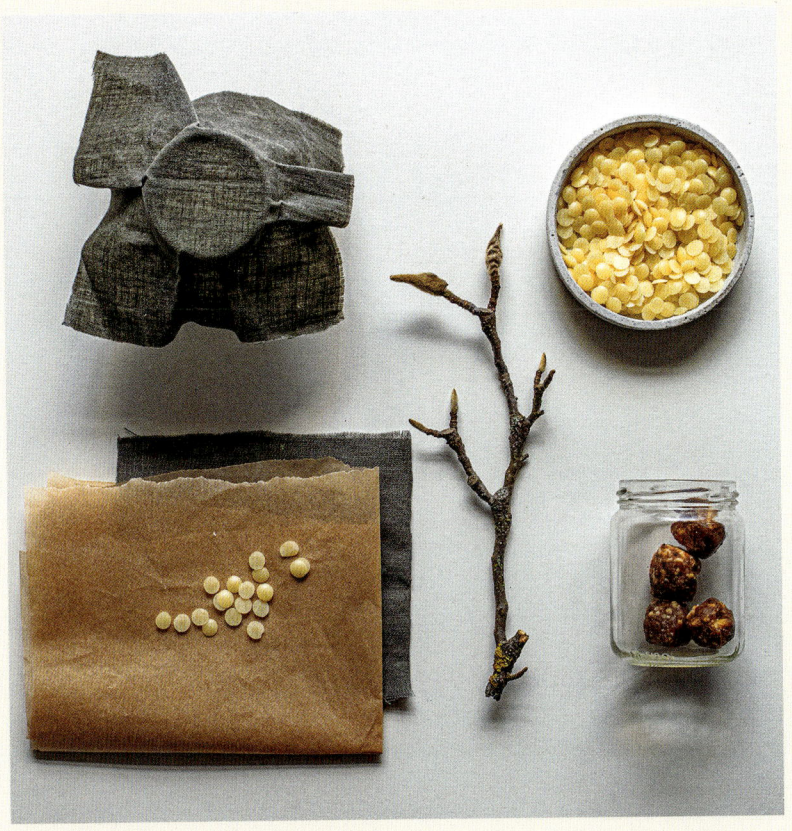

Gerade im Bereich der Lebensmittelaufbewahrung fällt viel Müll an. Mit dieser einfachen Anleitung für Wachstücher lässt sich beinahe vollständig auf Plastiktüten, Frischhalte- und Alufolie verzichten. Die wiederverwendbaren Wachstücher einfach sanft auf ein Gefäß drücken oder Lebensmittel darin einwickeln. Stoffe aus Kunstfaser eignen sich für Bienenwachstücher nicht, da sie das Wachs nicht aufnehmen können.

CAPSULE WARDROBE

Das Kreieren einer Capsule Wardrobe bedeutet so viel wie das Erschaffen eines nachhaltigen Kleiderschranks. Das Prinzip geht auf Susie Faux, eine Boutique-Besitzerin aus London, zurück. Sie hatte bereits in den Siebzigern verstanden, dass es lediglich ein Konzept von wenigen, dafür gut kombinierbaren Teilen braucht, um sich (nachhaltig) zu kleiden.

Lebt man in Breitengraden mit vier verschiedenen Jahreszeiten, ist eine Aufteilung in **zwei Capsule Wardrobes** sinnvoll: eine für Frühling und Sommer mit allen Essentials für warme Temperaturen sowie eine zweite für Herbst und Winter mit allem, was man für die kalte Jahreszeit braucht. Die jeweils nicht benötigte Wardrobe kann zwischenzeitlich weggeräumt werden.

Es gilt zunächst den **Kleiderschrank auszuräumen,** sich alle Teile anzusehen und sich bei jedem zu fragen, ob es Teil der Capsule Wardrobe werden soll. Wichtige Kriterien sind: **Lieblingsstücke, ideale Passform** und **optimale Kombinierbarkeit.** Nur wenn alle drei Kriterien erfüllt sind, zählt das Teil zu den Essentials.

Wer nach diesem Schritt immer noch eine Vielzahl an Kleidungsstücken in seinem Schrank hat, dem empfehle ich, ganz intuitiv **25 verschiedene Tragemöglichkeiten** zusammenzustellen und diese zu fotografieren. All jene Teile, die es nicht in diese Auswahl geschafft haben, dürfen ebenfalls weg und können gespendet werden.

Übrig bleibt eine kleine Auswahl von Essentials, die gut kombinierbar ist. Um Deine **Capsule Wardrobe zu erhalten,** sollte für jedes neue Teil, dass Du auf-nimmst, ein altes Stück gehen.

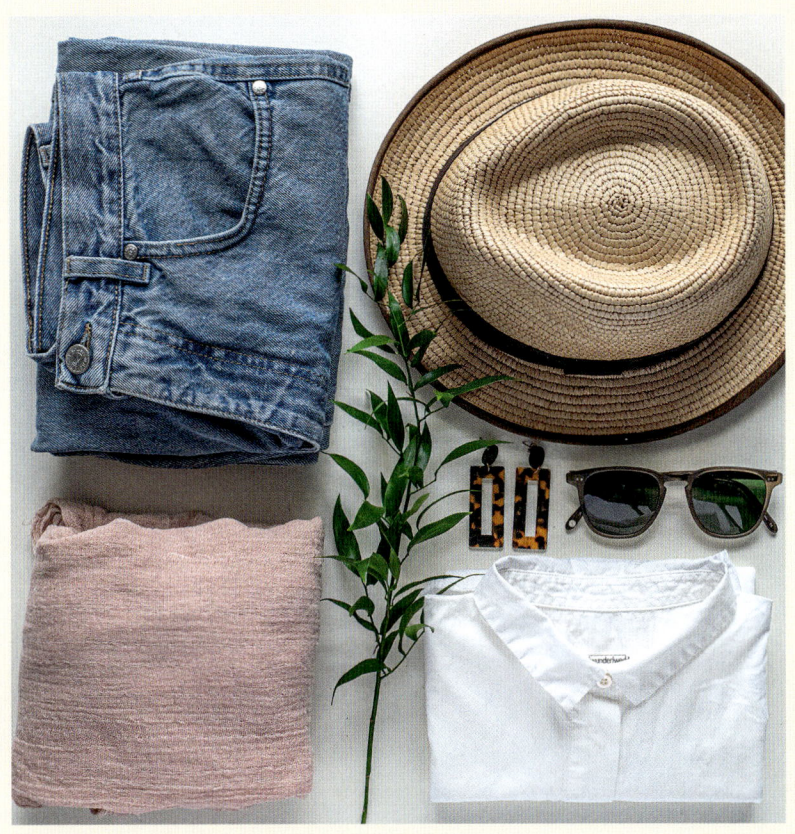

Seit meiner Umstellung auf eine Capsule Wardrobe hat sich die Anzahl meiner Kleidungsstücke um gut zwei Drittel verringert. Dennoch hat sich mein Stil verbessert, da ich nur noch gut sitzende, zu meinem Lebensstil passende Lieblingsteile in meinem Schrank habe.

NACHHALTIG REISEN

Nachhaltiges Reisen beginnt bereits bei **minimalistischem Packen.** Nimm nur all das mit auf Deine Reise, was Du auch wirklich benötigst, und überlege vor der Reise, welche Kleidung Du tragen wirst, welche Bücher Du lesen wirst und was Du wirklich an zusätzlichem Equipment brauchst.

Die Anreise wirkt sich aus CO_2-Hinsicht am stärksten auf Deine Bilanz aus. Ziehe daher **nähere Reiseziele** entlegenen vor, entdecke die Welt **per Zug oder Bus** oder unternimm eine Abenteuerreise mit einem Nachtzug.

Übernachte in einem **Öko-Hotel** oder in einer **Wohnung von Einheimischen,** die zur Übernachtung angeboten wird, während sie selbst verreist sind.

Anstelle eines üblichen Stadtbummels besuche bewusst ein paar **lokale Concept Stores** oder **Designläden.**

Meide typische Touristenattraktionen und unternimm etwas **mit den Einheimischen.** Über verschiedene Onlineseiten lassen sich **lokale Tourguides** oder **Aktivitäten mit Einheimischen** planen. Oftmals gibt es auch schöne Angebote der örtlichen Gemeinschaft, an denen man teilnehmen kann.

Wenn Du unterwegs bist, frage Einheimische, **welches Café oder Restaurant** mit lokalen Speisen sie hier in der Gegend empfehlen würden, und lass Dich von deren Empfehlungen anstelle von Reiseführern für Touristen leiten.

Nimm Dir Zeit, um die **Wochenmärkte** zu besuchen, dort bekommst du ein Gefühl für regionales Essen und die dortige Lebenskultur.

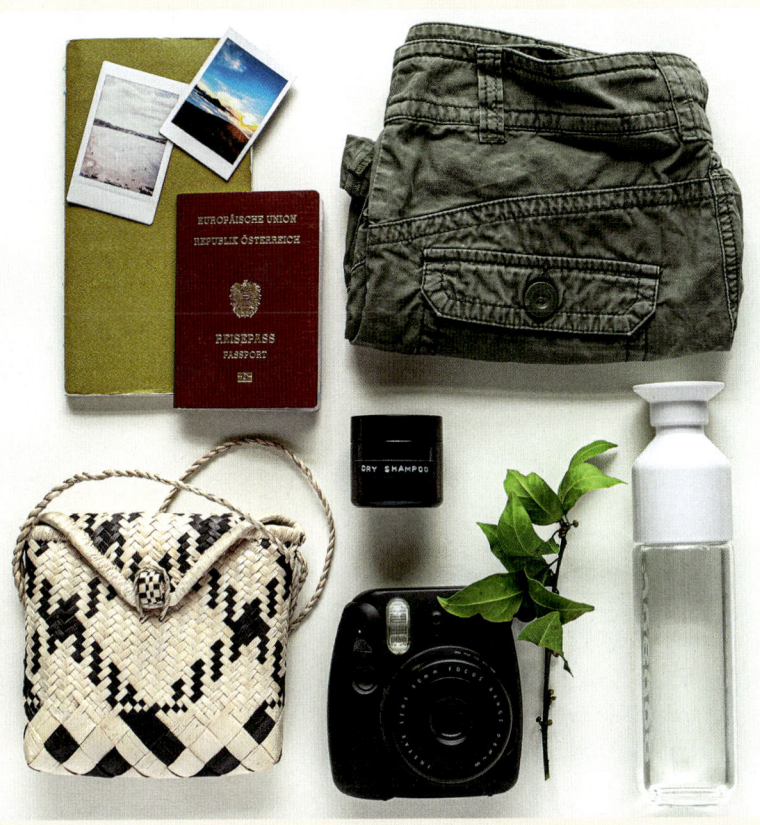

Während in vielen Bereichen Verzicht sehr einfach erscheint, ist er im Bereich Reisen oft etwas schwieriger. Ich persönlich möchte nicht auf das Entdecken der Welt verzichten, wähle dafür aber behutsamer aus, wohin ich reise, wie ich dorthin gelange und was ich vor Ort unternehme.

ZERO WASTE IM BAD

Ersetze Bürsten wie Zahn-, Nagel- und Massagebürsten sowie Wattestäbchen aus Plastik durch langlebige, biologisch abbaubare **Alternativen aus Holz.** Verwende Handtücher aus **Bio-Baumwolle** und trage so dazu bei, dass bei der Wäsche – im Gegensatz zu Handtüchern mit Mikrofaseranteil – kein Mikroplastik ins Grundwasser gerät.

Kaufe Naturkosmetik! Die meisten Hersteller sind sehr umsichtig, was Verpackungen betrifft, und viele von ihnen füllen ihre Kosmetik bereits in innovative Glas-, Karton- oder andere wiederverwertbare Verpackungen. Auf den Clean-Beauty-Seiten findest Du zudem auch Anleitungen zum Anrühren von **Cremes, Masken, Peelings** oder **Toner,** bei denen keinerlei Verpackung anfällt.

Auch bei Duschprodukten und Shampoo lässt sich auf Plastik verzichten. Das Sortiment an **festen Körperseifen** (in Seifensäckchen) und **festen Shampoos** wächst. Zudem lassen sich diese auch einfach selbst herstellen.

Ersetze Deine übliche Tubenzahnpasta durch **Zahnpastatabs.** Diese bekommt man meist in einer Aluminiumdose oder einem Glasgefäß. In Unverpackt-Läden gibt es die Tabs zudem in gewünschter Menge zum Selbst-Abfüllen.

Verzichte auch im Bereich der Badreinigung auf unnötigen Müll: Finde auf den Natural-Cleaning-Seiten Anleitungen für **natürlichen Badreiniger** und **Waschmittel.**

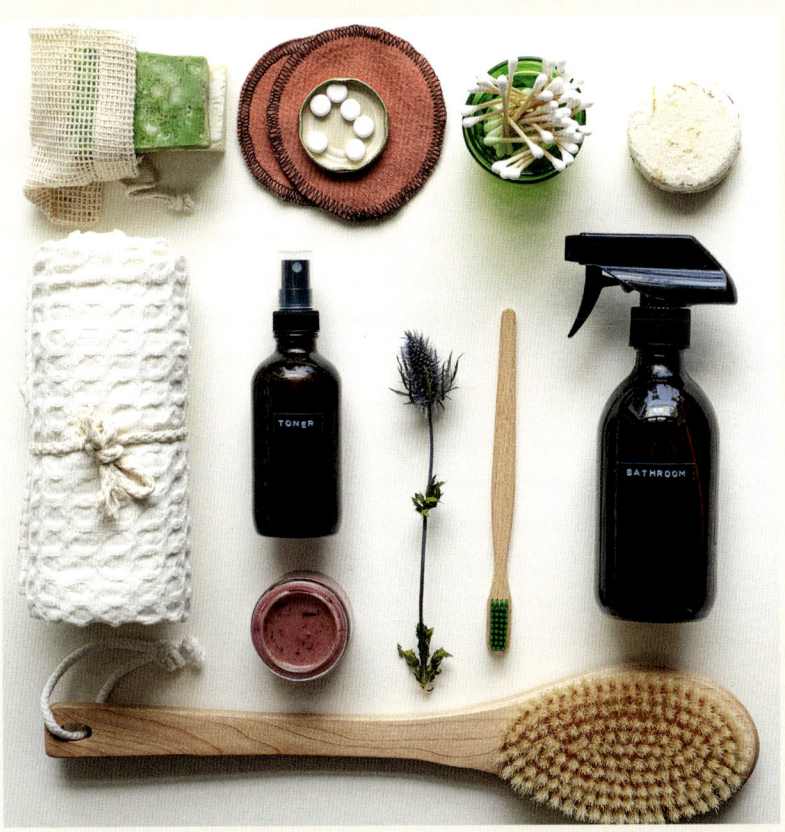

Während noch vor wenigen Jahren viele bunte Plastikverpackungen um meine Aufmerksamkeit im Bad buhlten, findet sich dort heute eine sorgfältige Auswahl von hochwertiger Naturkosmetik, selbst hergestellten Masken und Cremes und Produkten aus Holz. Ein schrittweises Umstellen auf ein müllreduziertes Badezimmer ist nachhaltig und auch aus ästhetischer Sicht ein Gewinn.

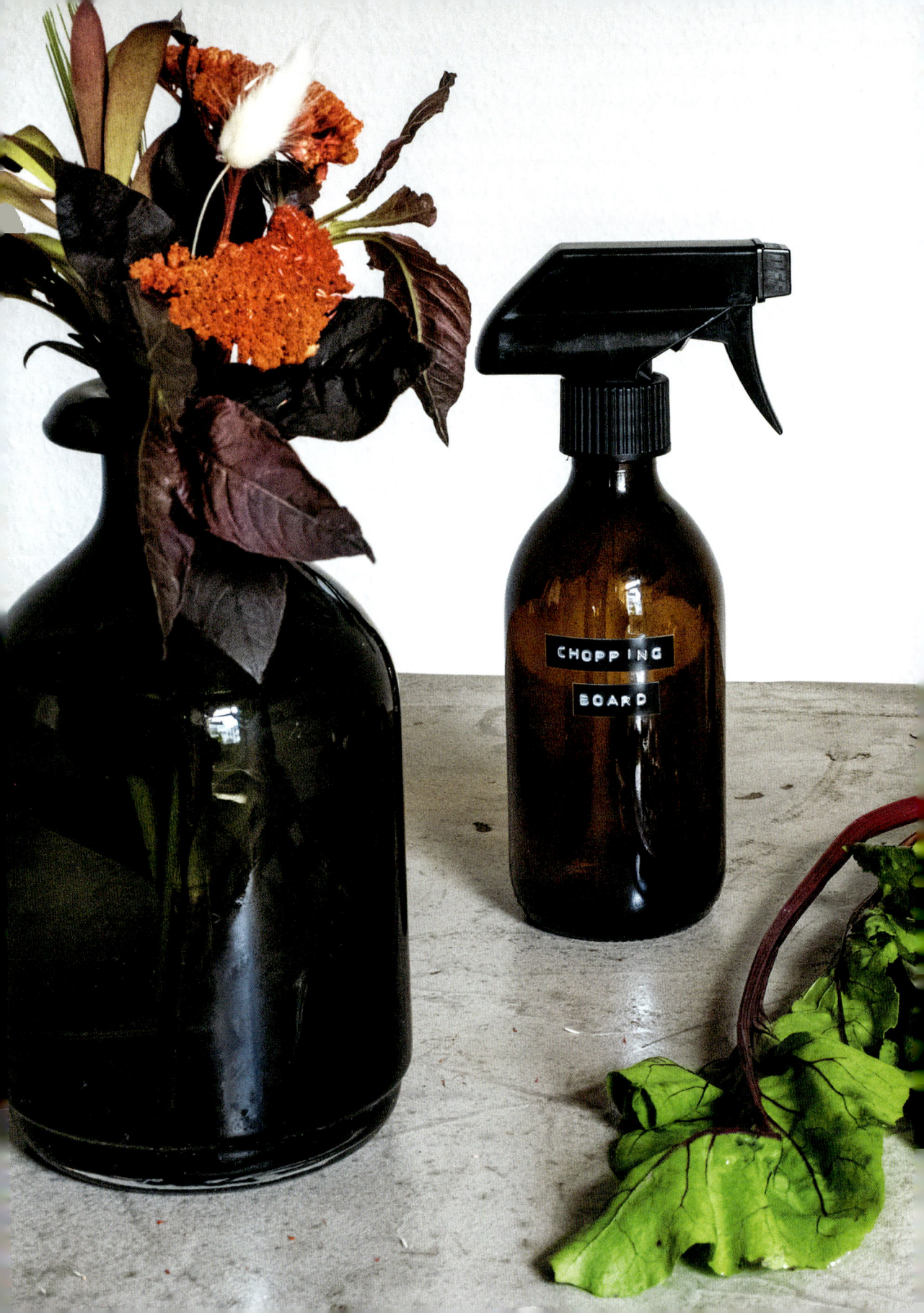

Herbst

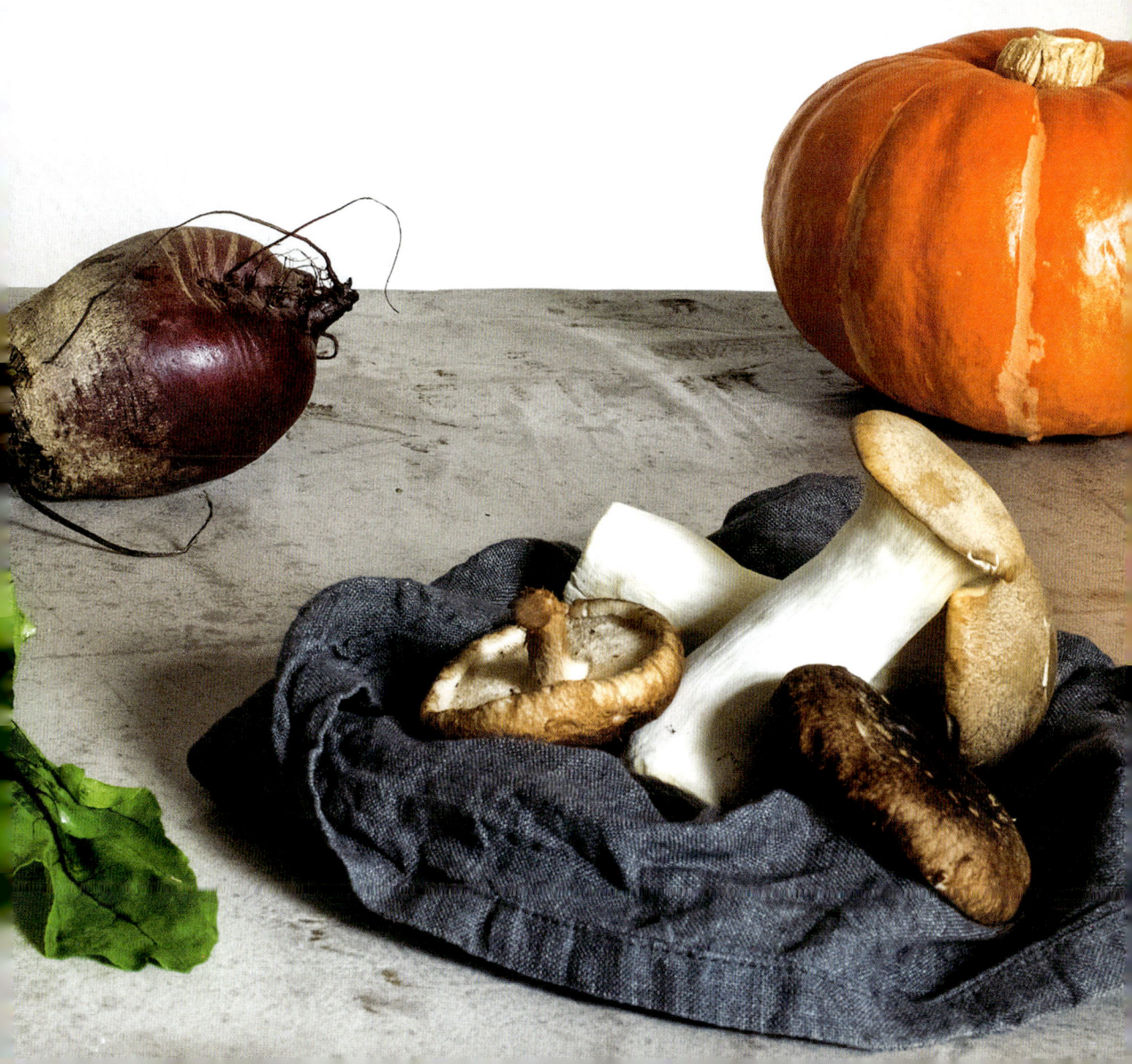

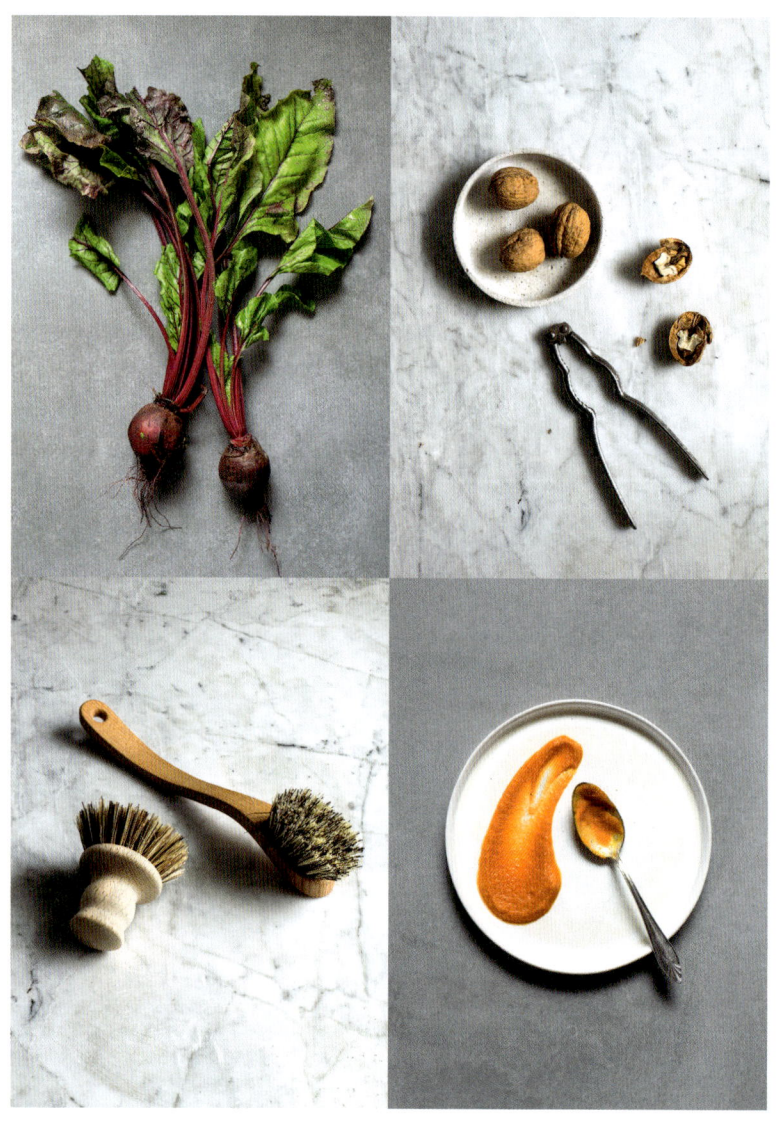

WENN DER HERBST
DIE BÄUME FÄRBT

Wenn ein Baum nach dem anderen sein
Einheitsgrün gegen tiefes Rot oder leuchtendes
Gelb tauscht, beginne ich die Tage gern mit
etwas warmem Porridge mit Kürbis und Zimt.
Auf den Gehwegen rascheln die trockenen
Blätter unter den Schuhen und manchem
Windhauch merkt man den
bevorstehenden Frost schon an.
Freue Dich auf eine cremige Pastinakensuppe,
Pasta, gefüllt mit Kürbispüree,
Polentapizzas mit Pilzen und Schokoladen-
kuchen mit Roter Bete.
Reinige Deine Holzprodukte mit einem
natürlichen Mittel aus Walnussöl und Apfelessig
und pflege Deine Haare mit einem schützenden
Spray aus Mandelöl und Rosenwasser.
Umgib Dich mit Dingen, mit denen Du Dich
wohlfühlst, und konsumiere weniger, aber bewusster.

PORRIDGE MIT KÜRBIS UND APFEL

4 PERSONEN | ZEIT: 1 Std. 15 Min.
PRO PORTION: ca. 450 kcal | 13 g E | 15 g F | 63 g KH

Mit diesem Porridge-Rezept beginnt für mich offiziell der Herbst. Sein Kurkuma- und Zimtaroma erfüllt morgens bereits die gesamte Küche. Das Kürbispüree kann auch auf Vorrat vorbereitet und in einem ausgekochten Glas verschlossen bis zu 4 Wochen im Kühlschrank aufbewahrt werden.

½ Hokkaido-Kürbis
4 EL Mandeln
400 ml Haferdrink (siehe Info)
200 g Haferflocken
1 TL Zimtpulver
1 TL gemahlene Kurkuma
3 Äpfel
2 EL Honig (siehe Info)
4 EL Kürbiskerne

Den Backofen auf 175° (Umluft) vorheizen. Kürbis putzen und waschen, das faserige Innere mit den Kernen entfernen. Etwas Wasser in eine ofenfeste Form geben, den Kürbis mit der Innenseite nach unten hineinlegen und im Ofen (Mitte) in ca. 1 Std. garen.

Inzwischen die Mandeln in grobe Stifte schneiden. Den Haferdrink mit Haferflocken, Zimt und Kurkuma in einem Topf bei mittlerer Hitze unter Rühren aufkochen, dann vom Herd nehmen.

Den Kürbis aus dem Ofen nehmen und abkühlen lassen. Grob würfeln und mit 2 EL Wasser in einem Standmixer (oder in einem hohen Gefäß mit einem Pürierstab) cremig pürieren.

Äpfel waschen, halbieren, Kerngehäuse entfernen und die Hälften fein reiben. Mit dem Kürbispüree unter den Porridge heben. Etwa 5 Min. quellen lassen, auf Schüsseln verteilen, mit Honig süßen und mit Mandelstiften sowie Kürbiskernen garnieren.

NACHHALTIGKEITS-INFO: selbst gemachter Haferdrink (s. S. 23) oder Haferdrink von regionalem Anbieter; Honig im Glas von lokalem Imker oder Zuckerrübensirup.

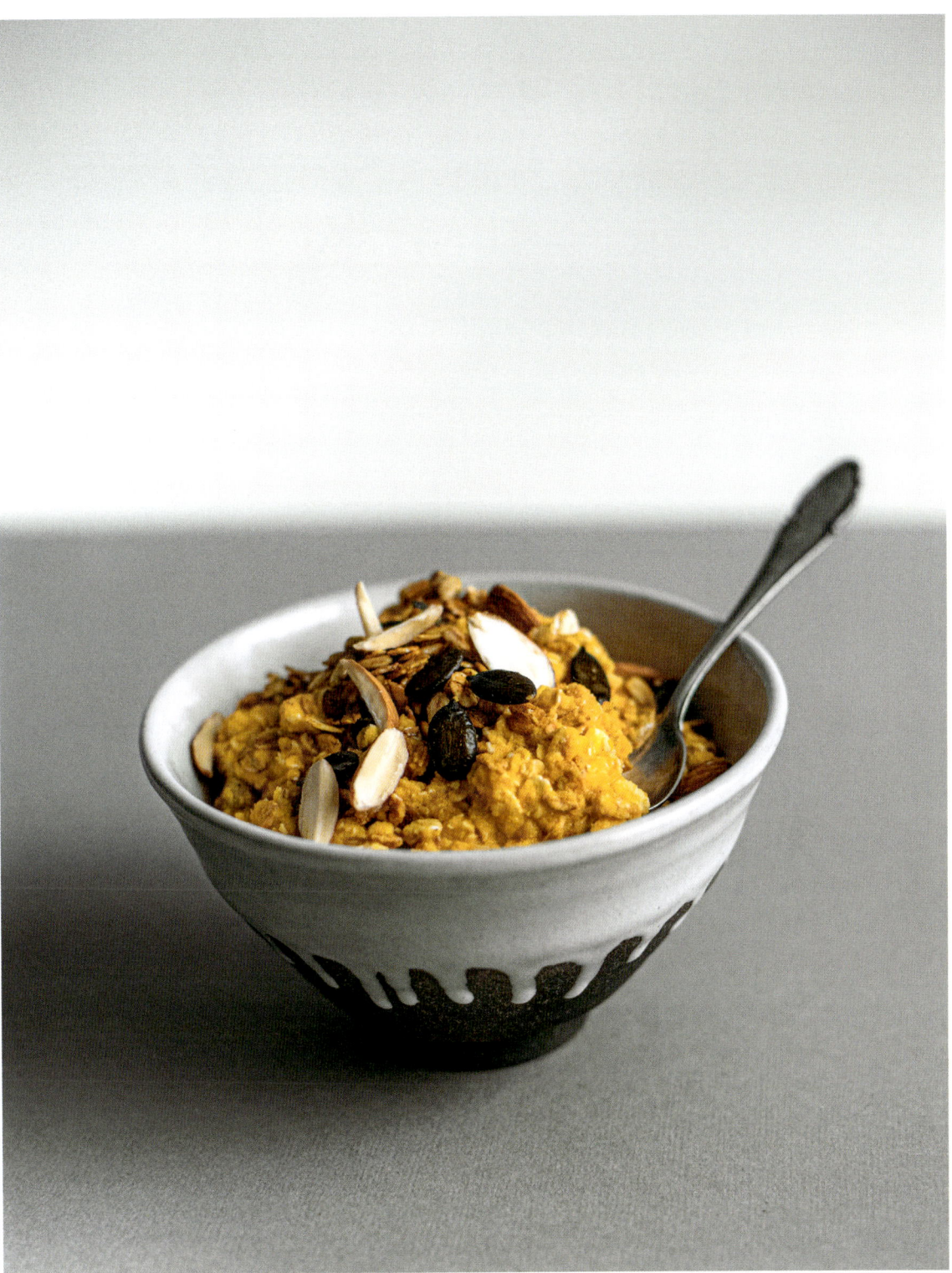

HAFERSMOOTHIE MIT ZIMT UND KARDAMOM

4 PERSONEN | ZEIT: 10 Min.
PRO PORTION: ca. 430 kcal | 12 g E | 9 g F | 69 g KH

Ich wollte einen cremigen Smoothie ohne Banane oder Avocado kreieren und kehrte auf der Suche nach cremigen Alternativen schließlich zu einer der einfachsten Zutaten in meiner Küche zurück: Haferflocken (in der Schmelzflocken-Variante). Der Smoothie ist auch als Frühstück für unterwegs geeignet.

800 ml Haferdrink (siehe Info)
3 TL Honig (siehe Info)
½ TL Zimtpulver
½ TL gemahlener Kardamom
320 g zarte Hafer-Schmelz-
flocken
1 EL Leinsamen

Den Haferdrink mit dem Honig, dem Zimt und dem Kardamom in einen Topf geben und bei mittlerer Hitze langsam zum Kochen bringen. Sobald die Flüssigkeit zu köcheln beginnt, die Haferflocken dazugeben und unter ständigem Rühren mit einem Schneebesen kochen, bis die Mischung eine cremige Konsistenz hat.

Den Smoothie entweder warm genießen oder abkühlen lassen. Auf Gläser verteilen und mit den Leinsamen garnieren. Wer möchte, streut noch essbare Blüten darauf.

Wer den Smoothie gerne als Bowl isst, verteilt ihn auf Schüsseln und serviert etwas Apfelmus dazu.

NACHHALTIGKEITS-INFO: selbst gemachter Haferdrink (s. S. 23) oder Haferdrink von regionalem Anbieter; Honig im Glas von lokalem Imker oder Zuckerrübensirup.

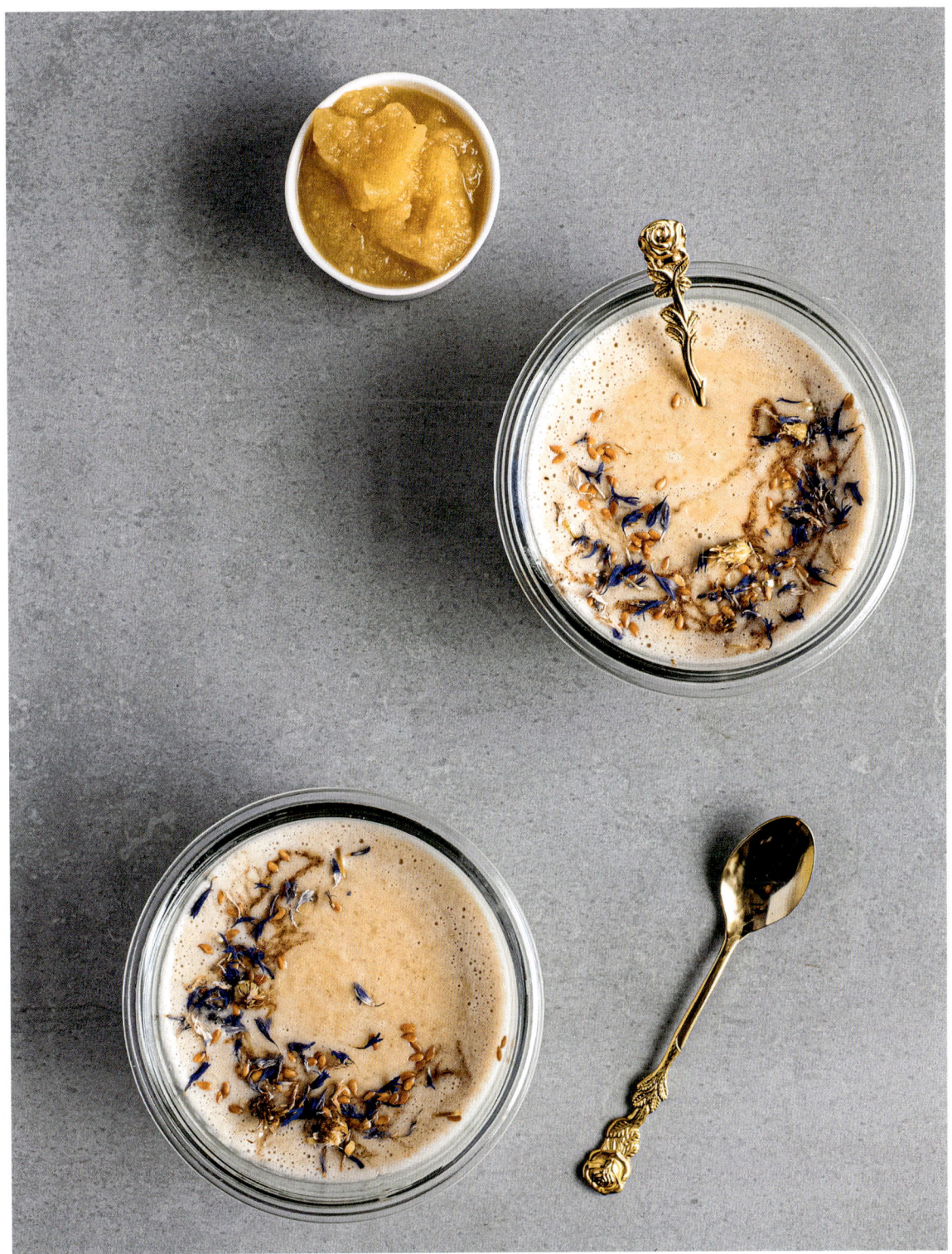

KERNIGES ROGGENMISCHBROT

1 BROT (CA. 20 SCHEIBEN) | ZEIT: 15 Min. | BACKZEIT: 1 Std.
PRO SCHEIBE: ca. 100 kcal | 3 g E | 2 g F | 17 g KH

*Während ich mir am Sonntagabend immer etwas mehr Zeit nehme und ein Brot für
die Woche backe, so ist dieses Roggenmischbrot mit allerlei Kernen – oder mit
Nüssen (je nachdem, was ich zur Hand habe) – auch
unter der Woche schnell gemacht. Die Zubereitung dauert nur
15 Minuten und der Teig muss nicht einmal gehen.*

200 g Roggenmehl (Type 1150)
200 g Weizenmehl (Type 550)
1 Pck. Trockenhefe
1 TL Salz
1 EL Zucker
50 g Kerne (Kürbiskerne,
*   Sonnenblumenkerne)*
25 g Leinsamen
50 g kernige Haferflocken

AUSSERDEM:
Kastenform (25 cm lang)
Öl für die Form

Beide Mehle, Trockenhefe, Salz und Zucker in einer Schüssel
mischen. Die Kerne (bis auf 1 Handvoll), die Leinsamen und die
Haferflocken dazugeben. 350 ml lauwarmes Wasser dazugießen und
alles 5–7 Min. gut verkneten. Wer nicht von Hand kneten will, kann
die Zutaten auch 3 Min. mit den Knethaken eines Handrührgeräts
auf höchster Stufe zu einem Teig verarbeiten.

Eine Kastenform mit etwas Öl ausstreichen und den Teig hineingeben. Mit den beiseitegelegten Kernen bestreuen. Das Brot mit einem
scharfen Messer in der Mitte der Länge nach ca. 1 cm tief einschneiden und in den kalten Backofen (Mitte) stellen.

Den Backofen auf 190° (Ober-/Unterhitze) einstellen und das Brot
ca. 1 Std. backen. Herausnehmen und in der Form abkühlen lassen.
Das Brot hält, in ein Leinentuch gewickelt, bis zu 5 Tage.

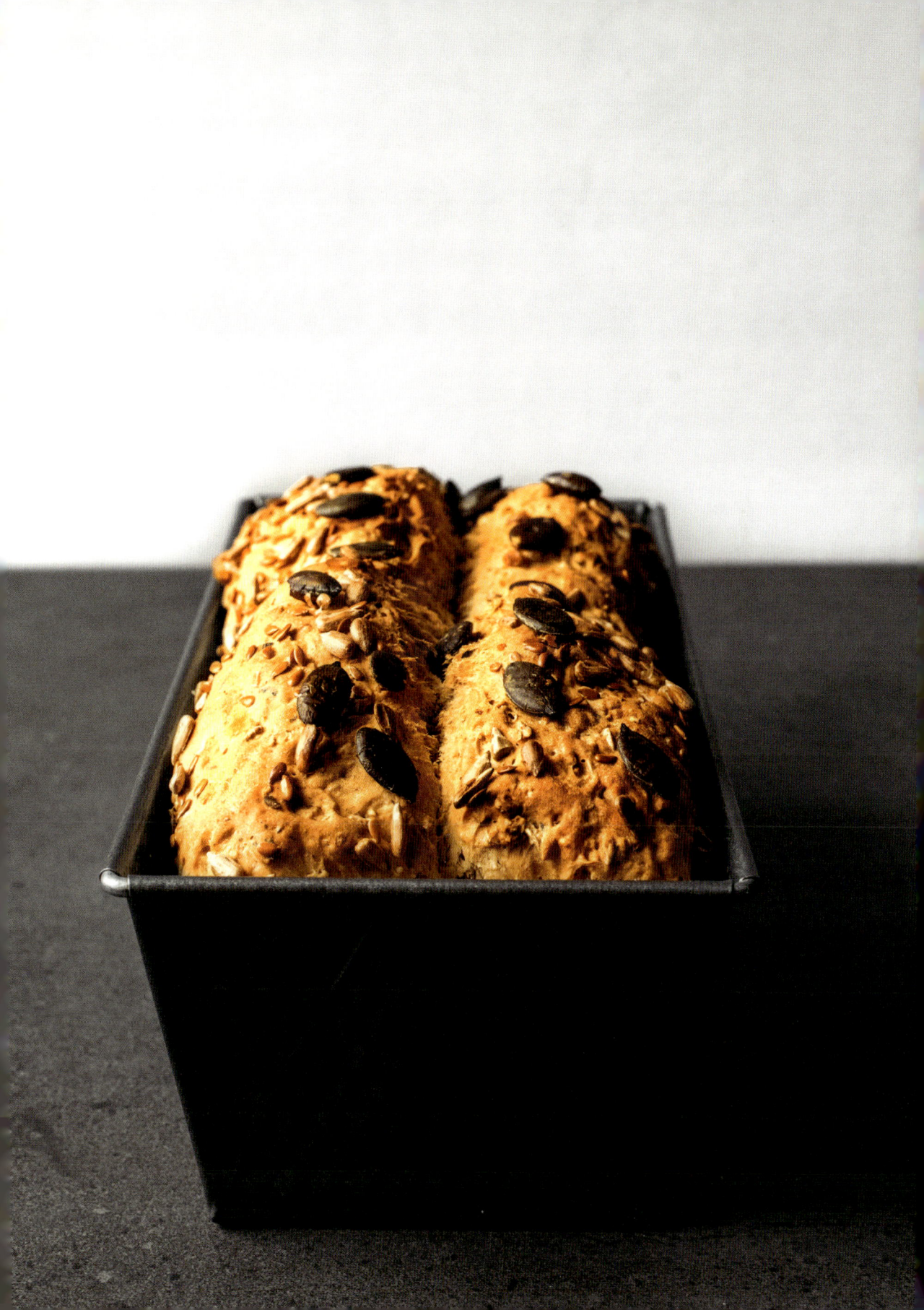

MARMELADEN MIT BESONDEREN NOTEN

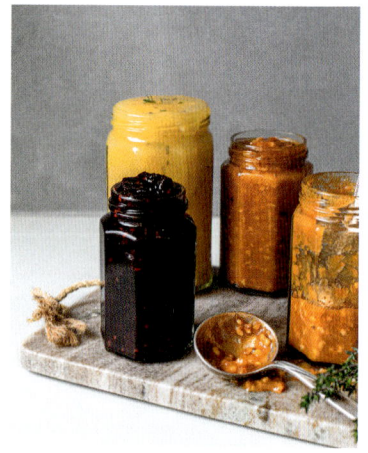

Birnenmarmelade mit Thymian

600 g Birnen
200 g Gelierzucker (3:1)
6 Zweige Thymian
ZUTATEN FÜR 4 GLÄSER
(à 200 ml) | ZEIT: 15 Min.

Die Birnen schälen, von den Kerngehäusen befreien und in grobe Stücke schneiden. Mit dem Gelierzucker in einen großen Topf geben und aufkochen lassen. Die Hitze reduzieren und die Mischung ca. 5 Min. köcheln lassen.

Den Thymian waschen, trocken schütteln und die Blätter abzupfen. Die Marmelade direkt im Topf mit einem Pürierstab fein pürieren. Die Thymianblätter dazugeben und gut unterrühren. Die Marmelade in vier ausgekochte Marmeladengläser füllen und die Deckel fest verschließen. Die Gläser auf den Kopf stellen und die Marmelade abkühlen lassen, dann die Gläser wieder umdrehen.

Aprikosenmarmelade mit Haselnüssen

———

600 g Aprikosen
200 g Gelierzucker (3:1)
1 EL Zitronensaft
80 g Haselnusskerne
ZUTATEN FÜR 4 GLÄSER
(à 200 ml) | ZEIT: 20 Min.

Die Aprikosen waschen, halbieren, entsteinen und in grobe Würfel schneiden. Mit dem Gelierzucker und dem Zitronensaft in einen großen Topf geben. Die Mischung aufkochen lassen, die Hitze reduzieren und alles ca. 5 Min. köcheln lassen. Die Marmelade direkt im Topf mit einem Pürierstab fein pürieren.

Die Haselnusskerne in einer beschichteten Pfanne ohne Öl kurz anrösten, klein hacken und unterrühren. Die Marmelade in vier ausgekochte Marmeladengläser füllen und die Deckel fest verschließen. Die Gläser auf den Kopf stellen und die Marmelade abkühlen lassen, dann die Gläser wieder umdrehen.

Brombeermarmelade

———

750 g Brombeeren
125 ml trockener Rotwein
250 g Gelierzucker (3:1)
1 EL Zitronensaft
ZUTATEN FÜR 4 GLÄSER
(à 200 ml) | ZEIT: 20 Min.

Die Brombeeren waschen und mit dem Rotwein und dem Gelierzucker in einen Topf geben. Den Zitronensaft hinzufügen. Die Mischung zum Kochen bringen, dann die Hitze reduzieren und alles ca. 5 Min. köcheln lassen. Die Marmelade direkt im Topf mit einem Pürierstab fein pürieren.

Die Marmelade in vier ausgekochte Marmeladengläser füllen und den Deckel fest verschließen. Die Gläser auf den Kopf stellen und die Marmelade abkühlen lassen, dann die Gläser wieder umdrehen.

GEMÜSE EINLEGEN UND FERMENTIEREN

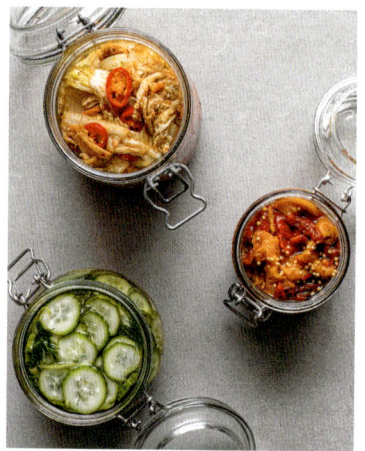

Eingelegte Paprika

---

2 rote Paprika
2 gelbe Paprika
2 grüne Paprika
Öl für das Backblech
1 Knoblauchzehe
1 TL gelbe Senfkörner
100 ml Branntweinessig
160 g Zucker
ZUTATEN FÜR 2 KLEINE GLÄSER
(à 300 ml INHALT) | ZEIT: 45 Min.

Den Backofen auf 250° (Ober-/Unterhitze) vorheizen. Paprika waschen, halbieren, Trennwände und Kerne entfernen und die Hälften mit der Schnittfläche nach unten auf ein geöltes Backblech legen. Die Paprika im Ofen (oben) 20–25 Min. rösten, bis die Haut schwarz ist. Herausnehmen, etwas abkühlen lassen, häuten und längs in Streifen schneiden. Den Knoblauch schälen.

Die Einmachgläser in kochendem Wasser auskochen. Paprikastreifen, Knoblauch und Senfkörner auf die heißen Gläser verteilen. Essig, Zucker und 300 ml Wasser in einem Topf kurz aufkochen. Die Paprika mit der Lake bedecken, die Gläser verschließen und die Paprika mindestens 1 Woche ziehen lassen. Inhalt von geöffneten Gläsern innerhalb von 1 Woche verbrauchen.

Eingelegte Gurke

———

1 Salatgurke
2 TL Salz
4 EL Zucker
2 EL Branntweinessig
1 TL gelbe Senfkörner
2 EL gehackter Dill
ZUTATEN FÜR 2 KLEINE GLÄSER
(à 300 ml INHALT) | ZEIT: 45 Min.

Die Gurke putzen, waschen und auf einem Gemüsehobel (oder mit einem Messer) in feine Scheiben schneiden. In eine große Schüssel geben, mit dem Salz bestreuen und mit einem kleinen Teller beschweren. 30 Min. ziehen lassen. Anschließend die ausgetretene Flüssigkeit abgießen.

In einer kleinen Schüssel 200 ml Wasser mit Zucker und Essig verrühren. Senfkörner und Dill dazugeben. Die Einmachgläser in kochendem Wasser auskochen, die Gurkenscheiben hineingeben und mit der Lake bedecken. Die Gläser verschließen und die Gurke vor dem Verzehr mindestens 1 Woche ziehen lassen. Inhalt von geöffneten Gläsern innerhalb von 1 Woche verbrauchen.

Fermentierter Chinakohl (Kimchi)

———

1 Chinakohl
100 g jodfreies Salz
1 EL Weizenmehl
1 TL Zucker
4 EL Chiliflocken
1 kleiner Apfel
1 Stück Ingwer (2 cm)
3 Knoblauchzehen
1 Möhre
ZUTATEN FÜR 2 KLEINE GLÄ-
SER (à 300 ml INHALT) | ZEIT:
30 Min. | RUHEZEIT: 4 Std. +
3 Tage + 2 Wochen

Den Kohl vom Strunk befreien, waschen und in mundgerechte Stücke schneiden. In eine große Schüssel geben, das Salz dazugeben und gut durchmengen. Etwa 4 Std. ziehen lassen und gelegentlich durchrühren.

In einem kleinen Topf 100 ml Wasser mit Mehl und Zucker unter ständigem Rühren aufkochen lassen. Die Chiliflocken hinzugeben und den Topf beiseitestellen. Apfel und Ingwer schälen, fein reiben und hinzufügen. Knoblauch schälen und durch die Presse dazudrücken. Möhre putzen, schälen und in 3 mm dünne Streifen schneiden, ebenfalls dazugeben. Alle Zutaten vermengen.

Chinakohl mehrmals gründlich waschen, mit der Paste vermengen und fest (ohne Luftblasen) in ausgekochte Einmachgläser drücken, dabei die Gläser bis ca. 3 cm unterhalb des Randes befüllen. Gläser verschließen und bei Zimmertemperatur 3 Tage stehen lassen. Dann in den Kühlschrank stellen und das Kimchi 2 Wochen ruhen lassen. Verschlossen hält es bis zu 1 Jahr. Inhalt von geöffneten Gläsern innerhalb von 1 Woche verbrauchen.

PASTA MIT RADICCHIO UND ZITRONE

4 PERSONEN | ZEIT: 20 Min.
PRO PORTION: ca. 430 kcal | 13 g E | 7 g F | 75 g KH

Als ich im ersten Jahr unserer regionalen Bio-Kiste vier Wochen in Folge Radic-chio vorfand, versuchte ich mich natürlich an verschiedensten Rezepten damit. Aus dieser vierwöchigen Versuchsreihe entstanden schließlich drei großartige, überraschende Radicchio-Rezepte. Eines davon möchte ich hier mit Dir teilen.

Salz
400 g Pasta (z. B. Fusilli oder Penne)
1 Kopf Radicchio
1 Handvoll Blattspinat
1 Bio-Zitrone
1 rote Zwiebel
2 EL Olivenöl
2 Knoblauchzehen
Pfeffer

In einem großen Topf ausreichend Salzwasser zum Kochen bringen und die Pasta darin nach Packungsanweisung bissfest kochen.

Inzwischen den Radicchio putzen, waschen, vierteln, vom Strunk befreien und die Viertel in feine Streifen schneiden. Den Blattspinat waschen, trocken schütteln und mit dem Radicchio beiseitestellen.

Die Zitrone heiß waschen und abtrocknen, 1 TL Schale abreiben und den Saft auspressen. Die Zwiebel schälen, längs halbieren und in dünne Streifen schneiden.

Das Olivenöl in einer großen Pfanne erhitzen und die Zwiebel-streifen darin glasig andünsten. Den Knoblauch schälen, sehr fein schneiden und dazugeben.

Die Pasta in ein Sieb abgießen und gut abtropfen lassen. Zur Zwie-bel-Knoblauch-Mischung in die Pfanne geben. Radicchio, Blattspi-nat, Zitronenschale und -saft hinzugeben und alles in der heißen Pfanne ca. 1 Min. schwenken. Mit Salz und Pfeffer abschmecken.

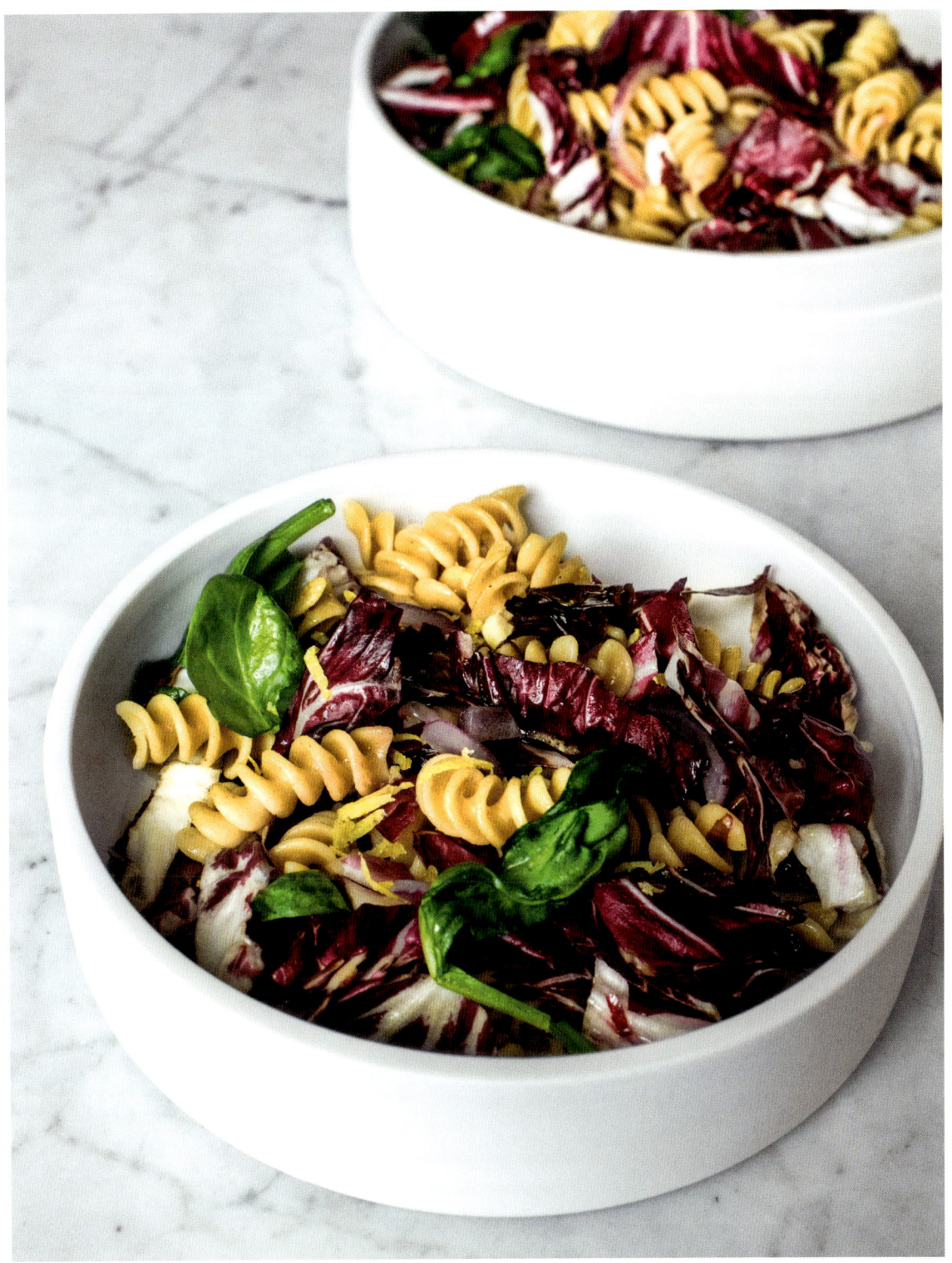

STECKRÜBENPOMMES AUS DEM OFEN

4 PERSONEN | ZEIT: 20 Min. | BACKZEIT: 40 Min.
PRO PORTION: ca. 165 kcal | 2 g E | 11 g F | 14 g KH

Vor einigen Jahren habe ich die Steckrübe wiederentdeckt. Seither verwende ich sie gerne in Aufläufen, Gratins und Suppen oder mache daraus im Ofen tolle Pommes. Dieses Rezept eignet sich auch für eine Zubereitung mit Kartoffeln. Gerne mische ich auch beide Gemüse.

1 große Steckrübe (ca. 900 g)
1 Zweig Rosmarin
4 EL Olivenöl
Salz
1 TL Paprikapulver

Den Backofen auf 180° (Ober-/Unterhitze) vorheizen. Die Steckrübe mit einem Sparschäler schälen und mit einem scharfen Messer in ca. 1 cm dicke Scheiben schneiden. Jede Scheibe in ca. 1 cm dicke Stifte schneiden und in eine Schüssel geben.

Rosmarin waschen und trocken schütteln, die Nadeln abzupfen und mit Olivenöl, ca. 1 TL Salz und Paprikapulver zu einer Marinade verrühren. Die Steckrübenstifte dazugeben und alles gut vermengen, sodass die Steckrübenstifte gleichmäßig benetzt sind.

Die Steckrübenstifte auf einem Backblech verteilen und im Ofen (Mitte) in 30–40 Min. goldbraun backen, dabei zweimal wenden. Die Steckrübenpommes aus dem Ofen nehmen und servieren.

TIPP: Dazu schmeckt ein Dip. 150 g Joghurt (im Glas von regionalem Anbieter oder eine Joghurt-Alternative aus Lupinen bzw. Soja) mit Zitronensaft glatt rühren, mit Salz und Pfeffer und gehackter Petersilie würzen.

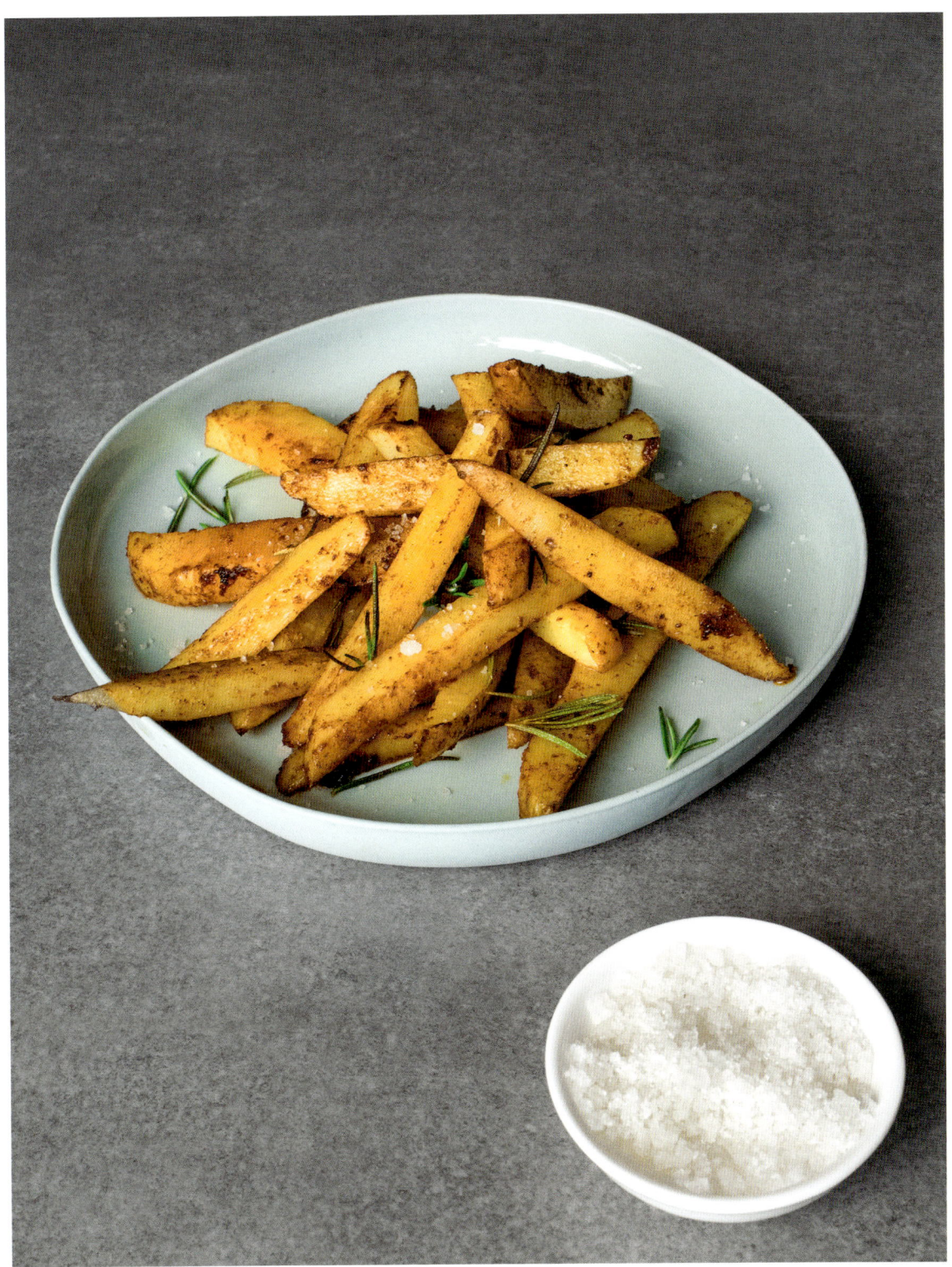

HERBSTSALAT MIT ROTKOHL, APFEL UND GERÖSTETEN KERNEN

4 PERSONEN | ZEIT: 15 Min.
PRO PORTION: ca. 310 kcal | 8 g E | 23 g F | 16 g KH

Rotkohl kennt man vor allem als Beilage zu deftigen Herbst- bzw. Wintergerichten. Hier spielt er die Hauptrolle in einem leichten Herbstsalat mit Apfel, Möhre und gerösteten Sonnenblumenkernen. Schön auch als Vorspeise oder leichtes Mittagessen.

500 g Rotkohl
3 Möhren
2 Äpfel
1 EL Honig (siehe Info)
4 EL Walnussöl
2 EL Apfelessig
1 EL mittelscharfer Senf
Salz
Pfeffer
100 g Sonnenblumenkerne

Den Rotkohl putzen, halbieren und den Strunk entfernen. Die Hälften auf einer Küchenreibe sehr fein hobeln (oder mit einem großen Messer in sehr dünne Streifen schneiden).

Die Möhren putzen, schälen und längs in 2–4 mm breite Streifen schneiden. Die Äpfel waschen, vierteln, das Kerngehäuse entfernen und die Apfelviertel ebenfalls sehr fein hobeln (oder mit einem Messer in sehr dünne Scheiben schneiden).

In einer kleinen Schüssel Honig, Walnussöl, Essig und Senf mit einem Schneebesen zu einer homogenen Vinaigrette verrühren. Mit Salz und Pfeffer abschmecken. Die Sonnenblumenkerne in einer kleinen Pfanne ohne Fett anrösten, bis sie duften.

Rotkohl, Möhren und Äpfel auf Tellern anrichten und mit etwas Vinaigrette beträufeln. Den Salat mit den gerösteten Sonnenblumenkernen bestreuen und servieren.

NACHHALTIGKEITS-INFO: Honig im Glas von lokalem Imker oder Zuckerrübensirup.

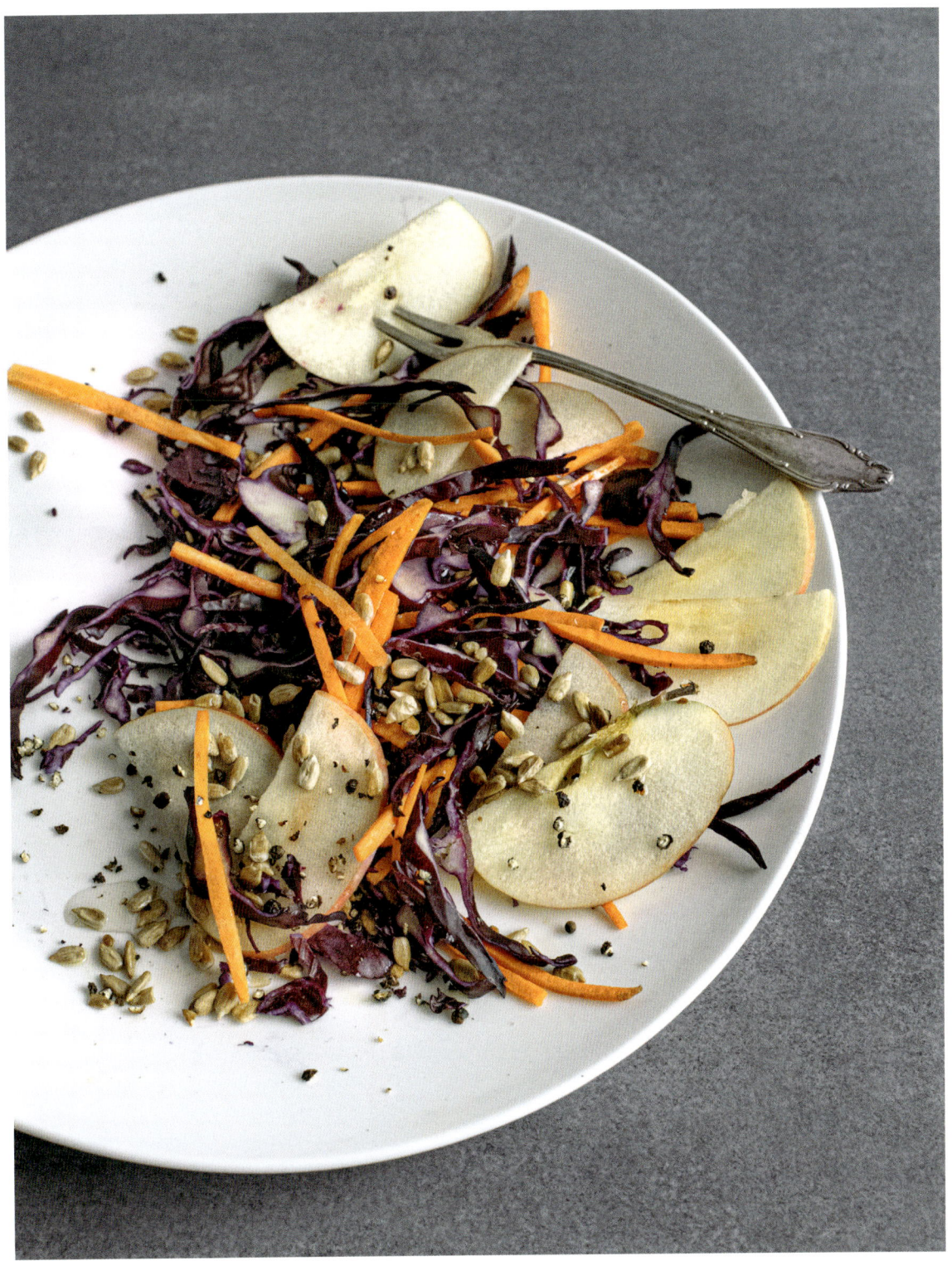

PASTINAKENSUPPE MIT NÜSSEN UND PETERSILIENÖL

4 PERSONEN | ZEIT: 50 Min.
PRO PORTION: ca. 635 kcal | 7 g E | 55 g F | 26 g KH

1 Zwiebel
500 g Pastinaken
250 g mehligkochende Kartoffeln
6 EL Olivenöl
650 ml Gemüsebrühe
400 g Sahne (siehe Info)
Salz
Pfeffer
frisch geriebene Muskatnuss
1 Handvoll Haselnusskerne
1 Handvoll Petersilie

Die Zwiebel schälen und grob hacken. Die Pastinaken putzen und schälen. Die Kartoffeln ebenfalls schälen. Von den Pastinaken am dickeren Ende je eine ca. 2 cm dicke Scheibe abschneiden und beiseitelegen, übrige Pastinaken und Kartoffeln grob würfeln. 1 EL Olivenöl in einem Topf erhitzen und die Zwiebel darin andünsten. Gemüsewürfel dazugeben und kurz anrösten.

Die Gemüsebrühe dazugießen und alles zugedeckt bei mittlerer Hitze 20–25 Min. köcheln lassen, bis das Gemüse weich ist. Die Suppe mit einem Pürierstab direkt im Topf fein pürieren. Die Sahne hinzufügen, die Suppe mit Salz, Pfeffer sowie 1 Prise Muskatnuss abschmecken und bei kleiner Hitze ca. 10 Min. köcheln lassen.

Inzwischen den Backofen auf 200° (Ober-/Unterhitze) vorheizen. Die beiseitegelegten Pastinakenstücke in 1 mm dünne Scheiben schneiden, auf ein Backblech geben und mit ½ EL Olivenöl bestreichen. Im Ofen (Mitte) ca. 10 Min. backen, bis sie kross sind.

Haselnüsse halbieren und in einer Pfanne ohne Fett goldbraun rösten. Petersilie waschen und trocken schütteln, Blätter abzupfen und mit übrigem Olivenöl (4 ½ EL) kurz pürieren, salzen und pfeffern. Die Suppe auf Schüsseln verteilen, mit Petersilienöl beträufeln und mit Pastinakenchips und Haselnüssen garnieren.

NACHHALTIGKEITS-INFO: Sahne im Glas von regionalem Anbieter oder Hafercreme.

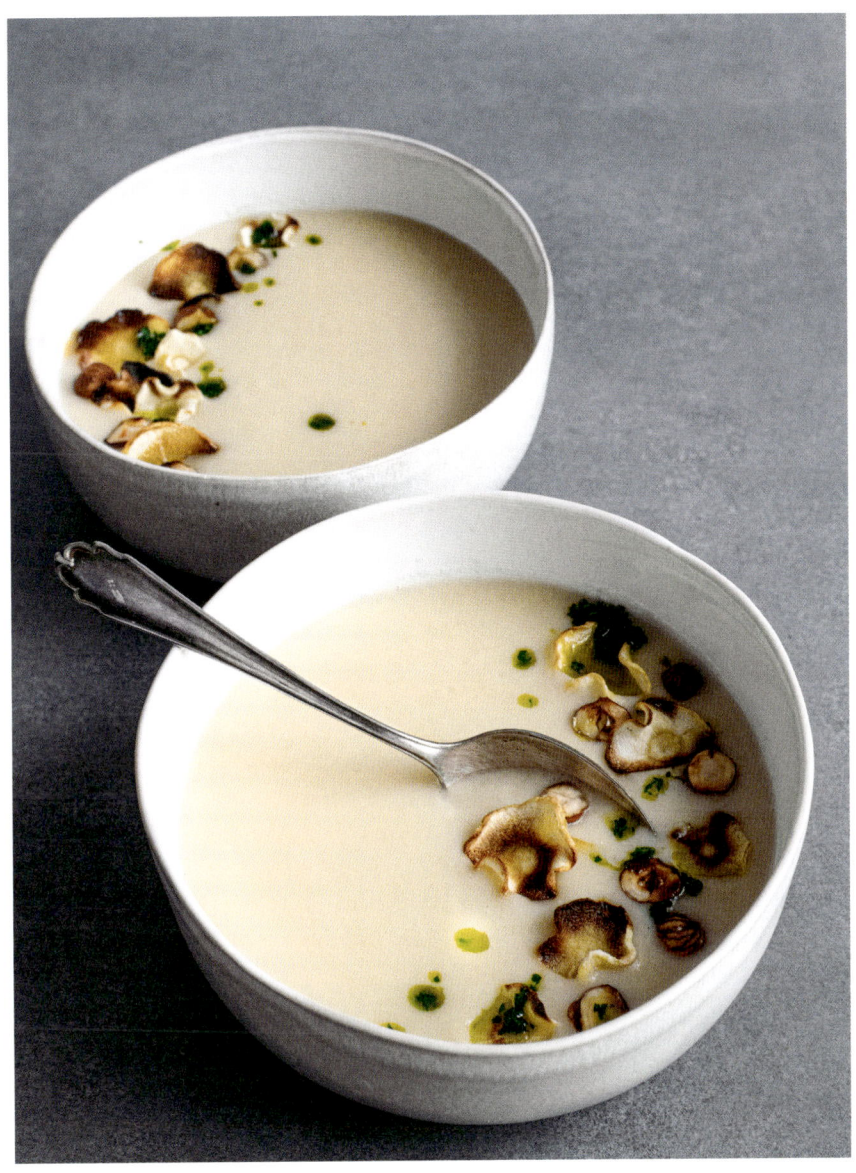

Diese Suppe koche ich sowohl im Spätherbst als auch zu Beginn des Winters gerne,
wenn es am Markt Pastinaken im Überfluss gibt.
Haselnüsse und Petersilienöl ergänzen den feinen Geschmack der
Pastinake und machen dieses Rezept schön rund. Wenn wenig Zeit ist,
ist die Suppe auch ohne Pastinakenchips und Haselnüsse wunderbar.

KLARE SUPPE MIT WIRSING UND BOHNEN

4 PERSONEN | ZEIT: 30 Min.
PRO PORTION: ca. 90 kcal | 5 g E | 3 g F | 8 g KH

Wirsing und Bohnen zählen bei vielen zu den weniger beliebten Zutaten für Suppen oder Eintopf – ganz zu Unrecht, wie ich finde. Dieses Rezept habe ich mit dem Wunsch entwickelt, diesen Zutaten mehr Beachtung zu schenken. Die Suppe lässt sich auch mit großen weißen Bohnen zubereiten. Wer mag, gibt noch einen Schuss Sahne oder Hafercreme dazu.

2 Stangen Staudensellerie
1 kleiner Kopf Wirsing
2 Zwiebeln
1 EL Olivenöl
1 l Gemüsebrühe
2 Lorbeerblätter
150 g weiße Bohnen (eingeweicht und vorgekocht oder aus der Dose)
Salz
Pfeffer

Staudensellerie und Wirsing waschen. Das Grün von den Selleriestangen entfernen und die Stangen in dünne Scheiben schneiden. Den Strunk vom Wirsing entfernen und die Blätter in grobe Stücke schneiden. Die Zwiebeln schälen und fein würfeln.

Das Olivenöl in einem großen Topf erhitzen und die Zwiebeln darin in ca. 4 Min. glasig andünsten. Den Sellerie dazugeben und 3 Min. mitdünsten. Die Wirsingblätter hinzufügen und andünsten, bis sie leicht zusammenfallen. Die Gemüsebrühe dazugießen.

Die Lorbeerblätter und die Bohnen hinzufügen und die Suppe mit Salz und Pfeffer würzen. Die Suppe zugedeckt bei kleiner Hitze 15–20 Min. köcheln lassen. Die Lorbeerblätter entfernen und die Suppe auf Schüsseln verteilen.

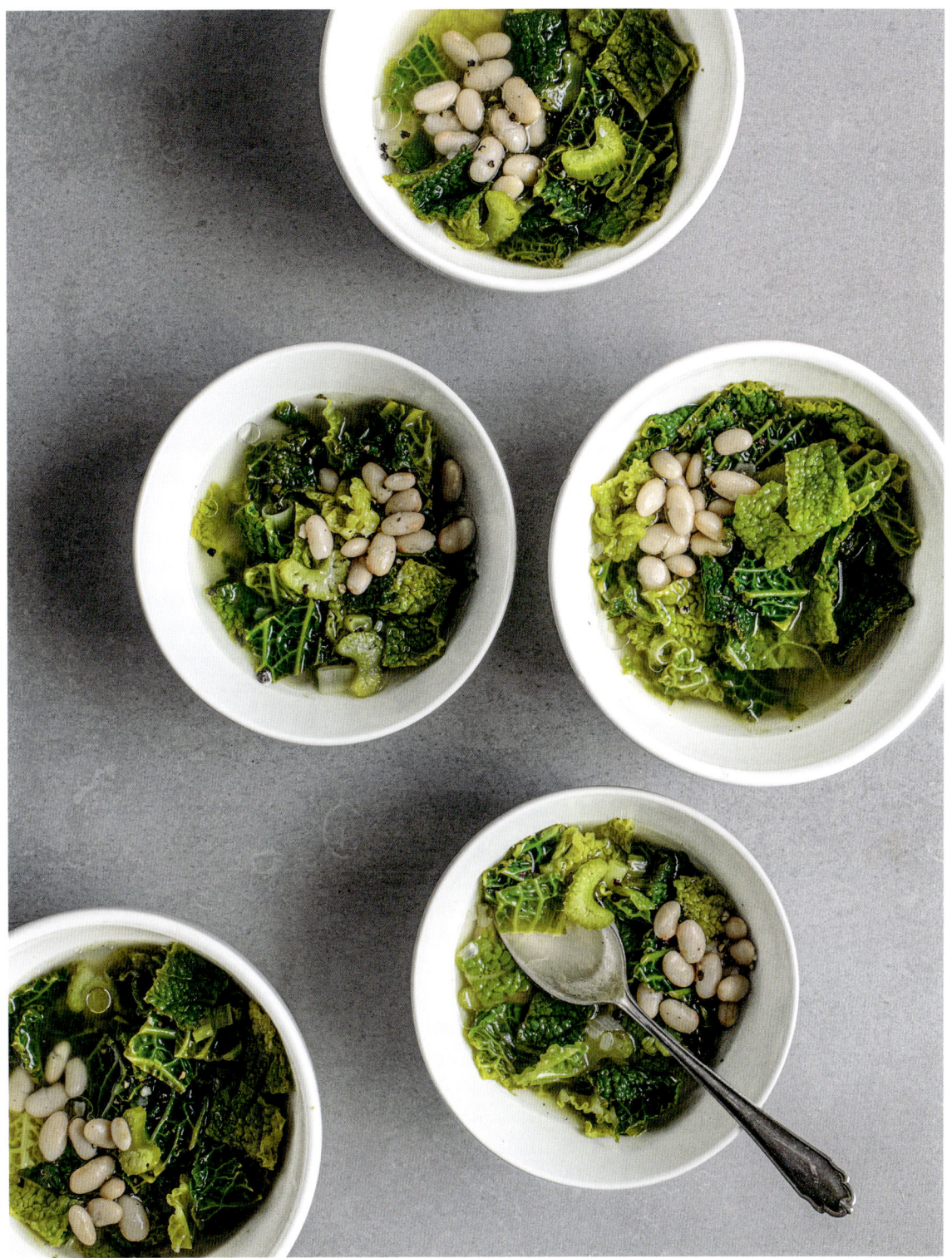

RINGELBLUMENTEE MIT MANDELDRINK

4 TASSEN | ZEIT: 15 Min.
PRO TASSE: ca. 35 kcal | 1 g E | 2 g F | 2 g KH

*Abends brauche ich oft etwas Zeit, um abzuschalten und zur Ruhe zu kommen.
Dieses Aufgussgetränk aus Ringelblumenblüten und Mandeldrink sowie ein gutes
Buch helfen mir dabei. Auch mit Kamillenblüten ist es ein schöner Tagesabschluss.*

8 Ringelblumenblüten
300 ml Mandeldrink
1 TL Honig (siehe Info)

Die Ringelblumenblüten in ein großes Gefäß oder eine Teekanne geben. 900 ml Wasser zum Kochen bringen und über die Blüten gießen. Den Tee ca. 10 Min. ziehen lassen.

Währenddessen den Mandeldrink in einem Topf vorsichtig erwärmen und mit einem Milchaufschäumer aufschäumen.

Den Tee durch ein Sieb gießen und den Honig einrühren. Den Tee und den aufgeschäumten Mandeldrink auf Becher oder Tassen verteilen und in Ruhe genießen.

NACHHALTIGKEITS-INFO: Honig im Glas von lokalem Imker oder Zuckerrübensirup.

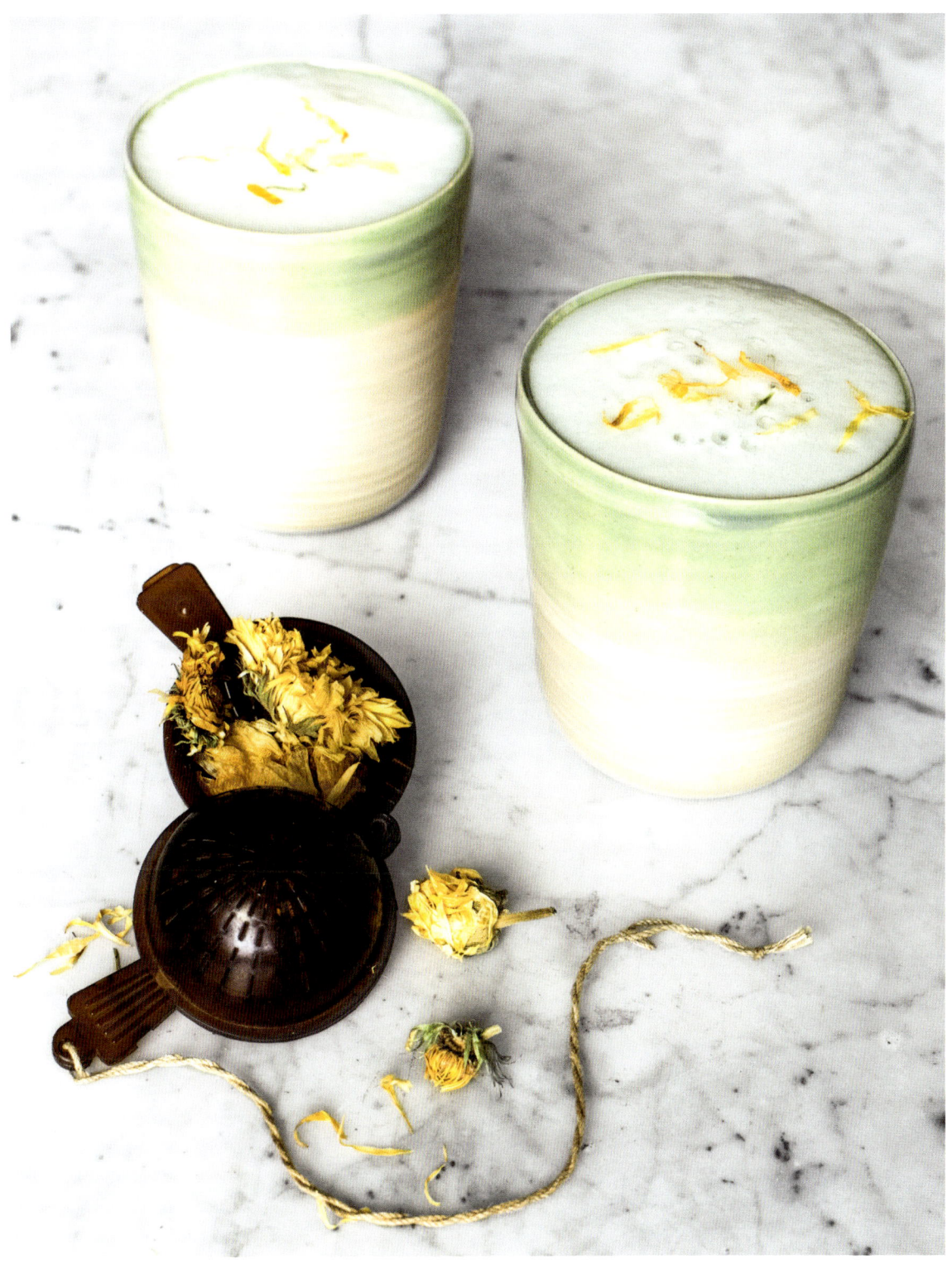

RAVIOLI MIT KÜRBIS UND SALBEI

4 PERSONEN | ZEIT: 45 Min.
PRO PORTION: ca. 585 kcal | 15 g E | 20 g F | 88 g KH

400 g Dinkelmehl (Type 630)
7 EL Olivenöl
Salz
1 Hokkaido-Kürbis
1 kleine Knoblauchzehe
Pfeffer
2 Handvoll Salbeiblätter

AUSSERDEM:
Mehl zum Arbeiten

Den Backofen auf 160° (Umluft) vorheizen. Das Mehl in einer Schüssel mit 1 EL Olivenöl, 1 TL Salz und 200 ml Wasser vermischen und mit den Händen zu einer Kugel kneten. In ein Küchentuch wickeln und bei Zimmertemperatur ca. 30 Min. ruhen lassen.

Inzwischen den Kürbis waschen, putzen und halbieren. Das faserige Innere mit den Kernen entfernen. Kürbis grob würfeln und mit 3 EL Olivenöl beträufeln. Auf einem Backblech verteilen und im Ofen (Mitte) ca. 25 Min. rösten, zwischendurch wenden. Herausnehmen und etwas abkühlen lassen, dann das weiche Kürbisfleisch mit einer Gabel zerdrücken. Knoblauch schälen, fein hacken und dazugeben. Das Kürbispüree salzen und pfeffern.

Den Nudelteig in zwei Hälften teilen. Jede Portion auf einer leicht bemehlten Arbeitsfläche zu einem ca. 2 mm dicken Rechteck ausrollen. Auf einer Teigplatte mit einem Teigrad ca. 6 × 6 cm große Quadrate einritzen. In die Mitte je 1 gehäuften TL Kürbispüree setzen. Die zweite Teigplatte darauflegen. Den Teig mit den Fingern rund um die Füllung gut andrücken, dann in Ravioli schneiden.

In einem großen Topf Salzwasser aufkochen. Die Ravioli hineingeben und 6–8 Min. kochen. Gleichzeitig das übrige Olivenöl (3 EL) in einer großen Pfanne leicht erhitzen und die Salbeiblätter darin unter Wenden knusprig braten. Mit Salz und Pfeffer würzen.

Die Ravioli mit einer Schaumkelle aus dem Wasser heben, kurz abtropfen lassen, in die Pfanne geben und vorsichtig mit dem Salbeiöl vermengen. Auf Teller verteilen und sofort genießen.

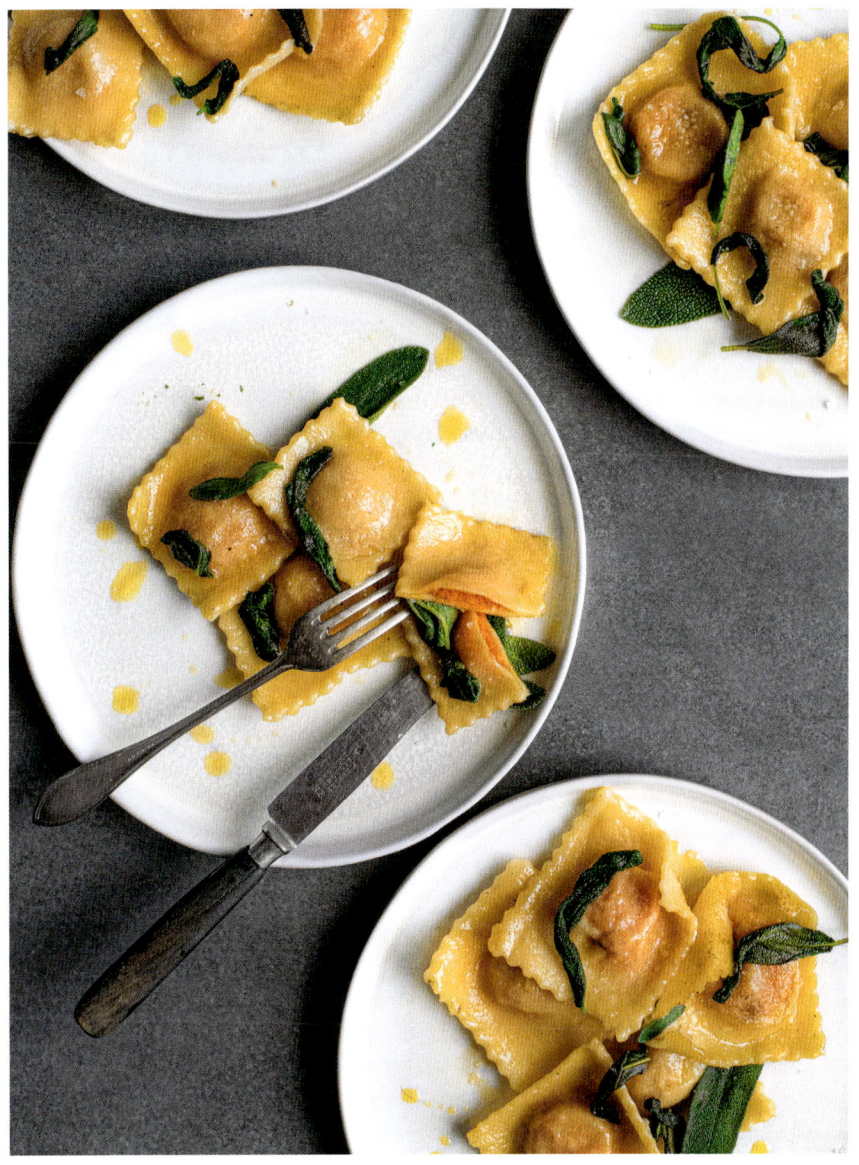

Müsste ich mich auf mein liebstes Herbstrezept für gesellige Abende mit Freunden festlegen, wäre es vermutlich dieses. Die Kombination aus selbst gemachtem Nudelteig, Kürbis und Salbei ist jedes Mal wieder ein Erlebnis.

ROTE BETE AUS DEM OFEN

4 PERSONEN | ZEIT: 10 Min. | GARZEIT: 40 Min.
PRO PORTION: ca. 350 kcal | 10 g E | 26 g F | 16 g KH

*Rote Bete erfreut sich seit einigen Jahren wieder steigender Beliebtheit. Die Zubereitung im Ofen begeistert sogar viele, die bislang nicht allzu
erfreut waren über diese Entwicklung. Ich schätze Rote Bete aufgrund
ihrer Vielseitigkeit sehr: Als Püree, geröstet oder im Kuchen verleiht sie
mit ihrem vollen Aroma allen Gerichten eine ganz besondere Note.*

8 Knollen Rote Bete
6 EL Olivenöl
4 Zweige Thymian
grobes Meersalz
Pfeffer
400 g Ricotta (siehe Info)

Den Backofen auf 180° (Ober-/Unterhitze) vorheizen.

Die Roten Beten putzen, gut waschen, in ca. 1 cm dünne Scheiben
schneiden und in eine große Schüssel geben. Das Olivenöl dazugeben. Den Thymian waschen und trocken schütteln. Von 2 Zweigen
die Blätter abzupfen und hinzufügen. Alles gut durchmengen.

Die Roten Beten auf einem Backblech verteilen und im Ofen (Mitte)
ca. 40 Min. garen. Nach 20 Min. wenden. Die Roten Beten sind gar,
wenn sie weich sind. Mit grobem Meersalz und Pfeffer würzen.

Zum Servieren je 5–6 Scheiben Rote Bete auf Tellern stapeln. Den
Ricotta daneben anrichten und mit den restlichen Thymianzweigen
garnieren. Wer möchte, streut frisch gemahlenen Pfeffer darüber.

NACHHALTIGKEITS-INFO: unverpackter Ricotta vom Markt bzw.
aus dem Unverpackt-Laden oder vegane Crème-fraîche-Alternative.

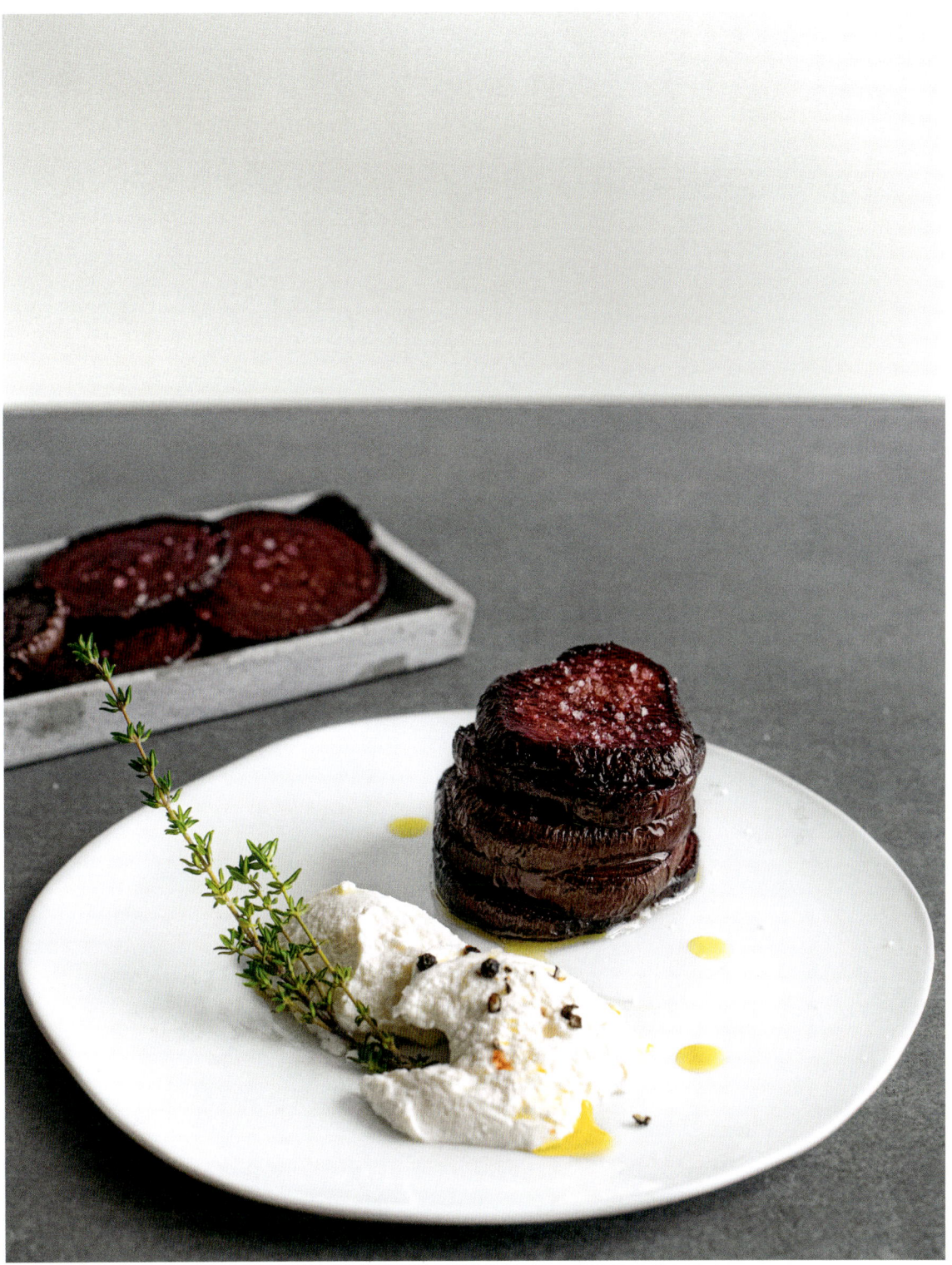

WRAPS MIT KÜRBIS, BOHNEN UND ROTKOHL

4 PERSONEN | ZEIT: 50 Min.
PRO PORTION: ca. 425 kcal | 13 g E | 14 g F | 60 g KH

250 g Dinkelmehl (Type 630)
7 EL Olivenöl
Salz
1 Stück Kürbis (200 g; Hokkai-
  do oder Butternuss)
200 g Rotkohl
3 EL Aceto balsamico
1 EL Preiselbeerkonfitüre
100 g Blattspinat
1 Dose große weiße Bohnen
  (Abtropfgewicht 250 g)
1 Knoblauchzehe
Pfeffer

AUSSERDEM:
Mehl zum Arbeiten

Das Mehl mit 100 ml Wasser, 3 EL Olivenöl sowie 1 TL Salz in einer Schüssel zu einem glatten Teig vermengen. Zugedeckt ca. 30 Min. ruhen lassen.

Inzwischen den Backofen auf 160° (Umluft) vorheizen. Den Kürbis schälen und das faserige Innere mit den Kernen entfernen. Das Fruchtfleisch in 2 cm dicke Scheiben schneiden, auf ein Backblech geben, mit 2 EL Olivenöl beträufeln und im Ofen (Mitte) in ca. 30 Min. weich garen, zwischendurch einmal wenden.

Den Rotkohl putzen, waschen und in dünne Streifen schneiden. 1 EL Olivenöl in einer Pfanne erhitzen und den Rotkohl darin unter ständigem Rühren 2–3 Min. braten. Mit Essig ablöschen, die Preiselbeerkonfitüre dazugeben und ca. 2 Min. köcheln lassen. Beiseitestellen. Den Spinat waschen, die Bohnen abgießen und abtropfen lassen, beides beiseitestellen.

Den Teig in acht Portionen teilen und auf einer bemehlten Arbeitsfläche zu je ca. 2 mm dünnen Kreisen ausrollen. Die Wraps in einer beschichteten Pfanne ohne Fett nacheinander in ca. 30 Sek. pro Seite goldbraun backen.

Den Kürbis mit einer Gabel fein zerdrücken. Den Knoblauch schälen, dazupressen und beides vermengen. Kräftig mit Salz und Pfeffer würzen. Kürbispüree, Rotkohl, Blattspinat und Bohnen auf den Wraps verteilen und mit dem restlichen Olivenöl (1 EL) beträufeln.

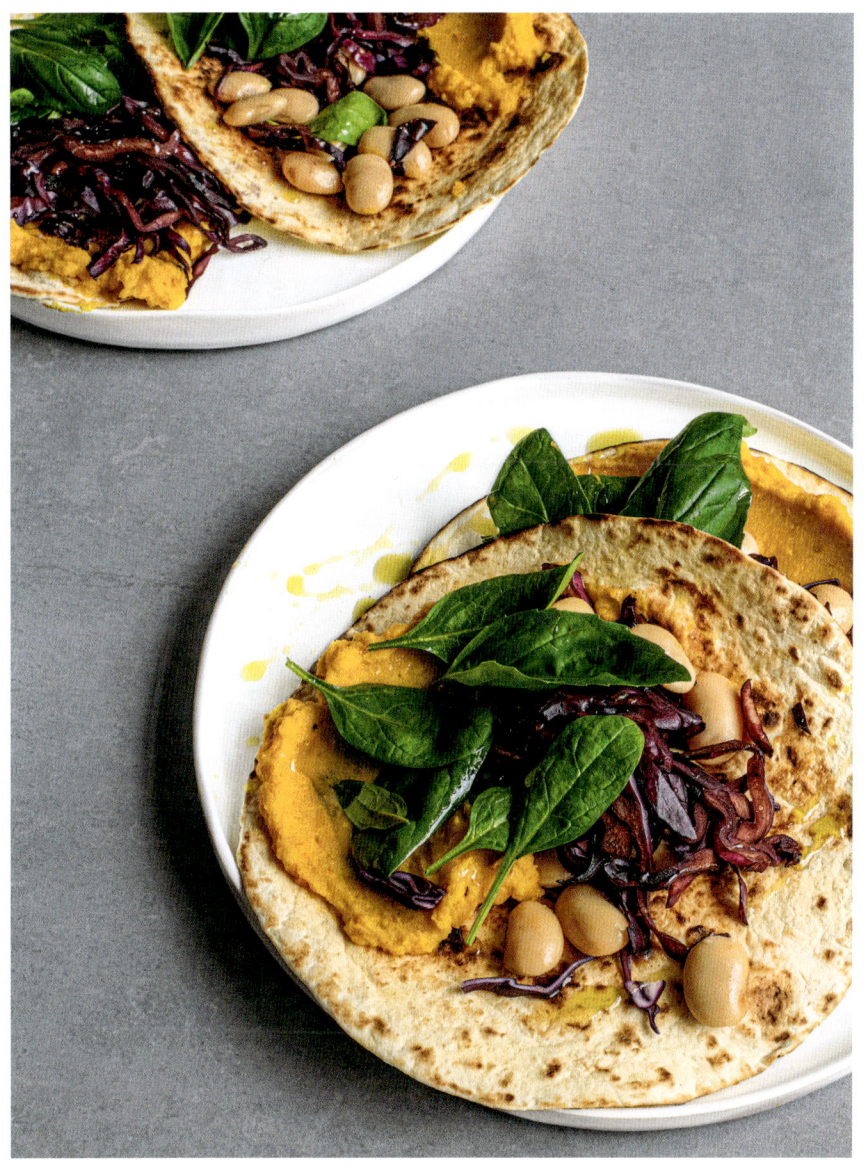

Diese Wraps schmecken sowohl als schneller Lunch als auch am Abend für eine große Runde. Besonders gerne mag ich die herbstliche Varian-te mit Kürbis, Bohnen und Rotkohl – das ganze Haus duftet schon wäh-rend der Zubereitung herrlich nach geröstetem Kürbis. Wenn es schnell gehen muss, kann man natürlich auf gekaufte Wraps zurückgreifen.

KLEINE POLENTAPIZZAS MIT PILZEN UND ROSMARIN

4 PERSONEN | ZEIT: 15 Min. | BACKZEIT: 25 Min.
PRO PORTION: ca. 445 kcal | 7 g E | 21 g F | 60 g KH

Egal, was es im Herbst zu feiern gibt, diese Polentapizzas sind sowohl als Vorspeise als auch als kleiner Snack immer eine Freude. Nur mit Pilzen belegt oder mit Pilzen und etwas fruchtiger Tomatensauce serviert, beide Varianten stießen auf Begeisterung. Hier das Grundrezept mit Pilzen und Rosmarin.

Salz
300 g Polenta (Maisgrieß)
100 g hochwertige Margarine
200 g gemischte Pilze (z. B. Champignons, Pfifferlinge, Steinpilze)
2 Zweige Rosmarin
Pfeffer

In einem großen Topf 900 ml Salzwasser zum Kochen bringen. Die Polenta langsam in das Wasser einrühren. Kurz aufkochen lassen, die Hitze reduzieren und die Polenta ca. 10 Min. quellen lassen. Dabei regelmäßig umrühren. 50 g Margarine einrühren und die Polenta zum Auskühlen beiseitestellen.

Die Pilze putzen und in mundgerechte Stücke schneiden. Den Rosmarin waschen, trocken schütteln und die Nadeln abzupfen. Den Backofen auf 220° (Ober-/Unterhitze) vorheizen.

Die ausgekühlte Polenta auf eine Arbeitsfläche geben und ca. 5 mm dünn verstreichen. Mit einem großen Glas (ca. 6 cm ⌀) Kreise aus der Polenta ausstechen und vorsichtig mit einem Tortenheber auf ein mit Backpapier ausgelegtes Backblech geben. Die Polentapizzas im Ofen (Mitte) 7–10 Min. backen, bis sie etwas fest geworden sind.

Inzwischen die restliche Margarine (50 g) in einer Pfanne erhitzen, die Pilze dazugeben und bei mittlerer Hitze ca. 5 Min. dünsten. Rosmarinnadeln hinzugeben und weitere ca. 2 Min. dünsten. Mit Salz und Pfeffer abschmecken. Die Polentapizzas aus dem Ofen nehmen und je 1–2 EL Pilzmischung darauf verteilen.

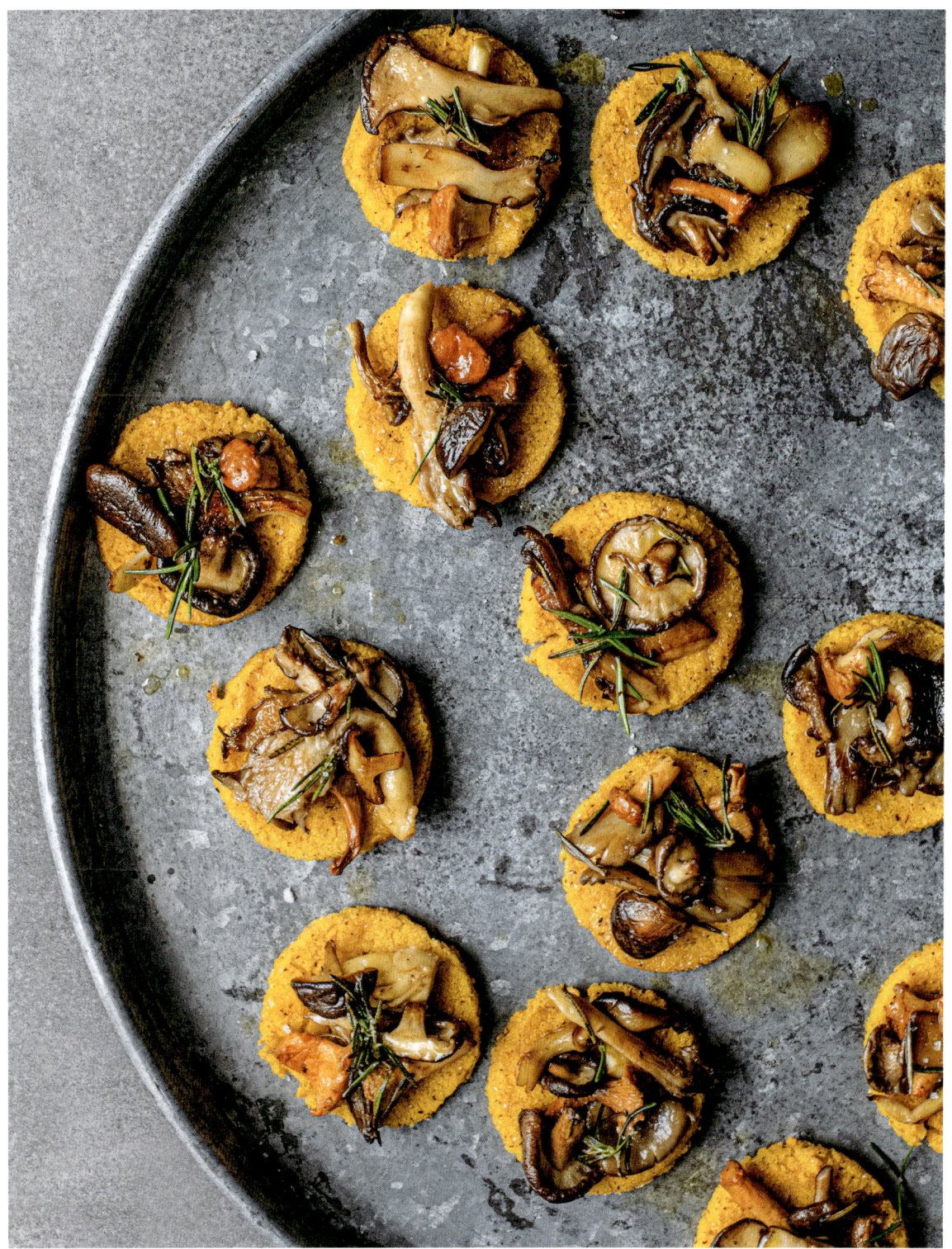

GALETTE MIT PFLAUMEN

1 GALETTE (CA. 10 STÜCKE) | ZEIT: 50 Min. | RUHEZEIT: 1 Std. | BACKZEIT: 45 Min.
PRO STÜCK: ca. 260 kcal | 5 g E | 13 g F | 30 g KH

*Galettes zählen aufgrund der einfachen Zubereitung zu meinen
liebsten Obstkuchen. Mit nur wenigen Handgriffen entsteht mit diesem
Rezept aus etwas Mehl, Margarine, braunem Zucker und Obst ein
Kuchen. Auch mit Aprikosen, Zwetschgen oder Beeren herrlich.*

300 g Vollkorn-Dinkelmehl
60 g brauner Zucker
Salz
150 g kalte hochwertige Margarine
500 g Pflaumen
½ Zitrone
½ TL Zimtpulver

AUSSERDEM:
Mehl zum Arbeiten

Mehl, 50 g Zucker und 1 Prise Salz in einer Schüssel mischen. Die Margarine würfeln und mit den Händen unterkneten. 4 EL sehr kaltes Wasser einarbeiten, damit der Teig geschmeidig wird. Ist er zu fest, etwas mehr Wasser hinzufügen. Den Teig zu einer Kugel formen und abgedeckt ca. 1 Std. im Kühlschrank ruhen lassen.

Inzwischen die Pflaumen waschen, halbieren, entkernen und in Spalten schneiden. Die Zitronenhälfte auspressen und den Saft in einer Schüssel mit übrigem Zucker (10 g) und Zimt vermischen. Die Pflaumen hinzugeben und alles gut vermengen. Den Backofen auf 180° (Umluft) vorheizen.

Den Teig auf einer bemehlten Arbeitsfläche rund ausrollen (ca. 30 ∅), dann auf ein mit Backpapier ausgelegtes Backblech legen. Die Pflaumen von innen nach außen kreisförmig überlappend darauf verteilen, rundherum einen 3–5 cm breiten Rand frei lassen.

Den Teigrand alle 5 cm einschneiden und nach innen umklappen. Die Galette im Ofen (Mitte) in ca. 45 Min. goldbraun backen.

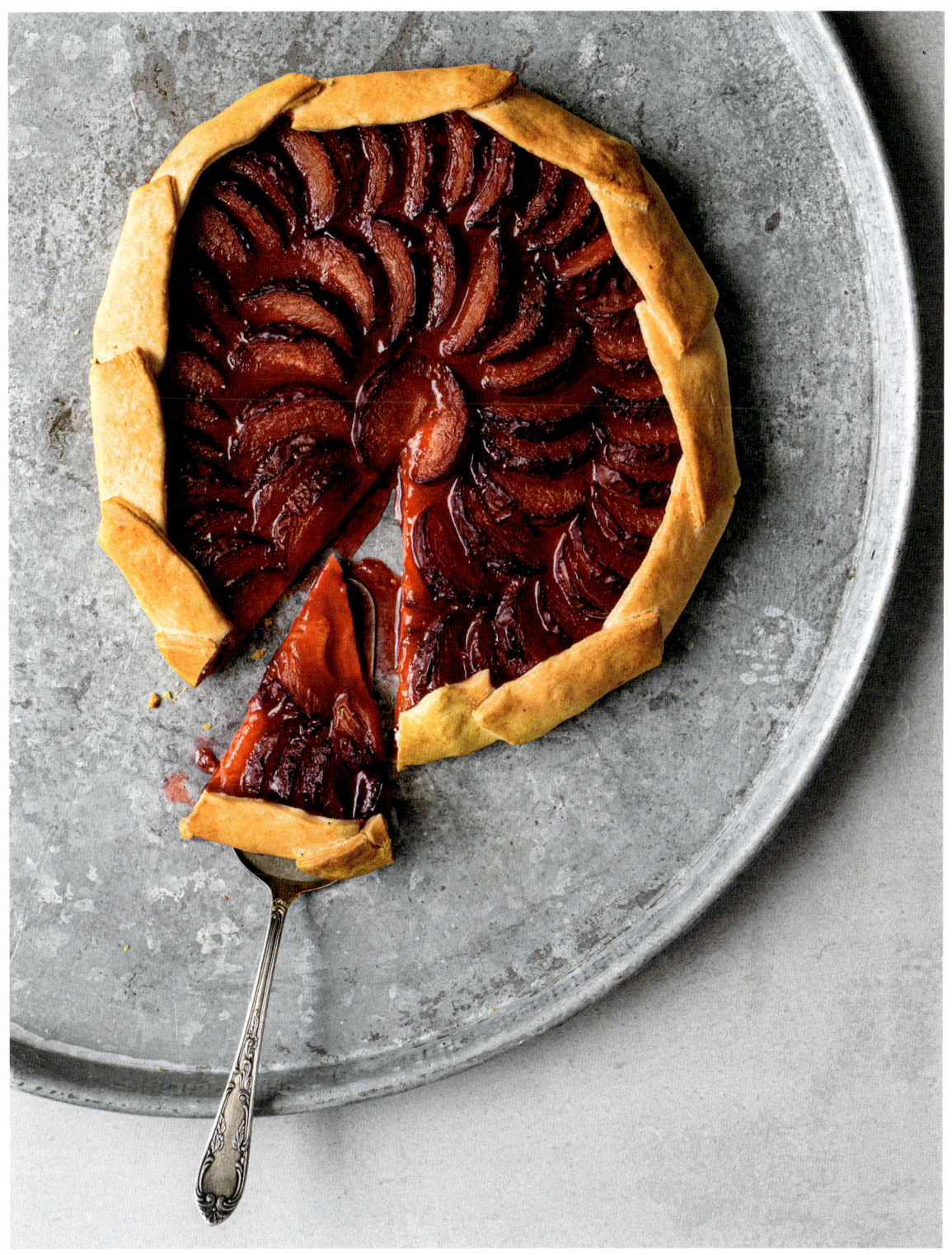

SCHOKOLADENKUCHEN MIT ROTER BETE UND MEERSALZ

1 KUCHEN (18 STÜCKE) | ZEIT: 45 Min. | BACKZEIT: 1 Std.
PRO STÜCK: ca. 265 kcal | 3 g E | 16 g F | 30 g KH

Rote Bete zählt zu meinen liebsten Herbst- und Wintergemüsesorten. Daher bin ich stets bemüht, neue Rezepte zu entwickeln, bei denen ich mit den Aromen der Roten Bete spielen kann. So entstand auch dieser Kuchen. Wenn wenig Zeit ist, lässt er sich auch mit vorgekochter Roter Bete zubereiten.

1 Knolle Rote Bete
200 g brauner Zucker
280 g Dinkelmehl (Type 630)
2 EL Vanillezucker
50 g Kakaopulver
2 TL Backpulver
Meersalz
100 ml Haferdrink (siehe Info)
200 ml Rapsöl
150 g Zartbitter-Schokolade
  (70 % Kakaoanteil)

AUSSERDEM:
Gugelhupfform (24 cm ∅)
Rapsöl und Mehl für die Form

Die Rote Bete putzen und waschen, in einen Topf geben und mit Wasser bedecken. Wasser aufkochen und die Rote Bete ca. 30 Min. garen. Herausheben, kalt abschrecken und schälen. Grob würfeln und mit 100 g Zucker in ein hohes Gefäß geben. Mit einem Pürierstab fein pürieren. Den Backofen auf 180° (Umluft) vorheizen.

Mehl, übrigen Zucker (100 g), Vanillezucker, Kakao, Backpulver und 1 Prise Meersalz in einer großen Schüssel vermengen. Haferdrink, Rapsöl und Rote-Bete-Püree hinzufügen. Alles mit den Rührbesen eines Handrührgeräts zu einem glatten Teig verrühren. Eine Gugelhupfform mit Rapsöl einfetten und mit Mehl ausstreuen. Den Teig in die Form füllen und im Ofen (Mitte) ca. 1 Std. backen.

Herausnehmen und in der Form auskühlen lassen, dann auf eine Platte stürzen. Die Schokolade fein hacken, in eine hitzefeste Schüssel geben und über einem Wasserbad schmelzen. Den Guss gleichmäßig am oberen Rand des Kuchens verteilen und herunterlaufen lassen. Nach Belieben mit etwas Meersalz bestreuen.

NACHHALTIGKEITS-INFO: selbst gemachter Haferdrink (s. S. 23) oder Haferdrink von regionalem Anbieter.

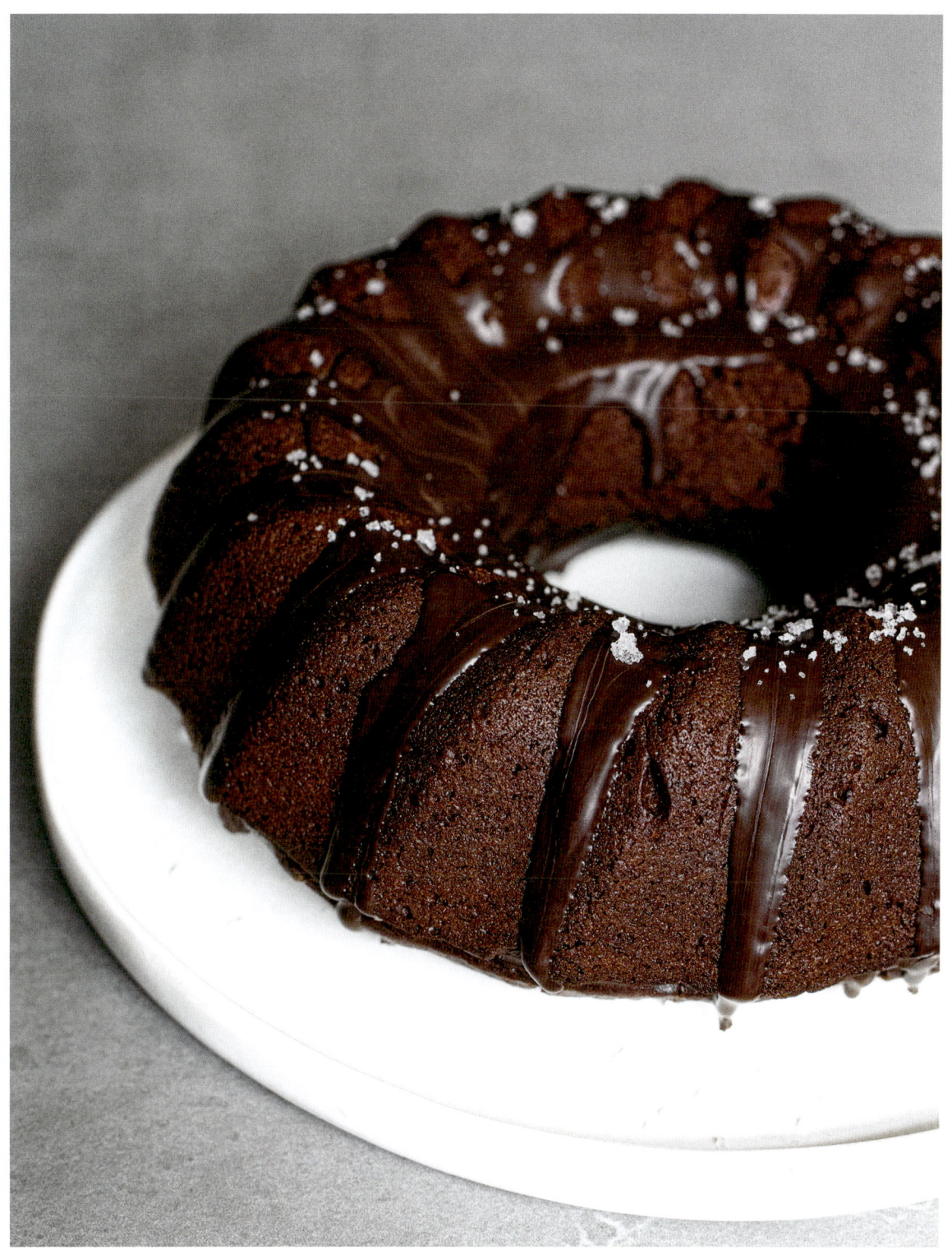

TROCKENSHAMPOO

|

40 g Maisstärke
60 g Roggenmehl

ZUM BEFÜLLEN:
Glasgefäß mit Schraubverschluss
(mind. 150 ml Inhalt)

Die Maisstärke und das Roggenmehl in eine Schüssel füllen und mit einem großen Löffel rühren, bis sich beide Zutaten gut verbunden haben.

Die trockene Mischung mithilfe eines Trichters in ein Glasgefäß füllen. Luftdicht verschlossen ist das Trockenshampoo mindestens 1 Jahr haltbar.

Zur Verwendung etwas Trockenshampoo zwischen den Fingerspitzen verreiben und damit über einzelne Strähnen oder den Haaransatz gehen. Um keine weißen Spuren zu hinterlassen, nicht zu viel verwenden.

Für dunkles oder rotes Haar: Das Trockenshampoo kann einen leichten weißen Schleier auf dunklem Haar hinterlassen. Daher geben Dunkelhaarige 1 TL echtes Kakaopulver (keinen Trinkkakao) zu der Mischung. Bei rotem Haar empfiehlt sich die Verwendung von 1 TL gemahlenem Zimt.

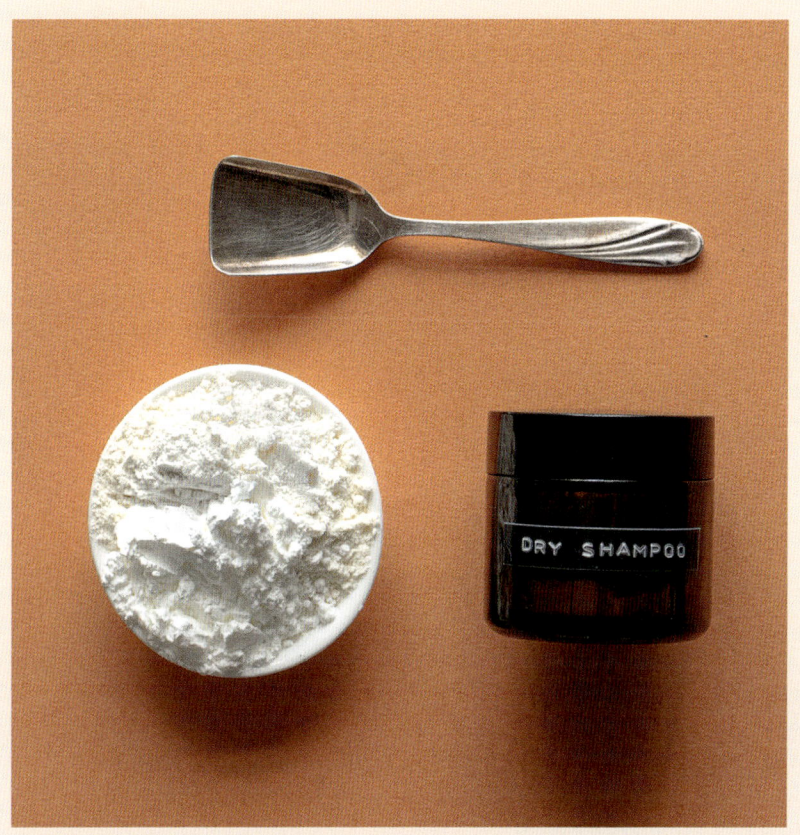

Trockenshampoo hat mich schon oft gerettet: an hektischen Vormittagen, bevor ich ins Office gehe, aber auch tagsüber, wenn ein kurzfristiger Pressetermin ansteht. Neben einem Tiegel bei mir im Badezimmer habe ich stets einen Miniatur-Glastiegel in meiner Handtasche für unterwegs.

CREME FÜR
HÄNDE UND FÜSSE

|

100 g kosmetische Walnussbutter
40 ml Mandelöl
15 Tropfen ätherisches Öl
(z. B. Pfefferminze oder Orange)

ZUM BEFÜLLEN:
Glasgefäß mit Schraubverschluss
(mind. 150 ml Inhalt)

Die Walnussbutter in eine hitzebeständige Schüssel oder einen kleinen Topf geben und über einem heißen Wasserbad langsam erhitzen. Unter ständigem Rühren schmelzen lassen.

Die Schüssel vom Wasserbad nehmen und die Butter abkühlen lassen. Sobald die Butter vollständig abgekühlt ist, das Mandelöl sowie das ätherische Öl dazugeben und mit einem großen Löffel unterheben.

Die Creme in den Kühlschrank stellen und kühlen, bis die Mischung anfängt, hart zu werden. Die Creme dann mit dem Handrührgerät oder einem Schneebesen aufschlagen, bis eine fluffige Konsistenz entsteht. Die fertige Creme mit einem Löffel in ein Glasgefäß mit Schraubverschluss füllen.

Zur Anwendung eine haselnussgroße Menge Creme in die Hände oder Füße einmassieren, bis sie eingezogen ist. Luftdicht verschlossen hält sich die Creme im Kühlschrank bis zu 2 Monate.

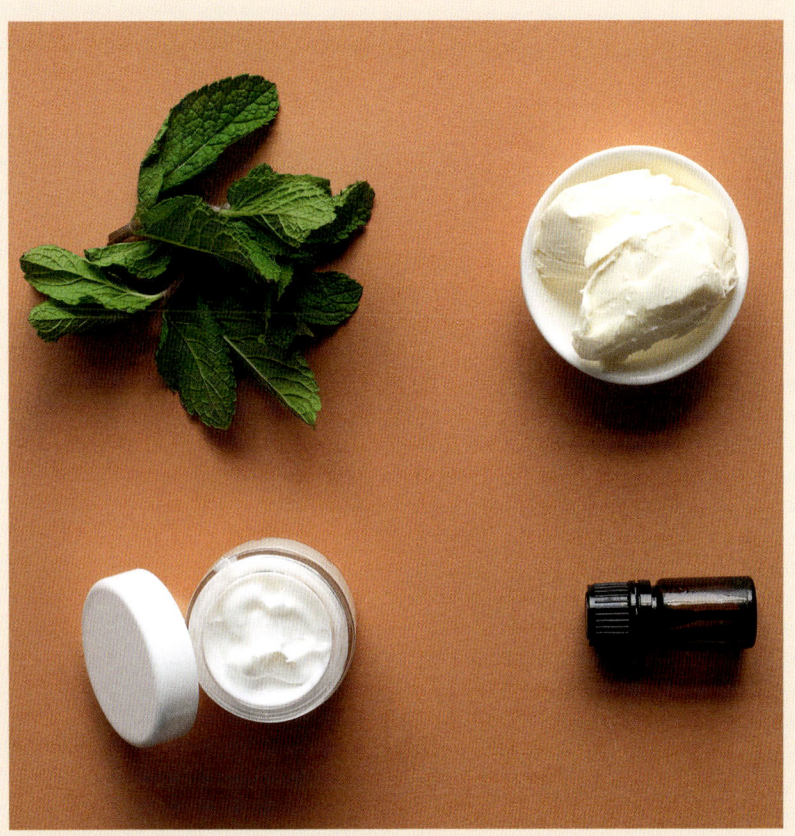

Auch wenn ich häufiger Öle als Cremes verwende, ist diese reich-
haltige Creme mit Walnussbutter und Mandelöl wunderbar für
Hände und Füße, vor allem, wenn es im Herbst draußen kühler
wird. In kleinen Portionen abgefüllt eignet sich diese Creme auch
wunderbar als Geschenk.

HAARPFLEGESPRAY

|

25 ml Rosenwasser
25 ml gefiltertes Wasser (kein Leitungs-
wasser)
5 ml Mandelöl (= 5 g)
10 Tropfen ätherisches Öl (z. B. Eukalyptus
oder Thymian)

ZUM BEFÜLLEN:
Glasflasche mit Sprühkopf
(mind. 75 ml Inhalt)

Das Rosenwasser und das gefilterte Wasser mithilfe eines Trichters in eine Glasflasche füllen. Mit einem Teelöffel das Mandelöl und das ätherische Öl hinzugeben.

Die Glasflasche fest verschließen und schütteln, bis sich alles gut vermengt hat. Luftdicht verschlossen hält das Haarpflegespray bis zu 6 Monate.

Zur Verwendung die Flasche kräftig schütteln und das Spray direkt nach dem Haarewaschen aus ca. 20 cm Entfernung mit 2–3 Pumpstößen auf dem gesamten, noch feuchten Haar verteilen.

Für besonders sprödes Haar: das Mandelöl durch 10 ml Aprikosenkernöl ersetzen.

Bei sehr feinem Haar: Haarpflegespray nur in den Haarspitzen verwenden, da das Öl die Haare sonst zusätzlich beschwert.

Bei lockigem Haar: den Mandelölanteil verdoppeln.

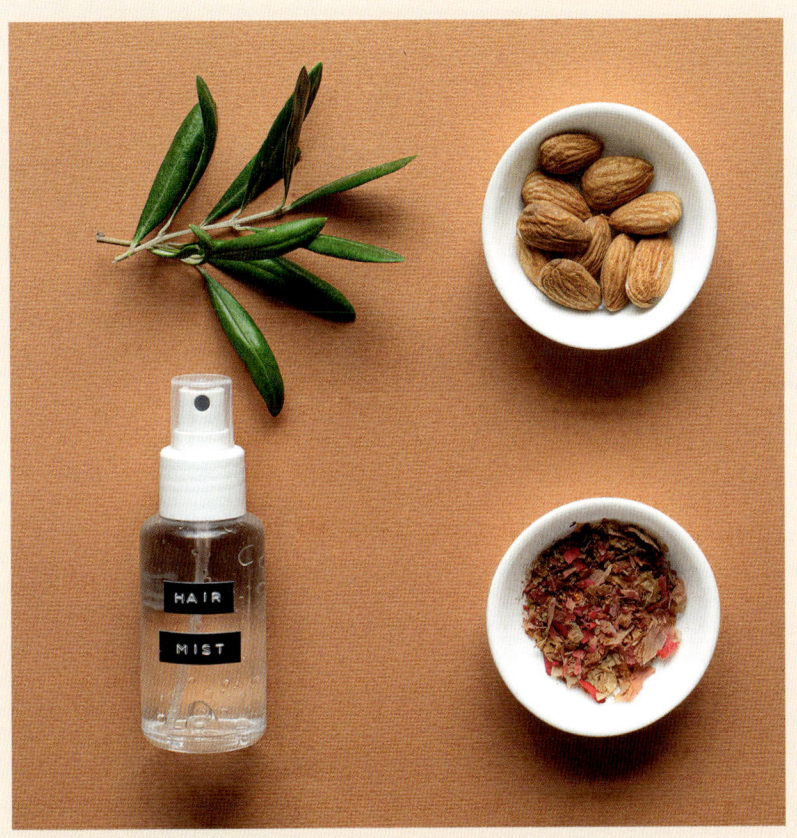

Wer in der Dusche nicht auf das Einziehen der Spülung warten möchte, sich doch aber etwas mehr Pflege für sein Haar wünscht, dem wird dieses Haarpflegespray besondere Freude bereiten. Es verleiht dem Haar Glanz und Schwungkraft, ohne es gleichzeitig zu beschweren.

NATÜRLICHES
SPÜLMASCHINENPULVER

|

200 g Zitronensäure (Pulver)
200 g reines Soda (kein Kristallsoda!)
200 g Natron

ZUR AUFBEWAHRUNG:
luftdicht schließendes Glas mit Deckel
(mind. 500 ml Inhalt)

Alle Zutaten in eine Schüssel geben und sorgfältig mit einem Esslöffel vermengen. Die Mischung anschließend in ein Glas mit Deckel geben und luftdicht verschließen.

Zur Verwendung pro Spülmaschine 1 EL Spülmaschinenpulver in das dafür vorgesehene Spülmaschinenfach geben. Das Fach verschließen und die Spülmaschine wie gewohnt verwenden.

Wichtig: Die Luftfeuchtigkeit in der Küche reicht aus, um die Mischung in einen harten Klumpen zu verwandeln, der nur schwer dosierbar ist. Am besten eignet sich daher ein Einmachglas mit Gummidichtung.

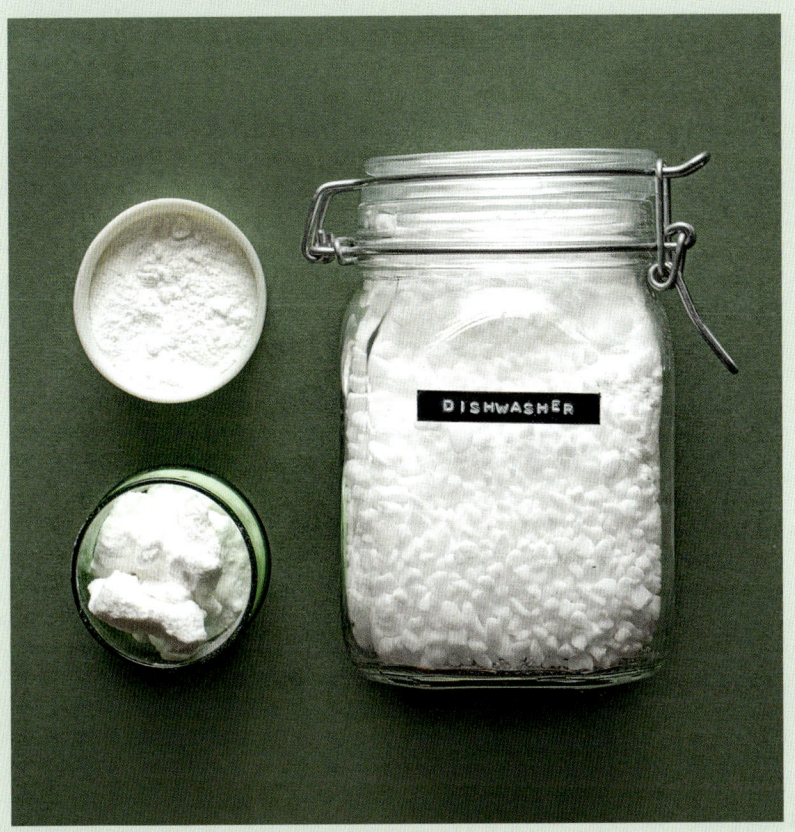

Bei Spülmaschinenpulver lässt sich seit Jahren beobachten, dass immer mehr Verpackung Einzug gehalten hat: Auf Pulver in einem Karton folgte Pulver in einer Plastikverpackung, danach kamen einzeln in Plastik verpackte, gepresste Tabs in einer Plastikverpackung. Dabei braucht es für ein natürliches Spülmaschinenpulver lediglich drei Zutaten sowie ein luftdicht schließendes Schraubglas oder ein Einmachglas mit Gummidichtung.

HOLZREINIGER
MIT WALNUSSÖL

1 Zitrone
40 ml Walnussöl
40 ml Apfelessig

ZUM BEFÜLLEN:
Glasflasche mit Sprühkopf
(mind. 300 ml Inhalt)

Die Zitrone halbieren, auspressen und den Saft mithilfe eines Trichters in die Glasflasche füllen. Das Walnussöl und den Apfelessig dazugeben. Die Flasche mit 200 ml warmem Wasser auffüllen.

Die Flasche gut verschließen und kräftig schütteln. Fest verschlossen hält sich der Reiniger bis zu 3 Monate.

Zur Verwendung das zu säubernde Holzprodukt (z.B. Kochlöffel, Schneidebrett) kräftig mit dem Produkt einsprühen, den Reiniger 2–3 Min. einwirken lassen und dann unter warmem Wasser mit einer Bürste sanft abspülen.

Für eine intensive Politur: Im Anschluss an die Reinigung etwas Walnussöl pur auf das zu reinigende Holz auftragen, mit den Fingern einreiben und einwirken lassen. Den Überschuss anschließend mit einem sauberen Tuch abnehmen.

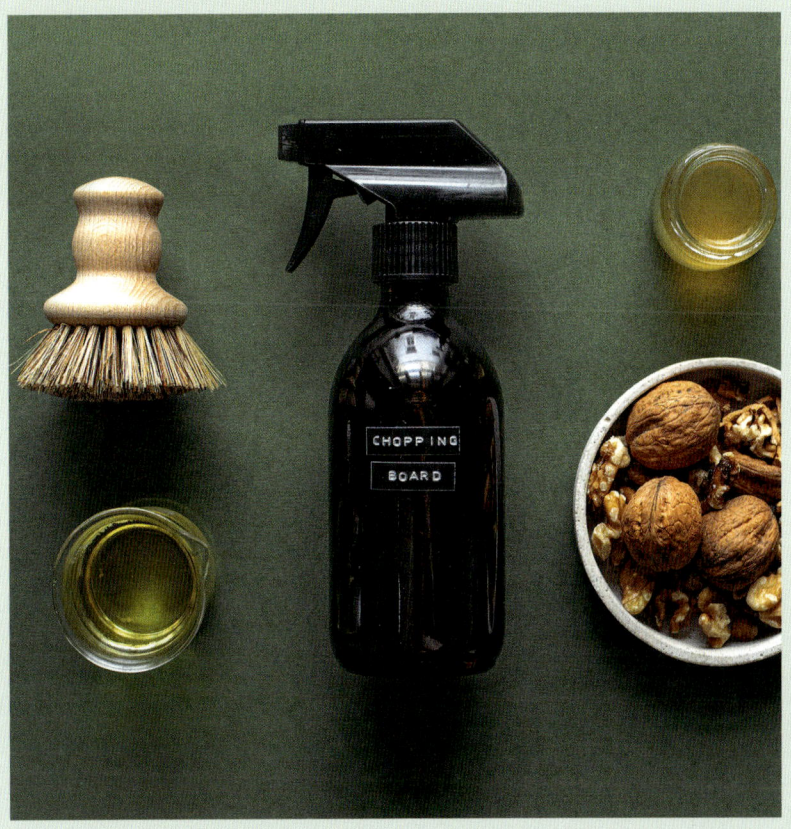

Da sich eine nachhaltige Küche auch durch viele Holzprodukte auszeichnet und Holz als Naturprodukt einer besonderen Pflege bedarf, ist dieses Rezept für einen säubernden und pflegenden Reiniger sehr hilfreich. Je nach Gebrauch der Holzprodukte verwende ich den Reiniger ein- bis zweimal pro Woche zur gründlichen Reinigung und Pflege von beispielsweise Schneidebrettern, Kochlöffeln oder Spülbürsten.

HAND-DESINFIZIERGEL
MIT ALOE VERA

1 Stück Aloe-vera-Blatt (40 g)
100 ml Reinigungsalkohol
(Alkoholgehalt über 70 %)
20 Tropfen antibakterielles ätherisches Öl
(z. B. Zedernholz-, Teebaum-, Thymianöl)

ZUM BEFÜLLEN:
kleine Glasflasche mit Dispenser
(mind. 150 ml Inhalt)

Das Aloe-vera-Blatt mit einem scharfen Messer der Länge nach aufschneiden und das Gel mit einem Teelöffel herauskratzen. Das Gel in eine Schüssel geben.

Den Reinigungsalkohol sowie das ätherische Öl hinzufügen und die Zutaten vermengen, bis eine gleichmäßige gelartige Mischung entsteht.

Das fertige Gel mit einem großen Löffel in die Glasflasche füllen. (Für das kleine Unterwegs-Fläschchen mit einem Trichter einfüllen.) Fest verschlossen ist das Desinfiziergel mindestens 6 Monate haltbar.

Zur Verwendung eine haselnussgroße Menge in den Handflächen verteilen und die Hände wie beim Händewaschen gut damit einreiben. Das Gel zieht nach wenigen Sekunden in die Haut ein.

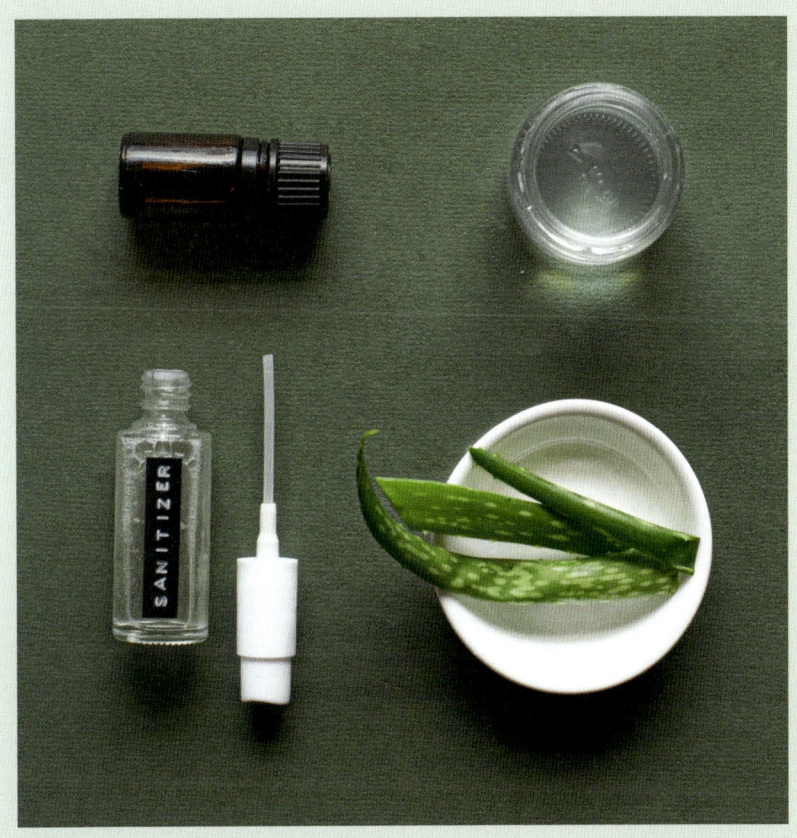

Natürliche Reinigungsprodukte sind nicht nur zu Hause ein Teil meines Alltags. Ich bin mittlerweile auch dazu übergegangen, kleine Mitnahme-Produkte zu entwickeln. Dieses Hand-Desinfiziergel ist eines davon – einfach in der Herstellung, praktisch in der Verwendung.

NACHHALTIG KONSUMIEREN

Vor dem Kauf eines neuen Produkts stelle ich mir vor allem folgende vier Fragen:
1) Benötige ich es wirklich?, 2) Aus welchen Materialien ist es gefertigt?,
3) Wie wurde es produziert?, 4) Welchen Weg musste es bisher zurücklegen?

Im Rahmen von Kosmetik kann man auf die meisten **Naturkosmetik**-Hersteller
vertrauen. Diese produzieren tierversuchsfrei mit hochwertigen Zutaten. Zudem
verwenden viele dieser Labels inzwischen auch plastikfreie oder zumindest plastik-
reduzierte Verpackungen.

Im Bereich der Kleidung erobern **Fair-Fashion**-Labels aktuell den Markt. Diese
achten nicht nur auf die Verwendung von hochwertigen Materialien, sondern auch
auf eine faire Bezahlung der Menschen, welche die Kleidung herstellen.

Lebensmittel und Pflanzen lassen sich am besten lokal auf **Wochenmärkten,** in
Hofläden oder im Rahmen einer **Bio-Kiste** beziehen. Überdies bieten auch immer
mehr Unverpackt-Läden ein schönes Sortiment an unverpackten Lebens- und Ge-
brauchsmitteln an. Wiederverwendbare Gläser und Flaschen gibt es dort auch.

Für nachhaltige **Wohn-** und **Alltagsgegenstände** empfiehlt es sich, entweder
gebrauchte Gegenstände ausfindig zu machen oder nach Geschäften zu suchen, die
spezielle Nachhaltigkeitskriterien im Rahmen ihrer Beschaffung anwenden.

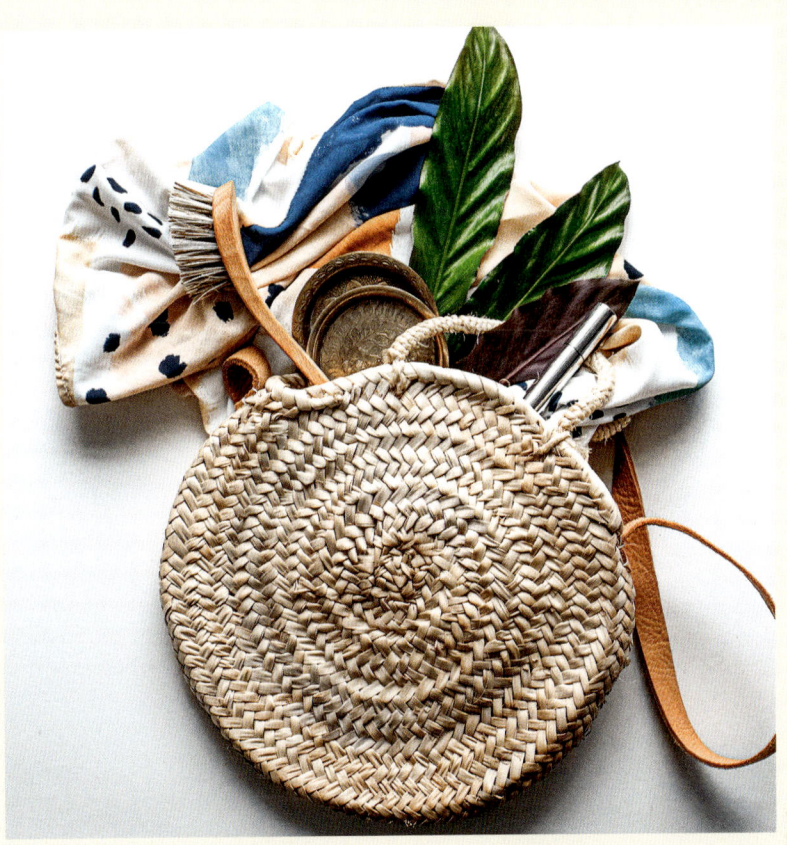

Nachhaltiger Konsum scheint auf den ersten Blick in vielen Bereichen schwierig. Dabei gibt es mittlerweile bereits sehr viele leicht zugängliche nachhaltige Alternativen.

MEAL-PREP

Ich beginne meist mit einem **Meal-Plan.** Ich werfe einen Blick auf unseren Kalender, sehe nach, welche Lebensmittel sich noch im Kühlschrank befinden, und plane grob, was wir in der kommenden Woche essen werden. Basierend auf diesem Plan gebe ich die Bestellung für unsere regionale **Bio-Kiste** auf.

Fast immer backe ich einen **Laib Brot** für die Woche und kümmere mich um die Basis unserer Wochengerichte. So koche ich bereits etwas **Hirse** oder **Quinoa** (als Basis für eine Bowl), drehe einen Zucchino durch den Spiralschneider (für Gemüsenudeln) oder lege getrocknete **Hülsenfrüchte** oder **Linsen** in Wasser ein.

Für die ersten zwei Tage der Woche bereite ich meist **schnelle Salate** für mittags vor und aus den Gemüseresten der letzten Woche ein bis zwei **Aufstriche** für ein schnelles Abendessen, wenn wir spät nach Hause kommen.

Das **Gemüse** vom Markt schneide ich meist direkt in Stücke, beträufle es mit etwas Wasser und lagere es in einer großen Glasschale im Kühlschrank. Auch **Salat** lässt sich gewaschen, in mundgerechte Stücke geschnitten, wunderbar in einem Leinentuch im Kühlschrank aufbewahren.

Sollte ich viel Zeit haben oder Lust auf etwas Süßes, backe ich manchmal noch einen **Kuchen** oder fülle **kleine Gläschen** mit Grießbrei und frischen Früchten oder Ähnlichem für ein schnelles Frühstück to go.

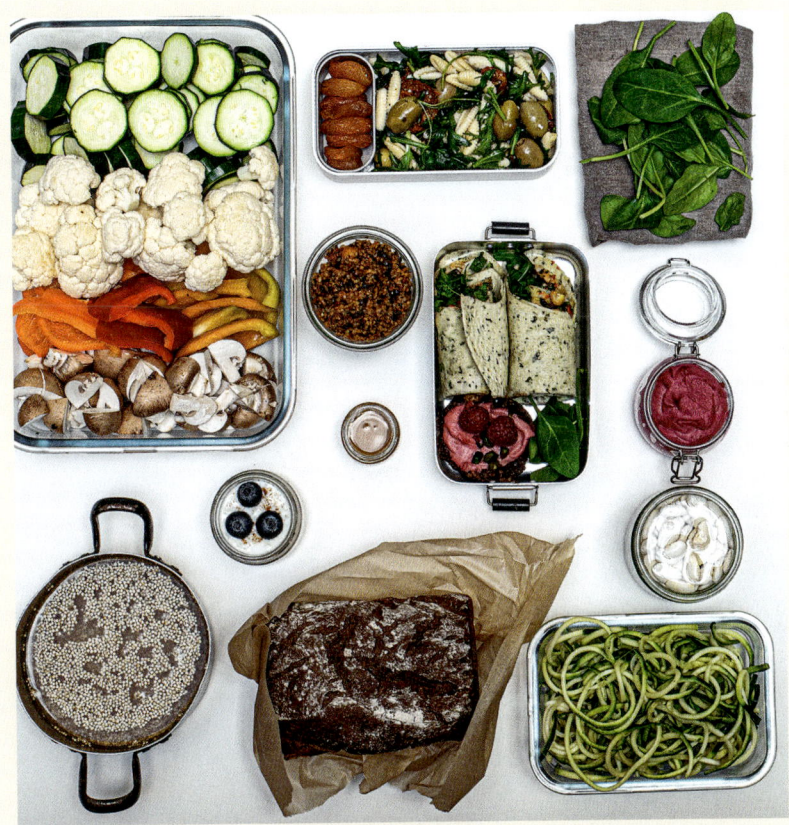

Sonntagabend findet man mich stets in der Küche. Ich nutze diese Zeit, um noch mal innezuhalten, Brot zu backen, mich auf die nächsten Tage vorzubereiten und etwas Essen vorzubereiten, damit wir uns unter der Woche einfach und gesund ernähren können.

NACHHALTIG WOHNEN

Gerade was Einrichtungsgegenstände betrifft, verleihen **Vintage**-Möbelstücke einem Zuhause oft mehr Persönlichkeit als neu gekaufte. Stöbere daher regelmäßig auf Flohmärkten und durchsuche Secondhand-Plattformen im Internet nach besonderen Stücken.

Solltest Du doch einmal neue Wohn- oder Alltagsgegenstände kaufen, achte darauf, dass diese **fair produziert** wurden und einen möglichst **kurzen Transportweg** hinter sich haben.

Weil schöne, fair produzierte Wohn- und Alltagsgegenstände von kleinen Herstellern aus Europa kaum zu finden sind, haben wir es uns mit dem FREE MINDED FOLKS-Shop zur Aufgabe gemacht, sie und ihre wundervollen handgemachten Produkte sichtbar zu machen.

Achte bei **Textilien** stets darauf, dass sie aus natürlichen Fasern wie Bio-Baumwolle oder Leinen bestehen. Textilien mit Mikrofaseranteil geben beim Waschen nämlich häufig Mikroplastik ab, das ins Grundwasser gelangt.

Auch **Selbstgemachtes** verleiht einem Zuhause etwas ganz Besonderes. Bevor Du etwas Neues kaufst, überlege daher, ob Du das Gewünschte nicht vielleicht selbst (um-)gestalten könntest.

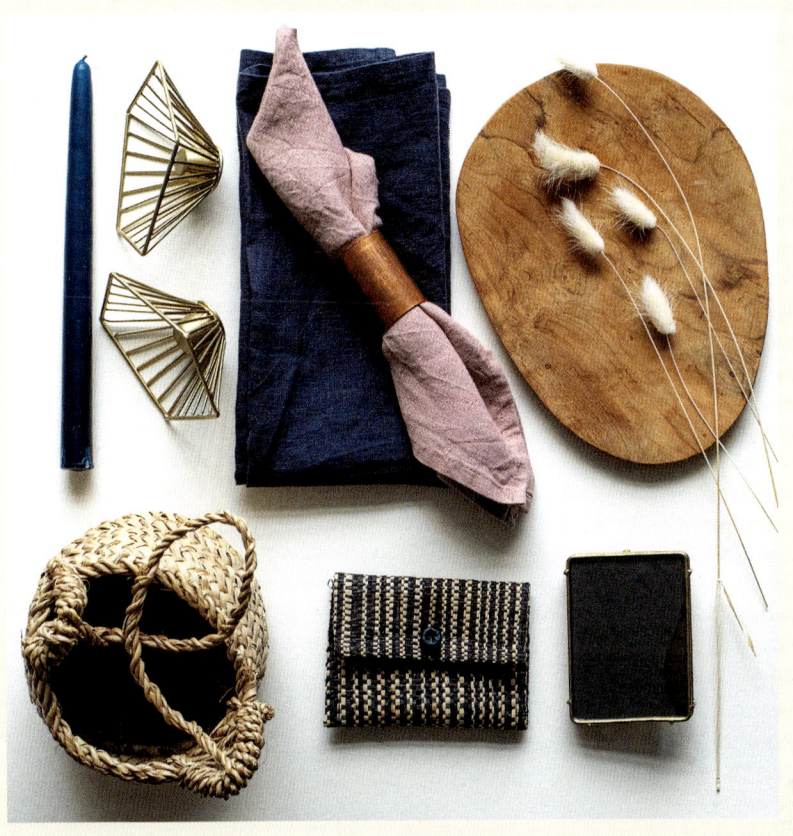

Wer sich mehr und mehr mit einem nachhaltigen Lebensstil auseinandersetzt, wird schnell feststellen, dass es neben dem, was man isst oder anhat, auch um die Dinge geht, mit denen man sich im täglichen Leben umgibt.

ZERO WASTE IN DER KÜCHE

Achte bei den Dingen in Deiner Küche vor allem auf **Langlebigkeit** und vermeide Plastik. Edelstahl, Holz, Glas und Keramik zählen zu den langlebigsten Materialien.

Versuche auch im Rahmen der **Kaffee- und Teezubereitung** Müll zu vermeiden, indem Du auf Kapseln, Pads und einzeln verpackte Teebeutel verzichtest. Wer auf ein händisches Kaffee- bzw. Teeritual umstellt, wird diese sorgsame, entschleunigte Art der Zubereitung bald nicht mehr missen wollen!

Ersetze Plastikbürsten und -schwämme durch langlebige, biologisch abbaubare **Spülbürsten** aus Holz. Verwende **Geschirrtücher** aus Bio-Baumwolle, die bei der Wäsche kein Mikroplastik abgeben, das im Grundwasser landet.

Im Rahmen der **Aufbewahrung** kannst Du auf nachhaltige Alternativen zu Plastiktüten, Alufolie und Aufbewahrungsdosen aus Plastik zurückgreifen: Stapelbare Bügelgläser beispielsweise sind eine luftdichte und platzsparende Alternative.

Achte auf die **Mülltrennung** und vermeide Mülltüten aus Plastik. Verwende Bio-Papier-Müllbeutel oder verzichte ganz auf Müllbeutel und säubere Deinen Mülleimer mit Wasser. Und verbrauche alle Lebensmittel rechtzeitig, damit kein **Lebensmittelabfall** anfällt.

Auch bei der **Reinigung** lässt sich unnötiger Müll vermeiden: Auf den Natural-Cleaning-Seiten findest Du Rezepte für natürlichen Küchenreiniger und natürliches Geschirrspülmittel sowie Spülmaschinenpulver.

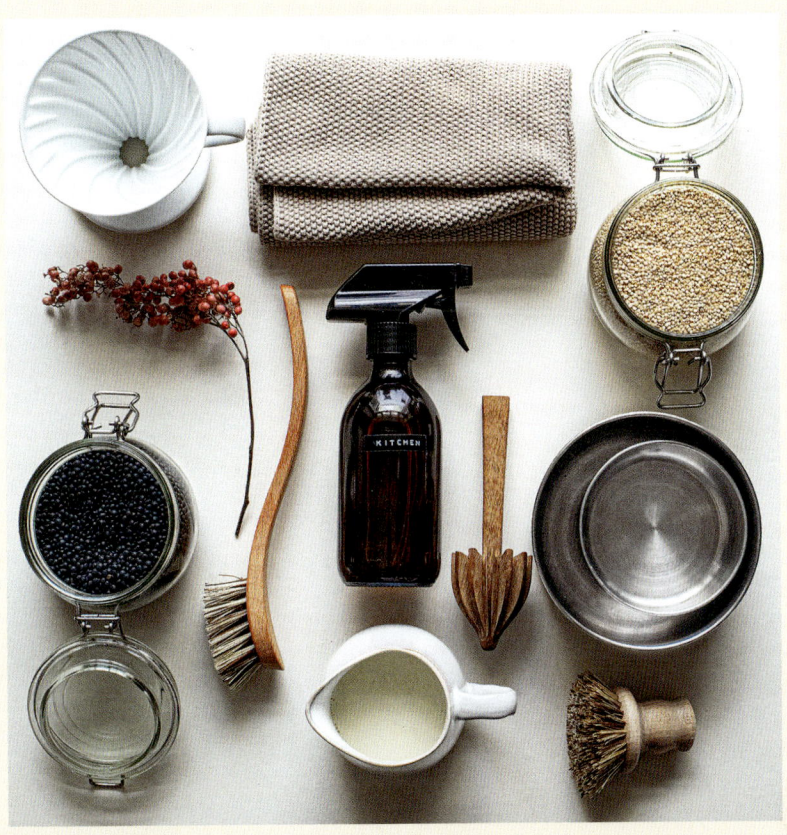

*Die Küche ist mein absoluter Lieblingsort in unserer Wohnung.
Ich bin nicht zuletzt gerne dort, weil ich sie über die Jahre hinweg
mit Gegenständen gefüllt habe, die nicht nur einem ganz be-
stimmten Zweck dienen, sondern zudem auch nachhaltig sind
und bei der Vermeidung von Müll helfen.*

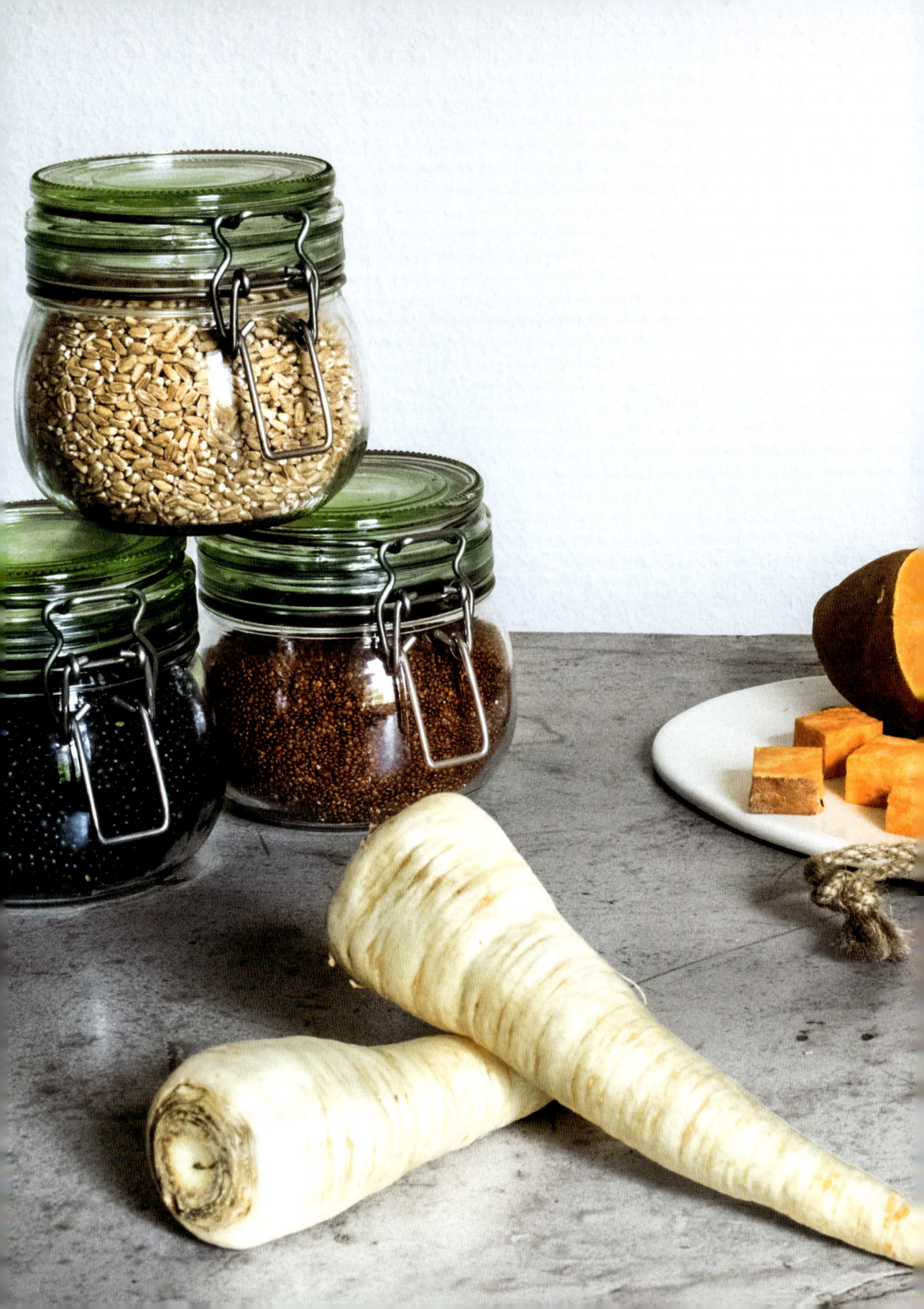

Winter

DEZEMBER, JANUAR, FEBRUAR

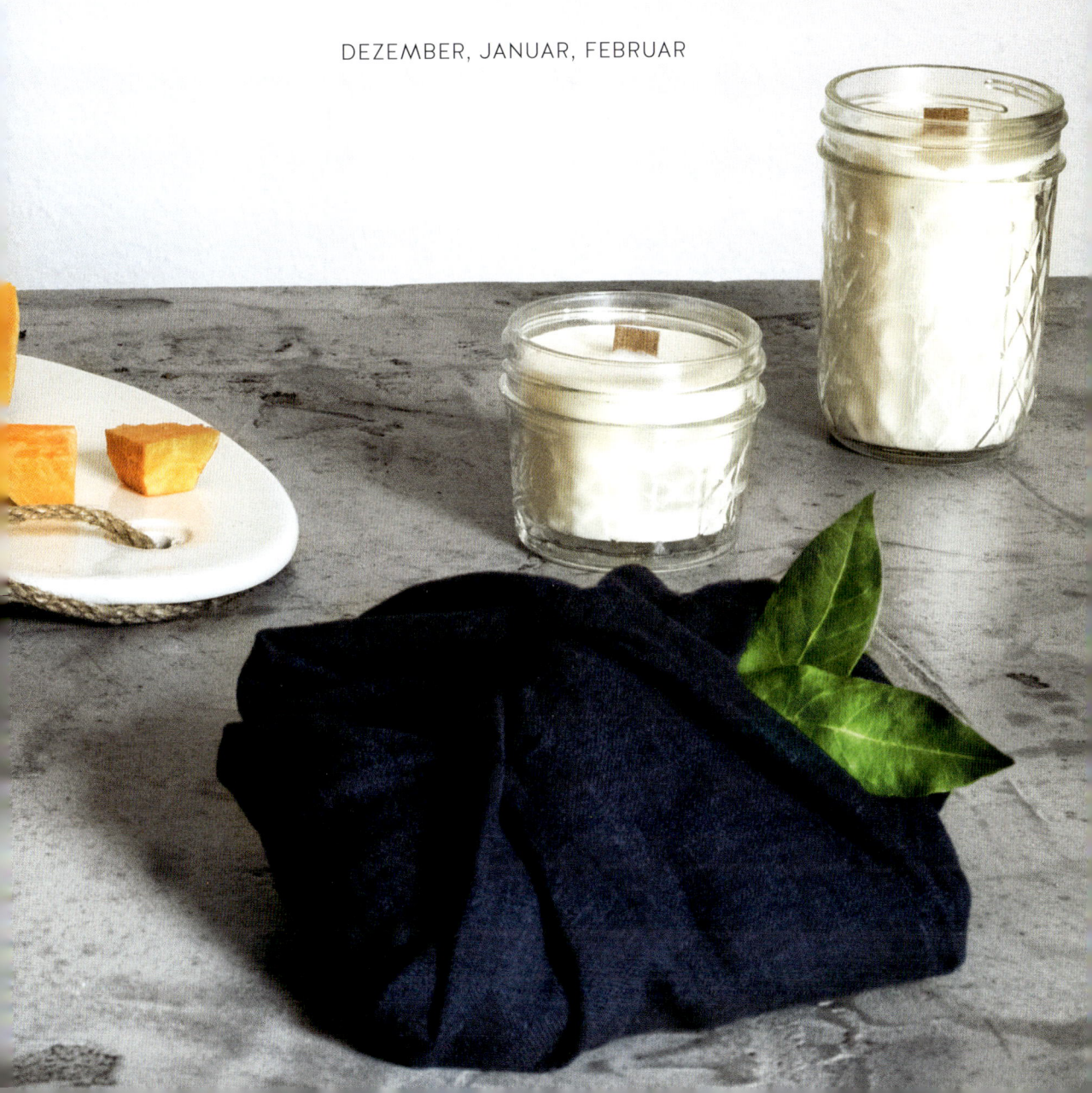

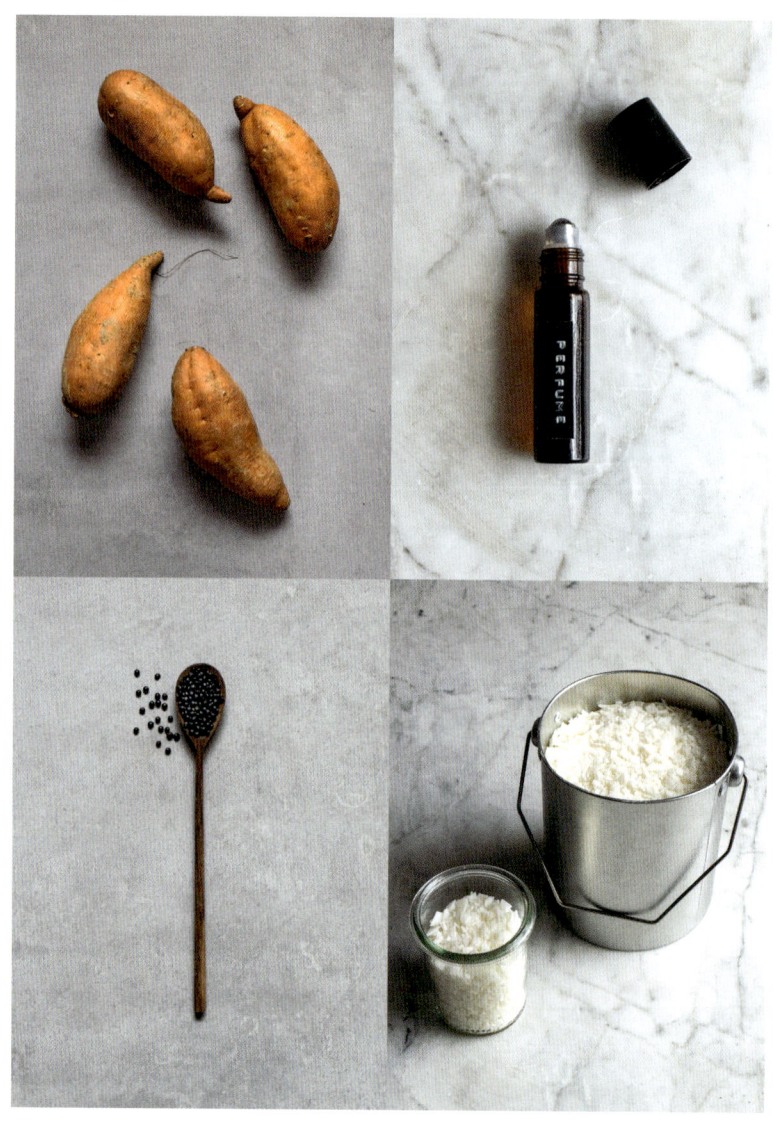

WENN DER WINTER
EINZUG HÄLT

Es braucht durchaus etwas Überwindung,
bevor ich bei eisigen Temperaturen früh am Morgen
zum Wochenmarkt stapfe. Dort riecht es nach
Orangen und Gewürzen und es gibt
große Weißkohlköpfe, dunkle Schwarzwurzeln
sowie Kisten mit Rosenkohl.
Freue Dich auf ein Früchtebrot mit getrockneten
Aprikosen, Feigen und Nüssen, auf eine Pfanne mit
Grünkern und geröstetem Wintergemüse oder
fruchtigen Linseneintopf mit Süßkartoffeln.
Kombiniere Orangenschalen und Essig für duftenden
Allzweckreiniger oder erfreue andere an den
Festtagen mit einem Parfüm aus ätherischen Ölen
oder pflegendem Lippenbalsam.
Nutze die Abende, an denen es früh dunkel wird,
gieße Kerzen, verpacke rechtzeitig Deine Geschenke
für die Festtage in schönen Stofftüchern.
Nimm Dir am Jahresende etwas Zeit, zu reflektieren
und Deine Ziele fürs nächste Jahr zu visualisieren.

BIRCHERMÜSLI MIT KÜRBISKERNEN UND GERIEBENER BIRNE

8 PORTIONEN | ZEIT: 10 Min. | QUELLZEIT: über Nacht
PRO PORTION: ca. 325 kcal | 12 g E | 16 g F | 31 g KH

*Wenn morgens aufgrund von Terminen wenig Zeit für ein Frühstück bleibt, bereite
ich mir oft am Abend zuvor dieses Birchermüsli mit Birne oder Apfel zu.
Wer das Frühstück mitnehmen will, kann das Obst auch bereits
gerieben am Vorabend unterrühren und es so über Nacht ziehen lassen.*

100 g Kürbiskerne
250 g zarte Haferflocken
50 g Leinsamen
350 ml Haferdrink (siehe Info)
2 EL Honig (siehe Info)
Zimtpulver
2 Birnen

Am Vorabend die Kürbiskerne hacken und mit den Haferflocken
und 40 g Leinsamen in eine Schüssel geben. Haferdrink, Honig und
1 Prise Zimt dazugeben und gut verrühren. Die Mischung abgedeckt über Nacht (mindestens aber 3 Stunden) im Kühlschrank
quellen lassen.

Vor dem Servieren die Birnen waschen, vierteln und das Kerngehäuse entfernen. Nach Belieben ein paar dünne Scheiben abschneiden und für die Deko beiseitelegen. Den Rest der Birnen auf einer
Küchenreibe grob reiben.

Die Birnenraspel unter das Birchermüsli mischen. Auf Schüsseln
verteilen und mit den beiseitegelegten Birnenscheiben sowie den
restlichen Leinsamen (10 g) garnieren.

NACHHALTIGKEITS-INFO: selbst gemachter Haferdrink (s. S. 23)
oder Haferdrink von regionalem Anbieter; Honig im Glas von lokalem Imker oder Zuckerrübensirup.

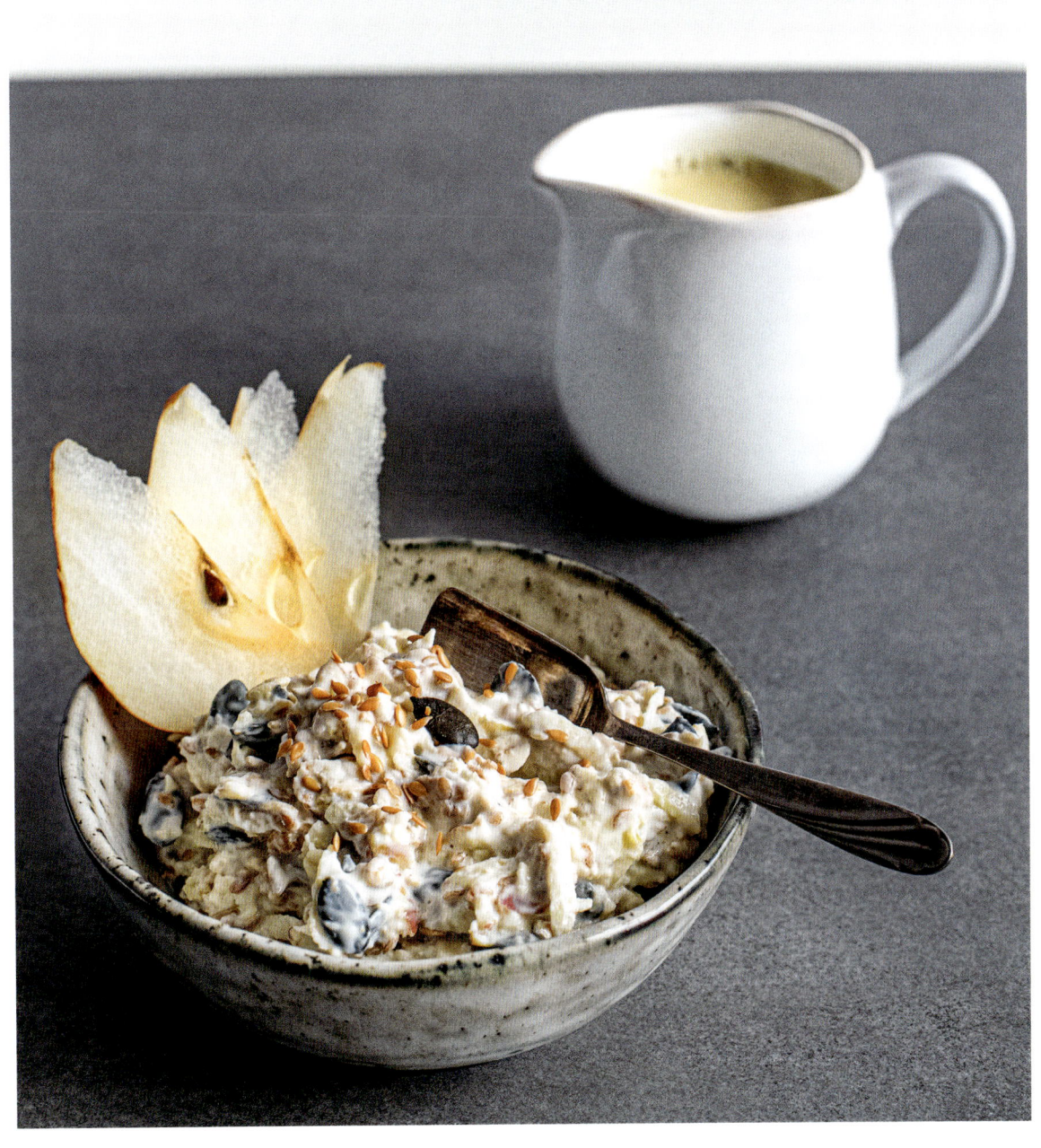

FRÜCHTEBROT

1 BROT (18 SCHEIBEN) | ZEIT: 35 Min. | BACKZEIT: 1 Std.
PRO SCHEIBE: ca. 210 kcal | 5 g E | 9 g F | 26 g KH

*Dieses Früchtebrot habe ich ursprünglich mit etwas Kardamom und Gewürz-
nelke für die Weihnachtszeit entwickelt. Ohne diese beiden Gewürze gibt es das
Früchtebrot bei uns das ganze Jahr über: zum Frühstück, für unterwegs und als
Kuchenersatz. In ein Leinentuch eingewickelt hält es sich knapp 1 Woche.*

*375 g gemischte Trockenfrüch-
te (z. B. Feigen, Aprikosen,
Aronia-Beeren)*
350 ml Apfelsaft
1 Bio-Orange
*150 g gemischte Nüsse und
Kerne (z. B. Haselnusskerne,
Pistazien, Sonnenblu-
menkerne)*
100 g gemahlene Mandeln
250 g Dinkelmehl (Type 630)
2 TL Backpulver
2 TL Zimtpulver
2 EL brauner Zucker

AUSSERDEM:
Kastenform (25 cm lang)
*1 EL Sonnenblumenöl für die
Form*

Die Trockenfrüchte in kleine Stücke schneiden und in eine große
Schüssel geben. Den Apfelsaft dazugeben und die Trockenfrüchte
darin 20–30 Min. einweichen. Den Backofen auf 200° (Ober-/Un-
terhitze) vorheizen. Die Orange heiß waschen und abtrocknen. Die
Schale fein abreiben und den Saft auspressen. Beides zu den Trockenfrüchten geben.

Die Nüsse mit einem Messer grob hacken und mit den Kernen in
einer heißen Pfanne ohne Fett kurz anrösten, bis sie duften. Eine
Handvoll Nusskernmischung beiseitelegen. Die restliche Nusskernmischung mit gemahlenen Mandeln, Dinkelmehl, Backpulver, Zimt
und Zucker ebenfalls zu den Trockenfrüchten geben. Alle Zutaten
mit einem Holzkochlöffel zu einem dicken Teig verarbeiten.

Die Kastenform mit dem Öl einfetten und den Teig hineingeben.
Die beiseitegelegten Nüsse und Kerne daraufstreuen und das
Früchtebrot im Ofen (Mitte) 50–60 Min. backen. Nach 50 Min. ein
Holzstäbchen hineinstecken, um zu testen, ob das Brot schon durch
ist. Das ist der Fall, wenn kein Teig am Stäbchen kleben bleibt. Falls
Teig am Stäbchen klebt, das Früchtebrot ca. 10 Min. weiterbacken.

Das fertige Früchtebrot herausnehmen, aus der Form stürzen und
vor dem Verzehr auskühlen lassen.

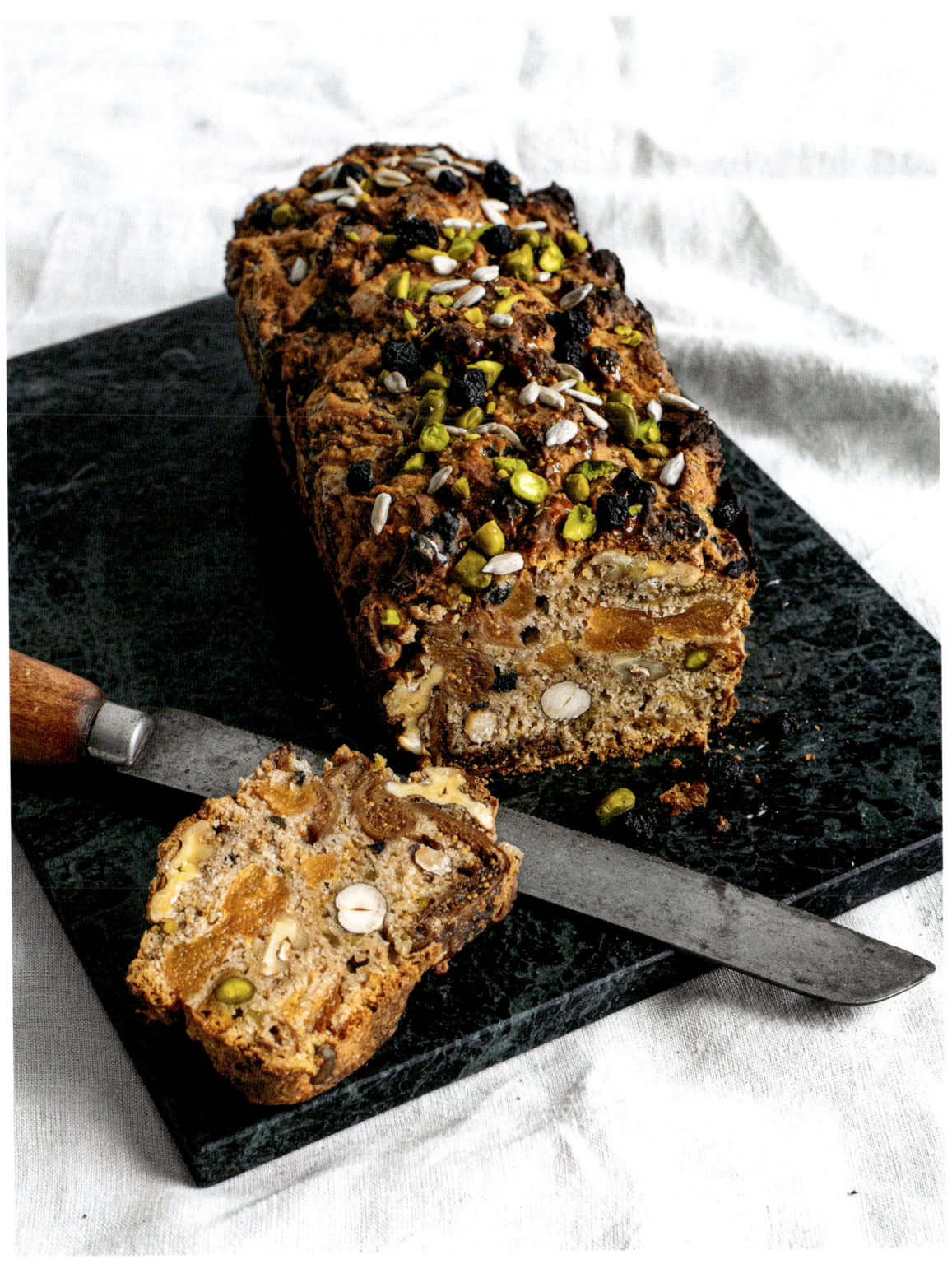

PANCAKES MIT MOHN UND ZITRUSMARMELADE

4 PERSONEN | ZEIT: 40 Min.
PRO PORTION: ca. 640 kcal | 14 g E | 31 g F | 73 g KH

250 g Dinkelmehl (Type 630)
2 EL Zucker
110 g Mohn
Salz
1 TL Backpulver
475 ml Haferdrink (siehe Info)
2 Zitronen (davon 1 bio)
50 ml Honig (siehe Info)
60 g hochwertige Margarine
1 EL Speisestärke
2 EL Rapsöl

Mehl, Zucker, 100 g Mohn, 1 Prise Salz und das Backpulver in einer Schüssel mischen. Mit einem Schneebesen 400 ml Haferdrink langsam in die trockenen Zutaten einrühren, bis ein cremiger Teig entsteht. Den Teig ca. 20 Min. ruhen lassen.

Inzwischen die Bio-Zitrone heiß waschen, abtrocknen und die Schale abreiben. Beide Zitronen auspressen und den Saft mit Honig und restlichem Haferdrink (75 ml) in einen Topf geben, langsam aufkochen. Die Zitronenschale (bis auf eine kleine Portion für die Deko), 1 Prise Salz sowie die Margarine unterrühren. Die Speisestärke in 1 EL Wasser auflösen und dazugeben. Unter ständigem Rühren ca. 3 Min. kochen lassen, dann vom Herd nehmen.

Das Rapsöl in einer Pfanne erhitzen. Mit einer Schöpfkelle den Teig portionsweise hineingeben und zu 8–10 cm großen Pancakes gießen. Bei mittlerer Hitze ca. 1 Min. backen. Sobald sich Blasen bilden, die Pancakes wenden.

Aus dem übrigen Teig weitere Pancakes backen. Pancakes auf einem Teller stapeln und mit der warmen Zitrusmarmelade übergießen. Mit dem restlichen Mohn (10 g) und der beiseitegelegten Zitronenschale bestreuen.

NACHHALTIGKEITS-INFO: selbst gemachter Haferdrink (s. S. 23) oder Haferdrink von regionalem Anbieter; Honig im Glas von lokalem Imker oder Zuckerrübensirup.

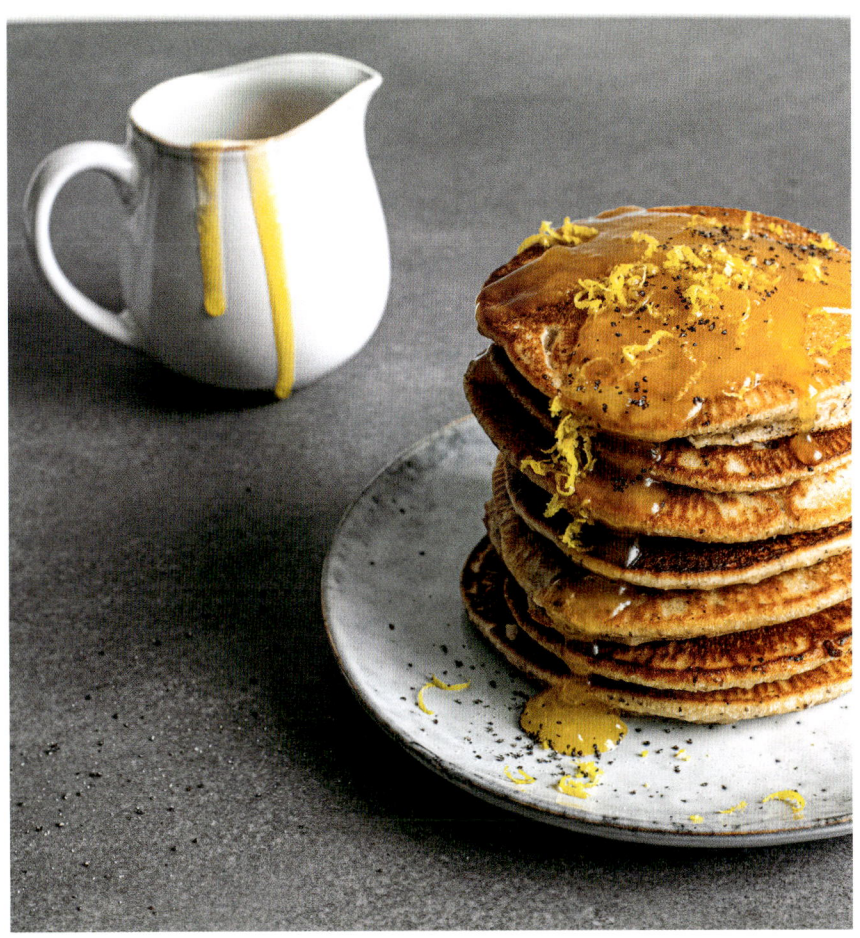

Pancakes sind immer ein guter Start in den Tag. Das gilt für diese mit Dinkel-
mehl, Mohn und noch warmer Zitrusmarmelade ganz besonders. Wer keine Zeit
für selbst gemachte Zitrusmarmelade hat, erwärmt 4 EL gekaufte Zitrusmarme-
lade mit 2 EL Wasser und träufelt die Mischung über die frischen Pancakes.

GERÖSTETER WEISSKOHL MIT CREMIGEN BELUGALINSEN

4 PERSONEN | ZEIT: 1 Std. 10 Min.
PRO PORTION: ca. 550 kcal | 18 g E | 34 g F | 41 g KH

Weißkohl kennt man kaum geröstet, was ich für einen der Gründe halte, dass er so wenig beliebt ist – die meisten denken bei Weißkohl an Suppe und Eintopf. Doch beim Rösten kommen seine herrlichen Aromen zur Geltung. Mit einer cremigen Sauce mit Linsen und Petersilie ein tolles Wintergericht.

1 großer Weißkohl (ca. 1,5 kg)
5 EL Olivenöl
1 TL gemahlener Kreuz-
*   kümmel*
Salz
Pfeffer
200 g Belugalinsen
1 Handvoll Petersilie
1 Zwiebel
250 g Sahne (siehe Info)

Den Backofen auf 200° (Ober-/Unterhitze) vorheizen. Weißkohl putzen, waschen und mit Strunk in ca. 1 cm dicke Scheiben schneiden. Auf einem Backblech verteilen. 3 EL Olivenöl mit dem Kreuzkümmel verrühren und auf die Kohlscheiben streichen. Mit Salz und Pfeffer würzen und im Ofen (Mitte) 50–60 Min. rösten.

Inzwischen die Belugalinsen in einem Sieb kalt abbrausen, mit 400 ml Wasser und etwas Salz in einen Topf geben. Zugedeckt bei mittlerer Hitze ca. 25 Min. kochen, bis sie weich sind.

Die Petersilie waschen, trocken schütteln und die Blätter fein hacken. Die Zwiebel schälen und fein hacken. Übriges Olivenöl (2 EL) in einer Pfanne erhitzen und die Zwiebel darin glasig dünsten. Die Linsen hinzufügen und kurz mitdünsten. Die Sahne und zwei Drittel der Petersilie dazugeben. Mit Salz und Pfeffer abschmecken.

Weißkohl aus dem Ofen nehmen und auf Teller verteilen. Die Linsen darauf anrichten und mit der restlichen Petersilie garnieren.

NACHHALTIGKEITS-INFO: Sahne im Glas von regionalem Anbieter oder Hafercreme.

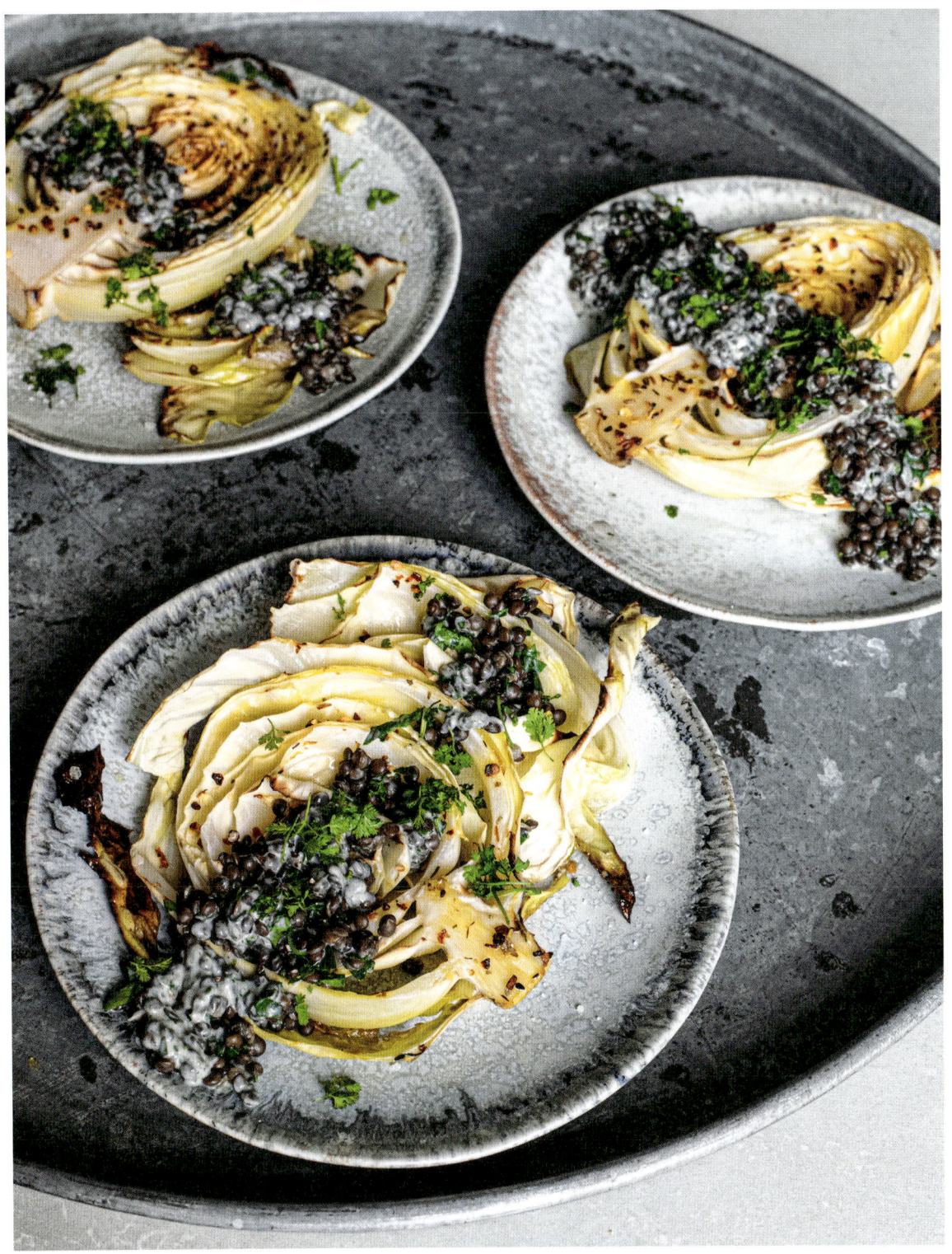

SÜSSKARTOFFEL-LINSEN-EINTOPF MIT TOMATEN UND SPINAT

4 PERSONEN | ZEIT: 45 Min.
PRO PORTION: ca. 520 kcal | 18 g E | 17 g F | 70 g KH

Ähnlich wie Quinoa gab es auch Süßkartoffeln bis vor wenigen Jahren nicht aus heimischem Anbau. Das hat sich nun geändert, weshalb Currys, Eintöpfe und auch geröstete Süßkartoffeln Einzug in meine Rezeptsammlung gehalten haben. Dieser Eintopf ist herrlich fruchtig und kann einfach so oder mit Getreide, wie etwa Hirse, serviert werden.

200 g Belugalinsen
1 TL Gemüsebrühe (Instant)
1 Knoblauchzehe
3 Süßkartoffeln (ca. 600 g)
6 EL Olivenöl
6 EL Tomatenmark
1 große Dose stückige Tomaten (800 g)
2 Handvoll Kirschtomaten
2 Handvoll Spinat
Salz
Pfeffer

Die Linsen in ein Sieb geben und unter fließendem Wasser abbrausen. Mit 400 ml Wasser und der Gemüsebrühe in einen Topf geben und zugedeckt bei mittlerer Hitze ca. 25 Min. köcheln lassen, bis die Linsen die gesamte Flüssigkeit aufgenommen haben.

Inzwischen den Knoblauch schälen und fein hacken. Die Süßkartoffeln waschen, schälen und in ca. 1 cm große Würfel schneiden.

Das Olivenöl in einem großen Topf erhitzen. Knoblauch und Süßkartoffeln dazugeben und bei mittlerer Hitze ca. 12 Min. braten, bis die Süßkartoffelwürfel weich sind. Das Tomatenmark dazugeben und 1–2 Min. anrösten.

Die gekochten Linsen sowie die stückigen Tomaten hinzufügen und den Eintopf ca. 10 Min. schmoren. Inzwischen die Kirschtomaten waschen und halbieren. Den Spinat in ein Sieb geben und waschen. Mit den Tomaten in den Topf geben, unterrühren und das Ganze weitere ca. 5 Min. schmoren. Mit Salz und Pfeffer abschmecken und servieren.

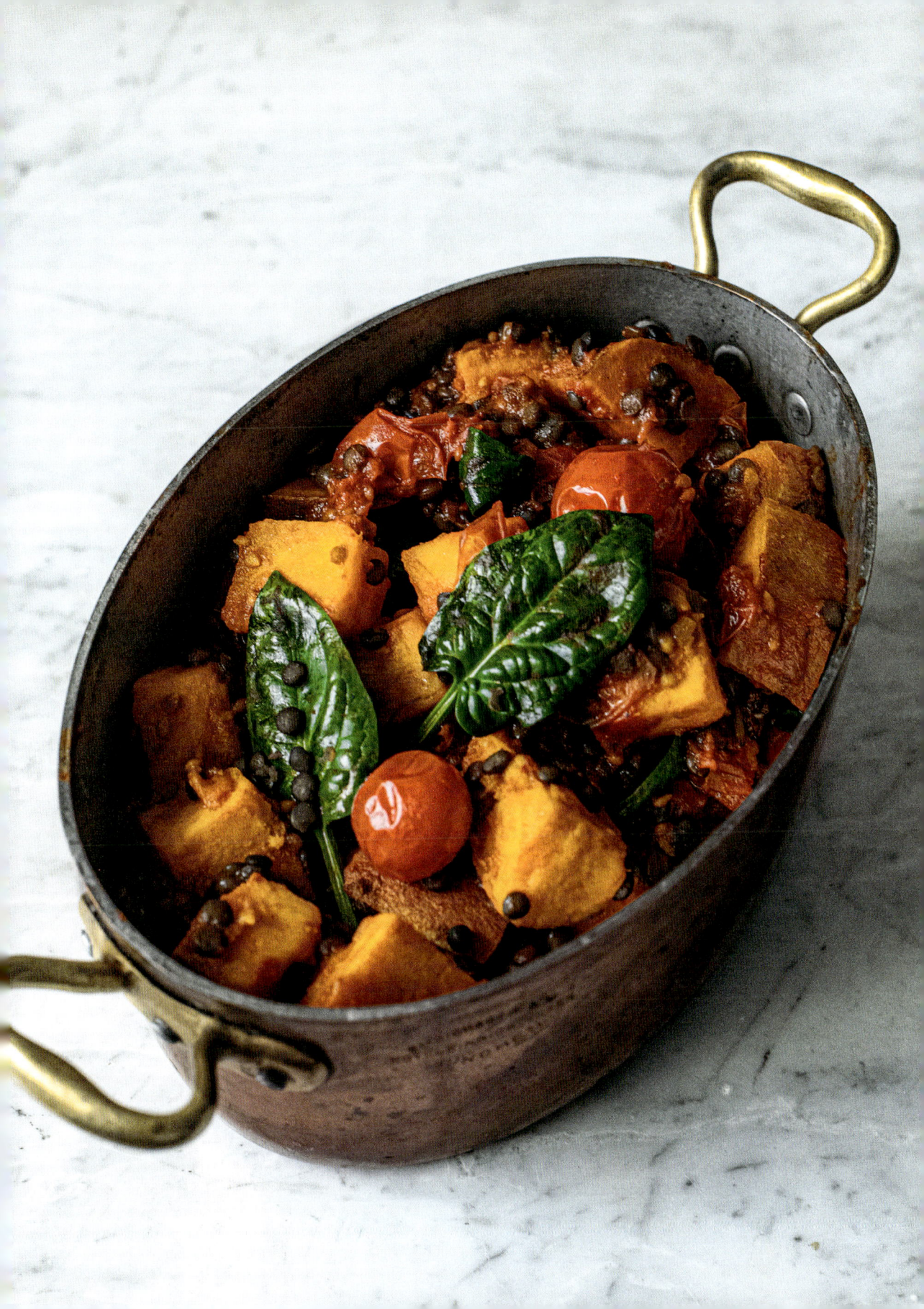

SUPPE AUS GERÖSTETEN MÖHREN

4 PERSONEN | ZEIT: 50 Min.
PRO PORTION: ca. 480 kcal | 7 g E | 43 g F | 15 g KH

*Die langsam gerösteten Möhren schenken der Suppe einen ganz
besonders feinen süßlichen Geschmack, Kreuzkümmel und Zimt
runden die Röstaromen ab. Das Rezept ist eine schöne Alternative
zur klassischen Kürbissuppe im Winter, wie ich finde.*

750 g große Möhren
1 TL Zimtpulver
4 EL Olivenöl
1 Knoblauchzehe
1 Schalotte
1 Handvoll Kürbiskerne
750 ml Gemüsebrühe
4 EL Sonnenblumenöl
1 Handvoll Salbeiblätter
250 g Sahne (siehe Info)
1 TL gemahlener Kreuz-
    kümmel
Salz
Pfeffer

Den Backofen auf 200° (Umluft) vorheizen. Möhren putzen, wa-
schen und grob zerkleinern. Mit Zimt und 2 EL Olivenöl in einer
Schüssel vermengen, dann auf einem Backblech verteilen und im
Ofen (Mitte) ca. 30 Min. rösten, bis sie weich sind.

Inzwischen Knoblauch und Schalotte schälen und fein hacken.
Übriges Olivenöl (2 EL) in einem großen Topf erhitzen und beides
darin glasig dünsten. Kürbiskerne in einer kleinen Pfanne ohne Fett
rösten, bis sie aufgehen und fein duften. Beiseitestellen.

Die Möhren aus dem Ofen nehmen und in den Topf geben. Die Gemüsebrühe dazugießen, bei mittlerer Hitze kurz aufkochen, dann
den Topf vom Herd nehmen. Das Sonnenblumenöl in einer Pfanne
erhitzen und die Salbeiblätter darin ca. 30 Sek. frittieren. Herausnehmen und beiseitestellen.

Sahne und Kreuzkümmel dazugeben und die Suppe mit einem
Pürierstab direkt im Topf fein pürieren, ggf. mit Salz und Pfeffer
nachwürzen. Auf Schüsseln verteilen und mit Kürbiskernen und
Salbei garnieren.

NACHHALTIGKEITS-INFO: Sahne im Glas von regionalem Anbieter
oder Hafercreme.

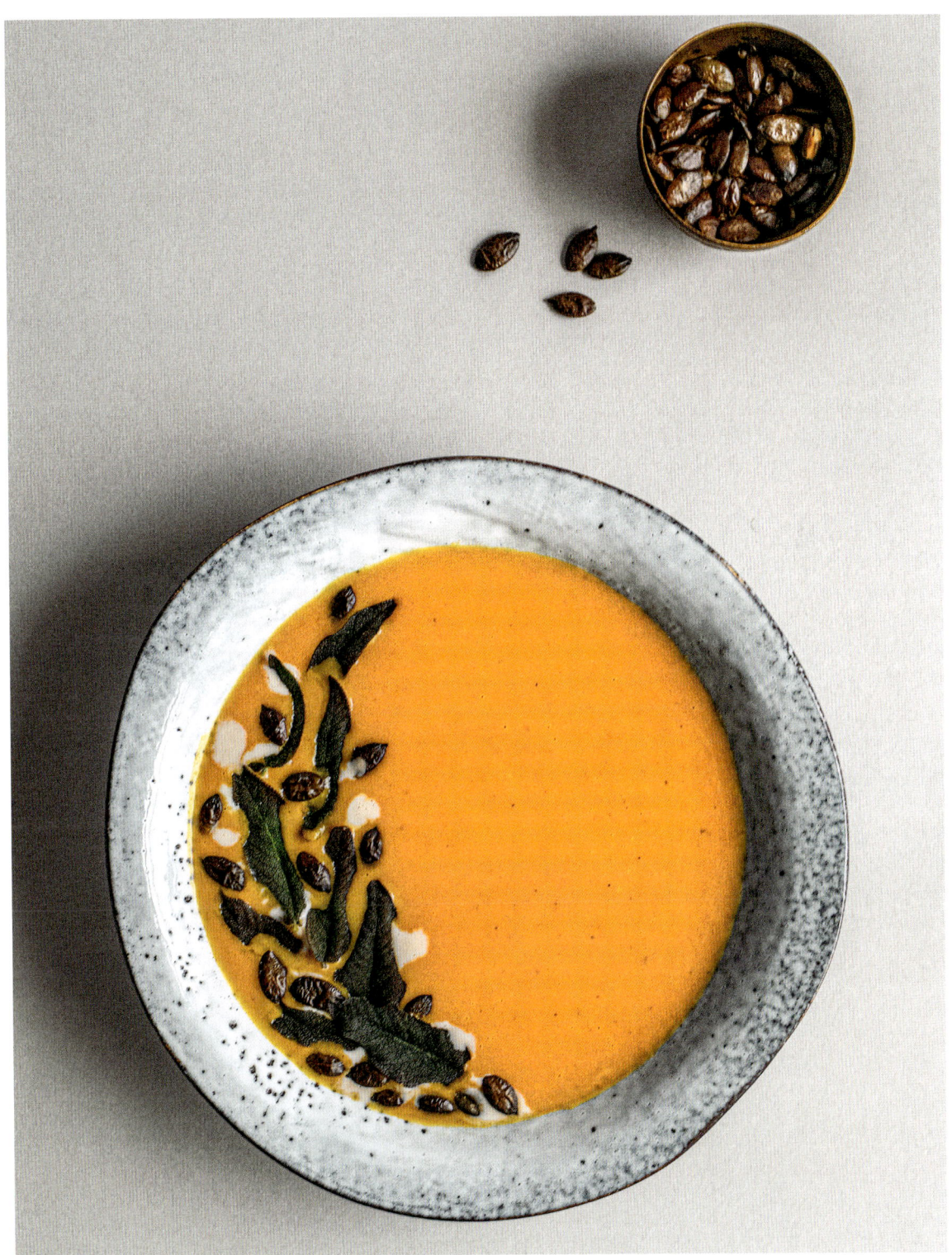

SCHWARZWURZELSUPPE MIT PUMPERNICKEL-CROÛTONS

4 PERSONEN | ZEIT: 30 Min.
PRO PORTION: ca. 410 kcal | 8 g E | 27 g F | 28 g KH

Lange Zeit wusste ich nicht so wirklich etwas mit Schwarzwurzeln anzufangen, weshalb ich sie nach einigen Versuchen erst mal links liegen ließ. Als sich Schwarzwurzeln unerwartet in unserer Bio-Kiste befanden, musste ich noch einen Versuch starten und entwickelte diese Suppe. Sie zählt zu meinen liebsten Wintergerichten.

700 g Schwarzwurzeln
250 g mehligkochende Kartoffeln
1 Zwiebel
4 EL Olivenöl
500 ml Gemüsebrühe
100 ml trockener Weißwein
3 Scheiben Pumpernickel
1 dünne Frühlingszwiebel
200 g Sahne (siehe Info)
Salz
Pfeffer
frisch geriebene Muskatnuss

Schwarzwurzeln von Erde befreien, putzen, schälen und schräg in ca. 2 cm dicke Stücke schneiden. Kartoffeln schälen und grob würfeln. Zwiebel schälen und grob hacken. 3 EL Olivenöl in einem großen Topf erhitzen und die Zwiebel darin anbraten. Schwarzwurzeln sowie Kartoffeln hinzugeben und kurz anrösten. Gemüsebrühe und Weißwein dazugeben und das Gemüse in ca. 20 Min. weich kochen.

Inzwischen Pumpernickel in kleine Stücke brechen und in einer Pfanne ohne Öl knusprig rösten. Frühlingszwiebel putzen, waschen und in sehr dünne Ringe schneiden. Beides beiseitestellen.

Den Topf vom Herd nehmen, die Sahne hinzufügen und die Suppe mit einem Pürierstab im Topf fein pürieren. Falls nötig, noch etwas Wasser hinzufügen. Mit Salz, Pfeffer sowie 1 Prise Muskatnuss abschmecken. Die Suppe auf Schüsseln verteilen, mit den Pumpernickel-Croûtons bestreuen und mit Frühlingszwiebelringen sowie dem übrigen Olivenöl (1 EL) toppen.

NACHHALTIGKEITS-INFO: Sahne im Glas von regionalem Anbieter oder Hafercreme.

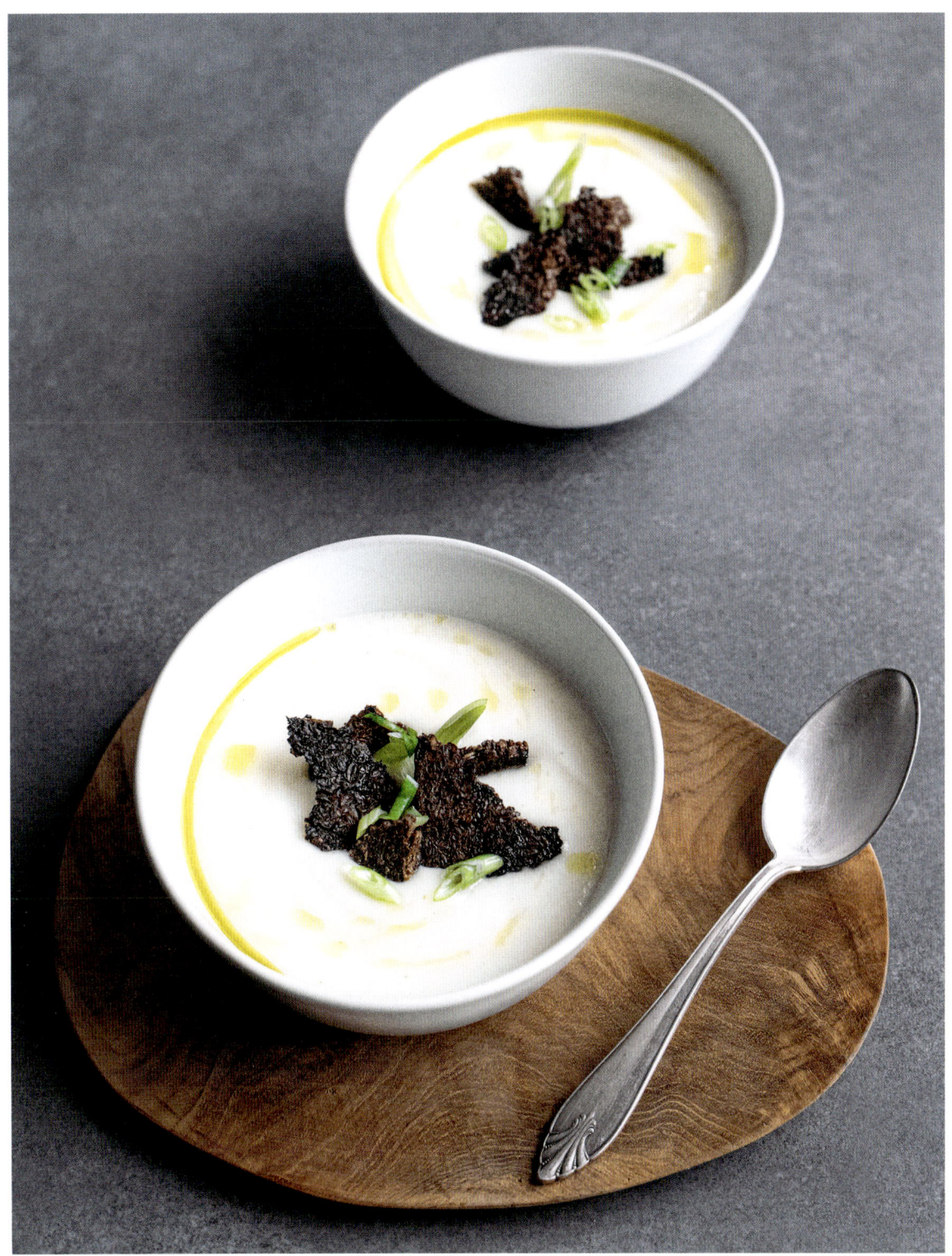

SPAGHETTI MIT CHAMPIGNONS UND LINSEN

4 PERSONEN | ZEIT: 40 Min.
PRO PORTION: ca. 900 kcal | 32 g E | 92 g F | 125 g KH

Auf meinem Sideboard in der Küche steht eine Reihe von großen Einmachgläsern mit verschiedenfarbigen Linsen. Besonders auffällig sind die glänzend schwarzen Belugalinsen aus dem Allgäu, die ich aufgrund ihrer Bissfestigkeit gerne in Saucen wie dieser verwende. Anstelle der Champignons schmecken auch Pfifferlinge oder Steinpilze wunderbar.

200 g Belugalinsen
Salz
500 g Dinkel-Vollkorn-
    Spaghetti
200 g braune Champignons
1 Zwiebel
2 EL Olivenöl
250 g Sahne (siehe Info)
1 Scheibe Weißbrot (vom
    Vortag)
4 Stängel Petersilie
Pfeffer

Die Linsen in einem Sieb kalt abbrausen und mit 400 ml Salzwasser in einen Topf geben. Zugedeckt ca. 20 Min. köcheln, bis die Linsen gar sind bzw. das gesamte Wasser aufgenommen haben.

Inzwischen die Spaghetti in reichlich Salzwasser nach Packungsanweisung bissfest kochen. Die Champignons putzen und in dünne Scheiben schneiden. Die Zwiebel schälen und fein hacken. Das Olivenöl in einer großen Pfanne erhitzen und die Zwiebel darin bei mittlerer Hitze anbraten. Die Pilze hinzufügen und ca. 5 Min. mitbraten. Die Sahne dazugeben und unterrühren.

Das Brot zerkrümeln und in einer Pfanne ohne Fett 2–3 Min. rösten, bis die Krümel leicht braun sind. Beiseitestellen. Die Petersilie waschen, trocken schütteln, die Blätter hacken und zur Sauce geben. Die Spaghetti in ein Sieb abgießen, abtropfen lassen und zur Sauce geben. Alles gut vermengen, mit Salz und Pfeffer abschmecken und in eine Servierschüssel umfüllen. Mit den Brotbröseln bestreuen.

NACHHALTIGKEITS-INFO: Sahne im Glas von regionalem Anbieter oder Hafercreme.

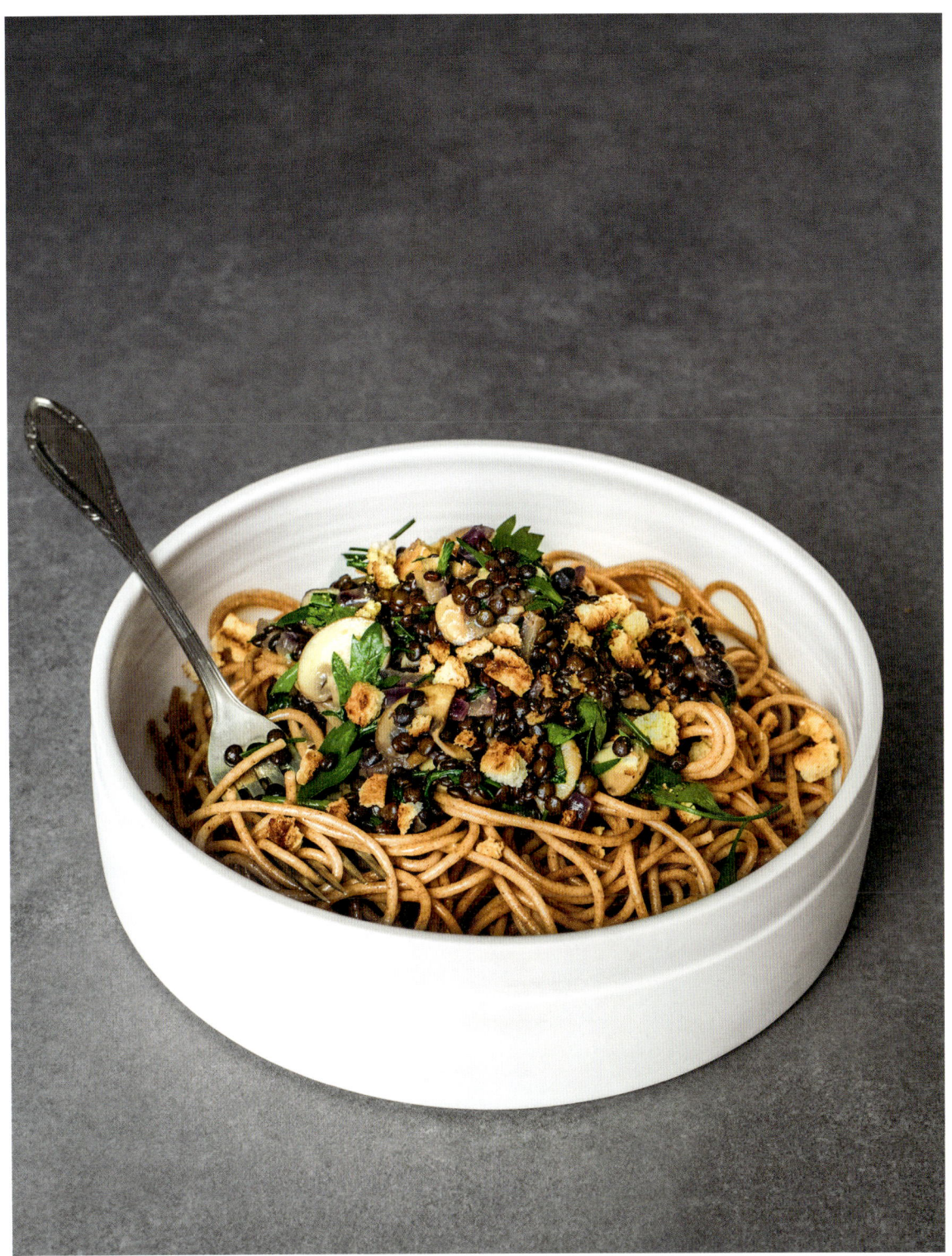

GRÜNKERN MIT OFENGEMÜSE

4 PERSONEN | EINWEICHZEIT: 1 Std. | ZEIT: 55 Min.
PRO PORTION: ca. 545 kcal | 16 g E | 11 g F | 93 g KH

Grünkern ist unreif geernteter Dinkel, der geröstet und getrocknet wird. Er schmeckt nussig und etwas intensiver als Dinkel, weshalb ich ihn sehr gerne in Pfannen- gerichten mit Gemüse verwende. Das Gemüse kann je nach Saison variiert werden.

300 g Grünkern
Salz
2 große Möhren
3 Knollen Rote Bete
1 rote Zwiebel
250 g Maronen (vakuum-
    verpackt)
3 EL Olivenöl
Pfeffer
100 g Pflaumen (frische oder
    getrocknete)
100 g Grünkohl

Den Grünkern in eine Schüssel mit kaltem Wasser geben und ca. 1 Std. einweichen. In ein Sieb geben, gründlich abspülen und mit 900 ml Salzwasser in einen Topf geben. Aufkochen lassen, die Hitze reduzieren und den Grünkern zugedeckt ca. 45 Min. köcheln lassen, dabei gelegentlich umrühren.

Inzwischen den Backofen auf 200° (Umluft) vorheizen. Möhren und Rote Beten putzen und waschen, Möhren schräg in dünne Scheiben schneiden, Rote Beten auch in Scheiben schneiden. Zwiebel schälen und in dünne Ringe schneiden, Maronen halbieren.

Gemüse, Maronen und Zwiebel in eine ofenfeste Form geben und mit 2 EL Olivenöl vermengen. Mit Salz und Pfeffer würzen. Im Ofen (Mitte) 25–30 Min. rösten, bis das Gemüse weich ist (gelegentlich durchmengen).

Die getrockneten Pflaumen halbieren. Den Grünkohl waschen, von den harten Stielen befreien und in mundgerechte Stücke schneiden.

Den Grünkern in eine Servierschüssel geben. Ofengemüse, Grün- kohl und Pflaumen dazugeben und alles gut vermengen. Mit Salz und Pfeffer abschmecken und direkt vor dem Servieren mit dem übrigen Olivenöl (1 EL) beträufeln.

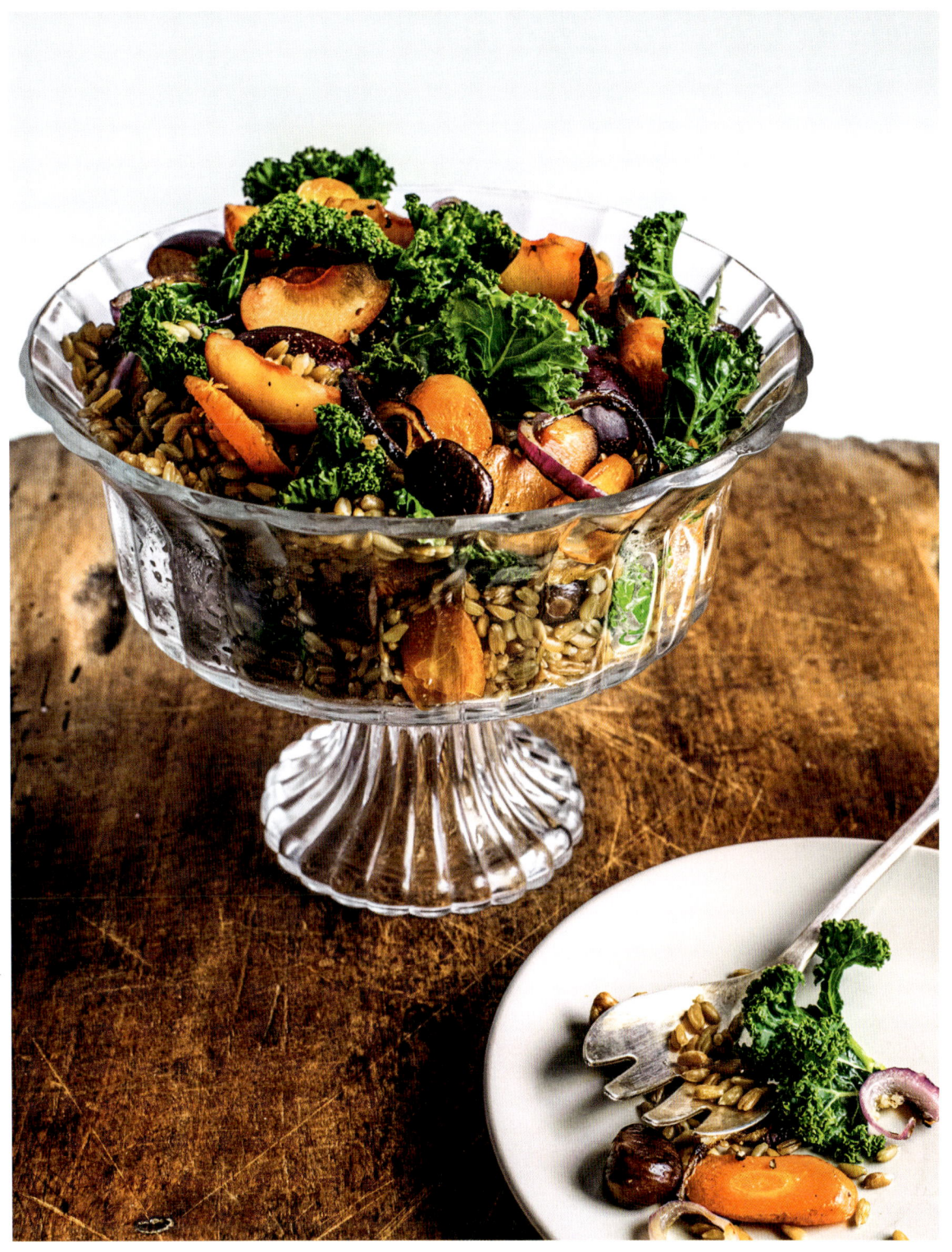

QUINOA-BRATLINGE MIT PESTOKARTOFFELN

4 PERSONEN | ZEIT: 45 Min.
PRO PORTION: ca. 600 kcal | 18 g E | 26 g F | 71 g KH

250 g Quinoa
Salz
800 g kleine festkochende
Kartoffeln
3 Handvoll Petersilie
1 rote Zwiebel
200 g TK-Erbsen
Pfeffer
6 EL Olivenöl
1 kleine Knoblauchzehe
1 Handvoll Walnusskerne
½ Bio-Zitrone

Die Quinoa in ein Sieb geben und abbrausen. Mit 500 ml Salzwasser in einen Topf geben. Das Wasser zum Kochen bringen und die Quinoa zugedeckt bei mittlerer Hitze 15–20 Min. köcheln lassen. Vom Herd nehmen und 5 Min. quellen lassen.

Inzwischen die Kartoffeln waschen, mit Wasser in einen großen Topf geben und in ca. 20 Min. weich kochen. Abgießen und ca. 300 g im Topf warm halten. Den Rest kalt abschrecken, pellen und grob in eine Schüssel reiben. Die Petersilie waschen, trocken schütteln und ein Drittel fein hacken. Die Zwiebel schälen und fein hacken. Gehackte Petersilie, Zwiebel, Quinoa und Erbsen zur Kartoffelmasse geben. Alles gut vermengen und mit Salz und Pfeffer abschmecken.

Mit angefeuchteten Händen 6–7 cm große runde Bratlinge formen. 2 EL Olivenöl in einer beschichteten Pfanne erhitzen und die Bratlinge darin bei mittlerer Hitze pro Seite ca. 5 Min. goldbraun braten.

Den Knoblauch schälen und grob hacken. Mit der übrigen Petersilie, den Walnüssen und dem übrigen Olivenöl (4 EL) in einem hohen Gefäß mit einem Pürierstab pürieren. Die Zitronenhälfte heiß waschen, abtrocknen und die Schale abreiben. Zum Pesto geben, mit Salz und Pfeffer abschmecken.

Die Quinoa-Bratlinge auf Teller verteilen. Die übrigen Kartoffeln mit dem Pesto vermengen und dazu servieren.

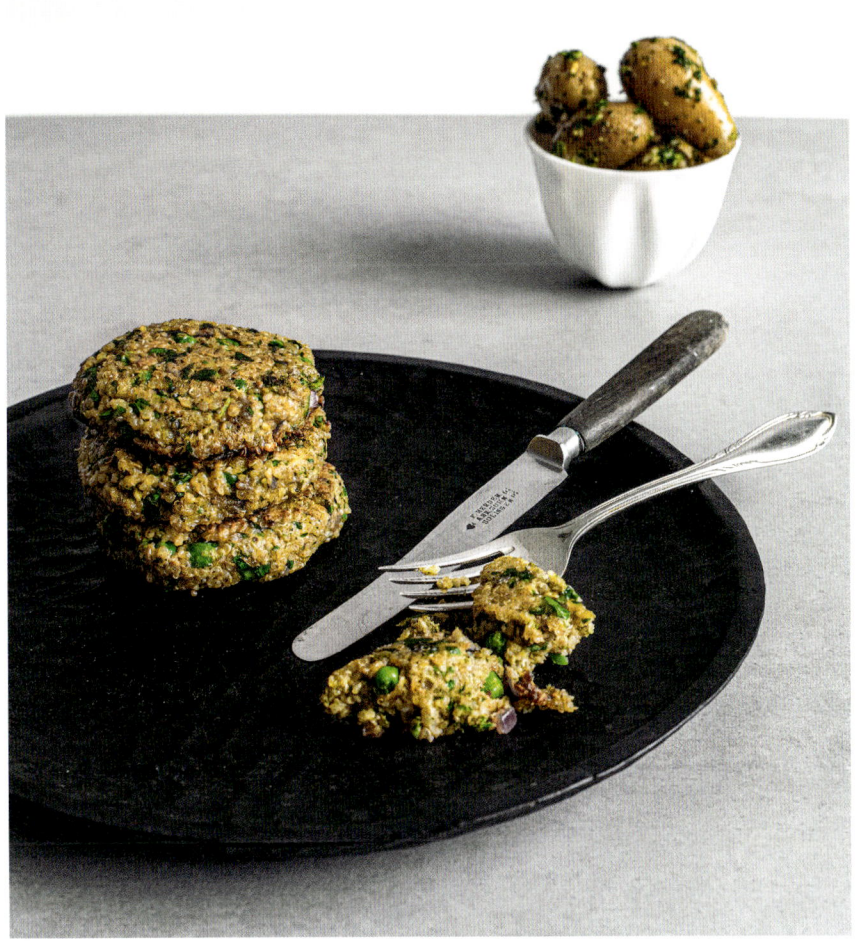

Da Quinoa lange Zeit nicht aus europäischem Anbau erhältlich war, gab es in meiner Küche keine Rezepte dafür. Umso mehr freut es mich, dass ich vor einigen Jahren einen der ersten bayerischen Quinoa-Bauern kennenlernen durfte, von dem ich bis heute meine Quinoa beziehe. Dieses Gericht ist ein schönes Winterrezept mit tiefgekühlten Erbsen.
Es schmeckt aber auch im Sommer mit frischen Erbsen!

ROSENKOHL MIT KÜRBIS UND MANDELN

4 PERSONEN | ZEIT: 40 Min.
PRO PORTION: ca. 370 kcal | 12 g E | 24 g F | 28 g KH

Es gibt einen Zeitraum, in dem sich Kürbis und Rosenkohl überschneiden.
Für genau diesen Zeitraum ist dieses Rezept gedacht – als Abschied vom
Herbst und Begrüßung des Winters. Da der Rosenkohl im Ofen geröstet und
nicht gekocht wird, begeistert dieses Gericht selbst Rosenkohlverweigerer.

1 kleiner Hokkaido-Kürbis
400 g Rosenkohl
4 EL Olivenöl
100 g Mandeln
50 g getrocknete Sauerkirschen
Salz
Pfeffer

Den Backofen auf 180° (Umluft) vorheizen. Den Kürbis putzen, waschen und vierteln, das faserige Innere und die Kerne mit einem Esslöffel entfernen und das Fruchtfleisch in grobe Würfel schneiden. Den Rosenkohl putzen, waschen und die Röschen längs halbieren.

Kürbis und Rosenkohl in ein tiefes Backblech oder eine große ofenfeste Form geben. Das Olivenöl dazugeben und gründlich mit dem Gemüse vermischen. Das Gemüse im Ofen (Mitte) 25–30 Min. rösten, bis es leicht gebräunt ist.

Inzwischen die Mandeln in einer beschichteten Pfanne ohne Fett bei mittlerer Hitze goldbraun rösten.

Das Ofengemüse herausnehmen, mit Salz und Pfeffer würzen und mit den gerösteten Mandeln sowie den getrockneten Sauerkirschen vermengen.

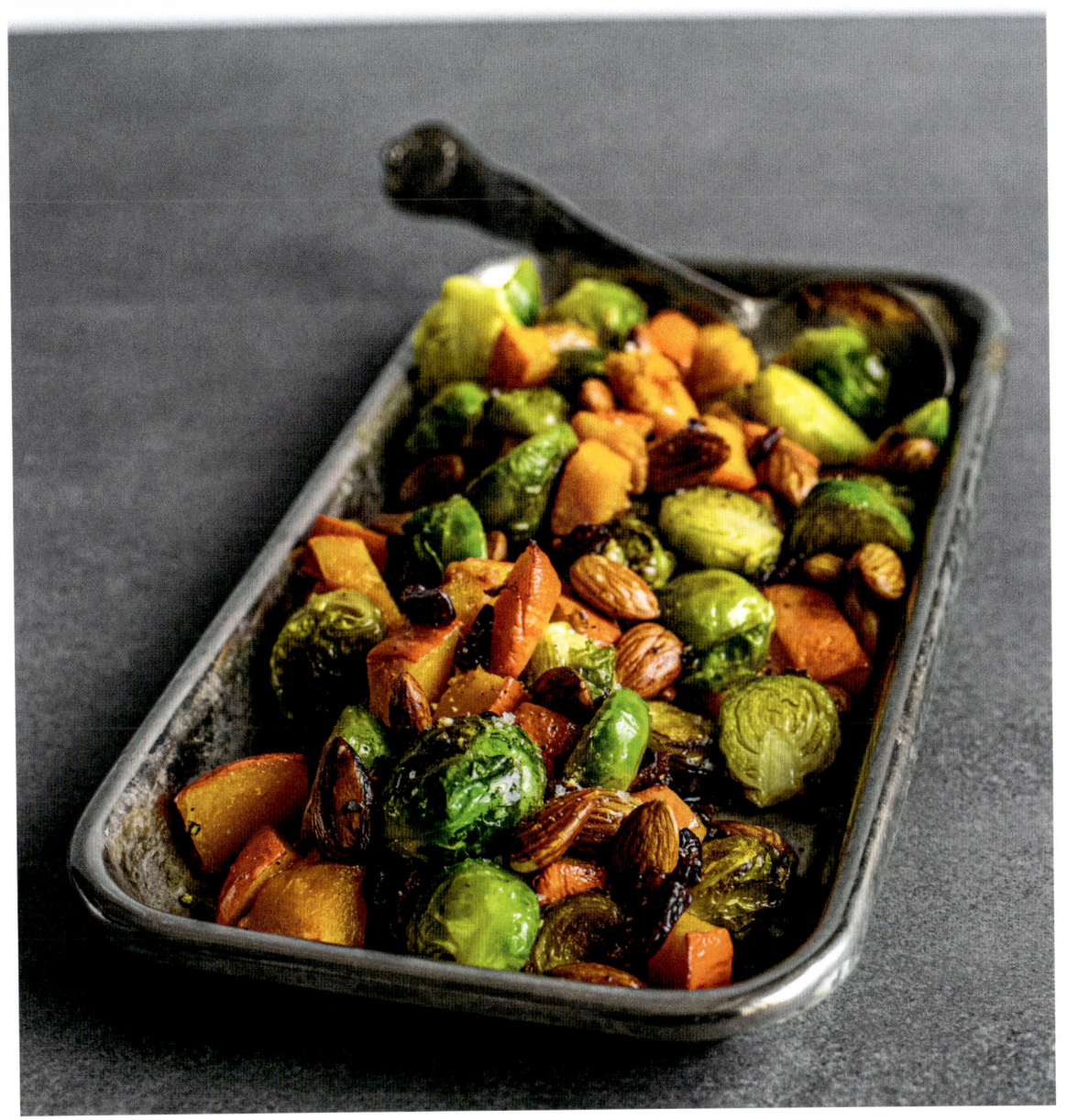

SÜSSKARTOFFELN MIT RUCOLA UND PISTAZIEN

4 PERSONEN | ZEIT: 40 Min.
PRO PORTION: ca. 365 kcal | 10 g E | 19 g F | 39 g KH

Dieses Gericht ist so simpel und bedarf lediglich einiger weniger Handgriffe. Darum kommt es bei uns oft an Abenden auf den Tisch, an denen wir spät nach Hause kommen. Anstelle von Rucola eignet sich auch Baby-Spinat.

2 große Süßkartoffeln
3 EL Olivenöl
½ TL gemahlener Kreuzkümmel
Salz
Pfeffer
1 Handvoll Rucola
50 g Pistazien
½ Zitrone
100 g Schafskäse (z.B. Feta, siehe Tipp)

Den Backofen auf 150° (Umluft) vorheizen. Die Süßkartoffeln waschen und der Länge nach in ca. 1 cm dicke Scheiben schneiden. 2 EL Olivenöl mit dem Kreuzkümmel vermischen und die Süßkartoffelscheiben auf beiden Seiten damit bestreichen. Die Süßkartoffelscheiben auf einem Backblech verteilen, mit Salz und Pfeffer würzen und im Ofen (Mitte) 25–30 Min. backen.

Inzwischen den Rucola waschen und trocken schütteln. Die Pistazien schälen und grob hacken. Die Zitronenhälfte auspressen.

Die Süßkartoffelscheiben aus dem Ofen nehmen und auf Tellern anrichten. Den Feta mit der Hand zerbröckeln und mit dem Rucola und den Pistazien auf den Süßkartoffeln verteilen. Das restliche Olivenöl (1 EL) mit dem Zitronensaft mischen, darüberträufeln und alles mit Salz und Pfeffer abschmecken.

NACHHALTIGKEITS-INFO: unverpackter Feta vom Markt bzw. aus dem Unverpackt-Laden oder vegane Feta-Alternative.

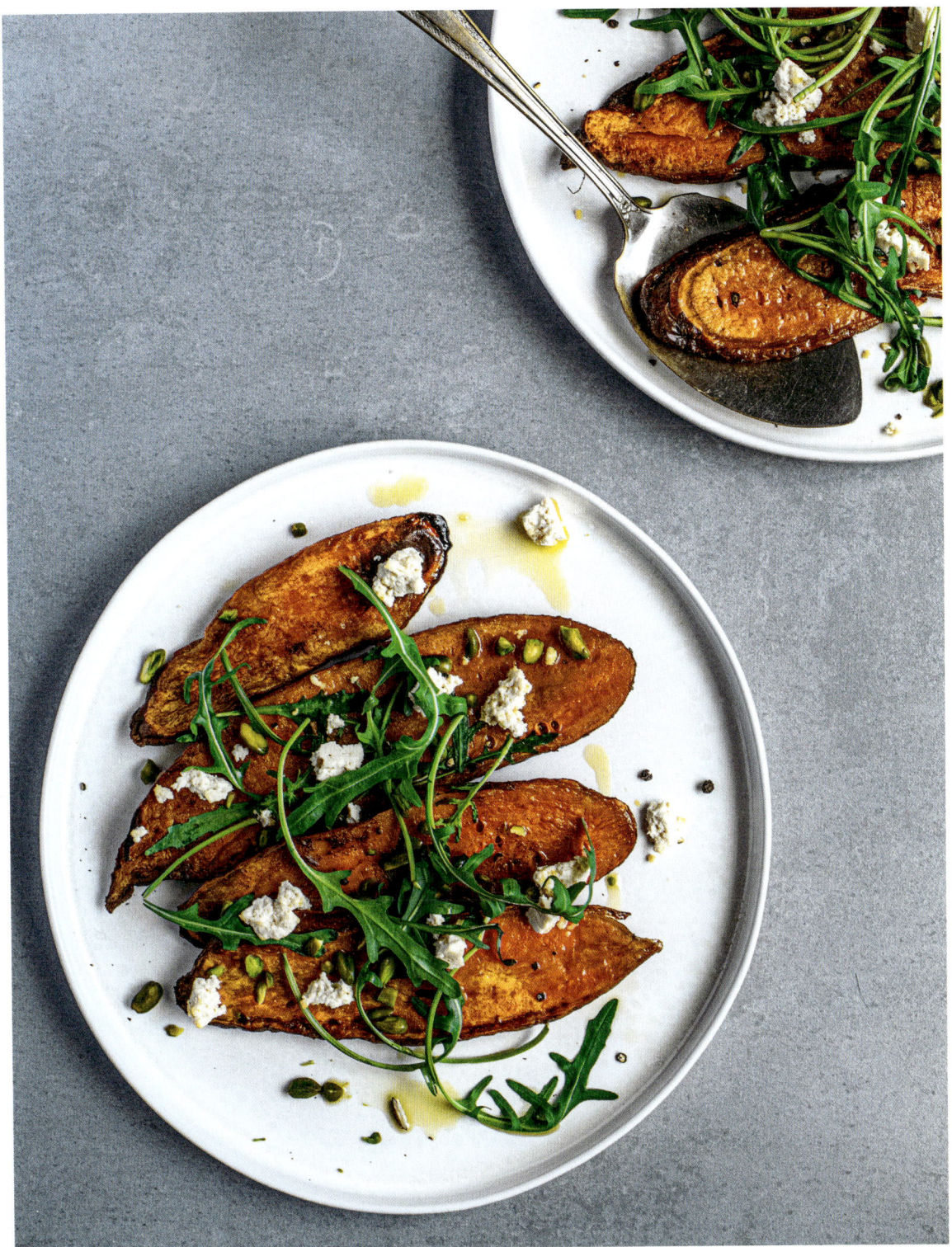

ENERGY-BALLS MIT GETROCKNETEN APRIKOSEN, HASELNÜSSEN UND KURKUMA

18 STÜCK | ZEIT: 15 Min.
PRO STÜCK: ca. 145 kcal | 3 g E | 7 g F | 16 g KH

Um die Lust auf Süßes zu Hause oder unterwegs zu stillen, sind Energy-Balls aus Trockenfrüchten und Nüssen eine wunderbare Sache. Während sie klassischerweise mit Datteln zubereitet werden, habe ich dieses Rezept mit getrockneten Aprikosen entwickelt. Zugedeckt im Kühlschrank gelagert halten sie bis zu 2 Wochen.

250 g getrocknete Aprikosen
100 g Haselnusskerne
1 TL gemahlene Kurkuma
Salz
2 TL Honig (siehe Info)
Haferflocken (nach Bedarf)

Aprikosen, Haselnüsse, Kurkuma, 1 kleine Prise Salz und den Honig in einen leistungsstarken Standmixer geben und zu einer gleichmäßigen, leicht klebrigen und gut formbaren Masse vermengen.

Ist die Masse zu klebrig, ein paar Haferflocken untermixen. Ist die Masse zu fest, 1 EL Wasser hinzugeben und untermixen.

Die Hände etwas anfeuchten und aus der Masse ca. 18 walnussgroße Kugeln formen.

NACHHALTIGKEITS-INFO: Honig im Glas von lokalem Imker oder Zuckerrübensirup.

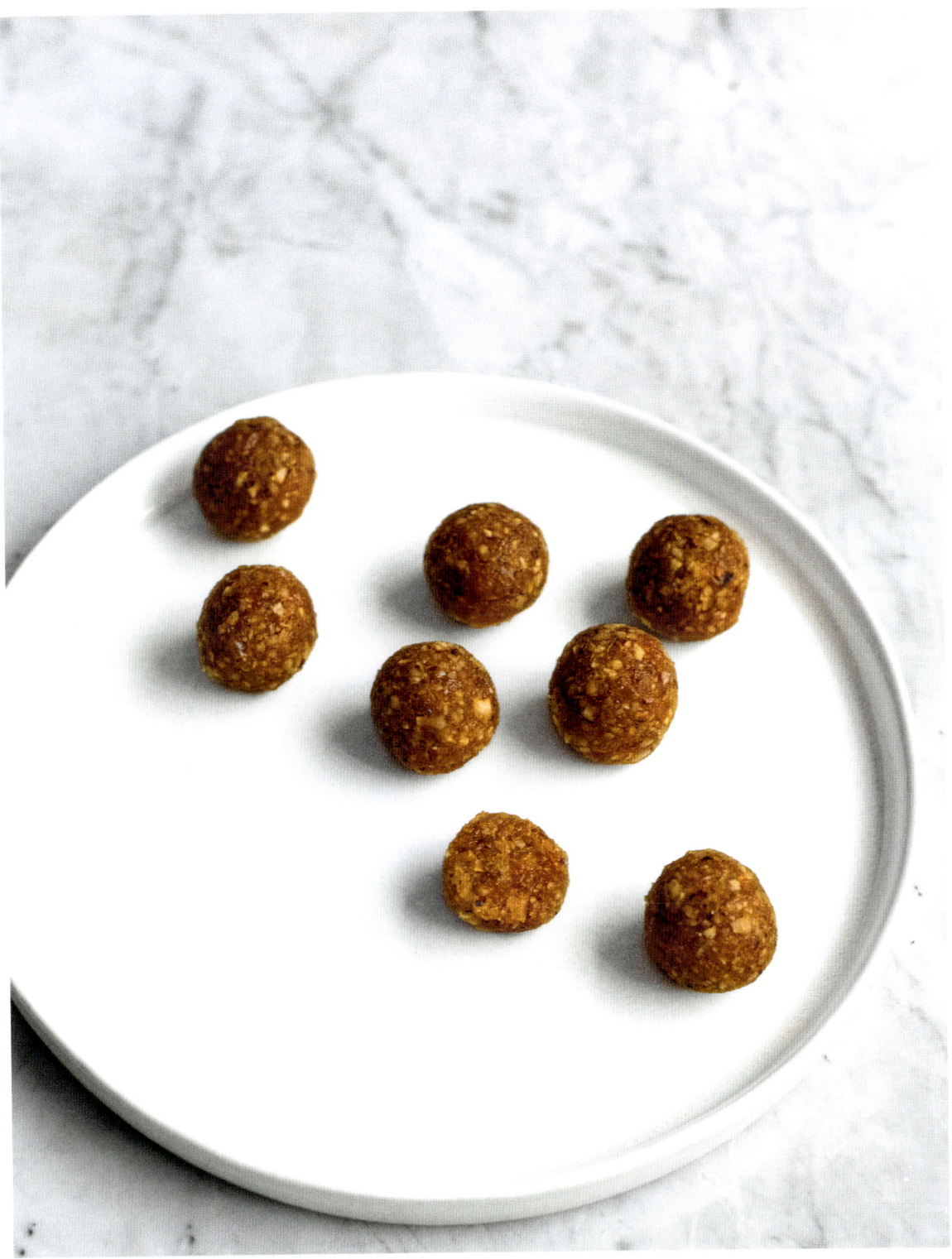

LIPPENBALSAM MIT ORANGENÖL

10 g Bienenwachspastillen (siehe Info)
30 ml Mandelöl
4 Tropfen ätherisches Öl (z. B. Orange,
Grapefruit)

ZUM BEFÜLLEN:
Glasgefäß mit Schraubverschluss
(mind. 50 ml Inhalt)

Die Bienenwachspastillen in eine hitzebeständige Schüssel (oder einen kleinen Topf) geben. Die Schüssel über einem Wasserbad langsam erwärmen und das Bienenwachs unter ständigem Rühren schmelzen.

Das Mandelöl und das ätherische Öl hinzufügen und die Mischung gut umrühren.

Die flüssige Mischung in ein Glasgefäß mit Schraubverschluss füllen und offen gut auskühlen lassen. Fest verschlossen hält sich der Lippenbalsam bis zu 12 Monate.

Nachhaltigkeits-Info: Bienenwachspastillen von lokalem Imker oder Carnaubawachspastillen.

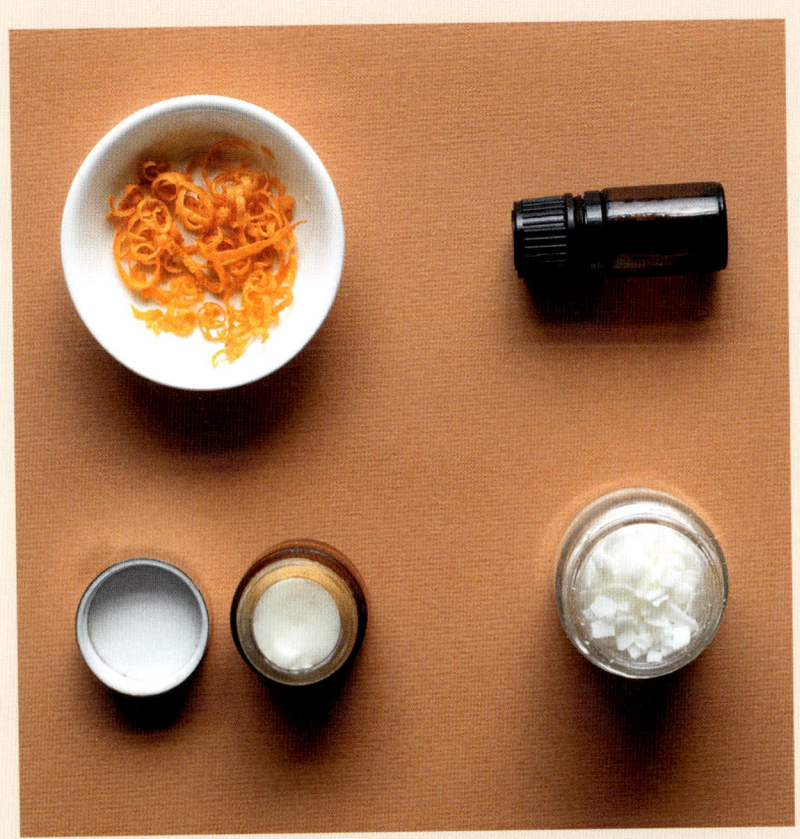

Gerade im Winter neige ich – wie viele andere – zu spröden Lippen. Da mir die Inhaltsstoffe von konventionellen Lippen-pflegestiften jedoch meist widerstreben, habe ich dieses einfache Lippenbalsam-Rezept entwickelt. Einen kleinen Glastiegel mit diesem Balsam trage ich seither stets in meiner Handtasche.

FESTES SHAMPOO

|

80 g SCI (Sodium Cocoyl Isethionate,
siehe Info)
80 g Maisstärke
8 Tropfen Mandeldrink
6 Tropfen Mandelöl
2 Tropfen ätherisches Öl (z. B. Grapefruit
oder Minze; nach Belieben)

ZUM BEFÜLLEN UND AUFBEWAHREN:
Muffinform
Metalldose (mind. 150 ml Inhalt)

In einer Schüssel das SCI mit der Maisstärke verrühren. Den Mandeldrink und das Mandelöl dazugeben und alles gut verrühren.

Nach Belieben das ätherische Öl dazugeben. Die Mischung erneut gut durchrühren und mit den Händen kneten, bis eine homogene Masse entstanden ist. Mit einem Löffel ca. 1 cm hoch in kleine, mit Backpapier ausgelegte Formen, z. B. in die Mulden einer Muffinform, füllen und gut festdrücken.

Den Backofen auf 40° (Ober-/Unterhitze) stellen, die Form hineinstellen und die Seife ca. 2 Std. trocknen lassen. Herausnehmen und mindestens 8 Std. oder über Nacht trocknen, bevor man das feste Shampoo aus der Form löst.

Das Shampoo in einer Metalldose aufbewahren und nach jeder Benutzung gut trocknen lassen. Trocken gelagert ist das Shampoo bis zu 6 Monate haltbar. Zur Verwendung unter fließendes Wasser halten, etwas aufschäumen und so viel Schaum ins Haar geben, dass es sich gut damit benetzen lässt.

Info: SCI ist ein schaumbildendes, sulfatfreies Tensid, mild, hautverträglich und biologisch gut abbaubar. Es eignet sich als reinigende Komponente in festen Shampoos. Man bekommt es in Pulverform in der Apotheke und einigen Naturkosmetikläden.

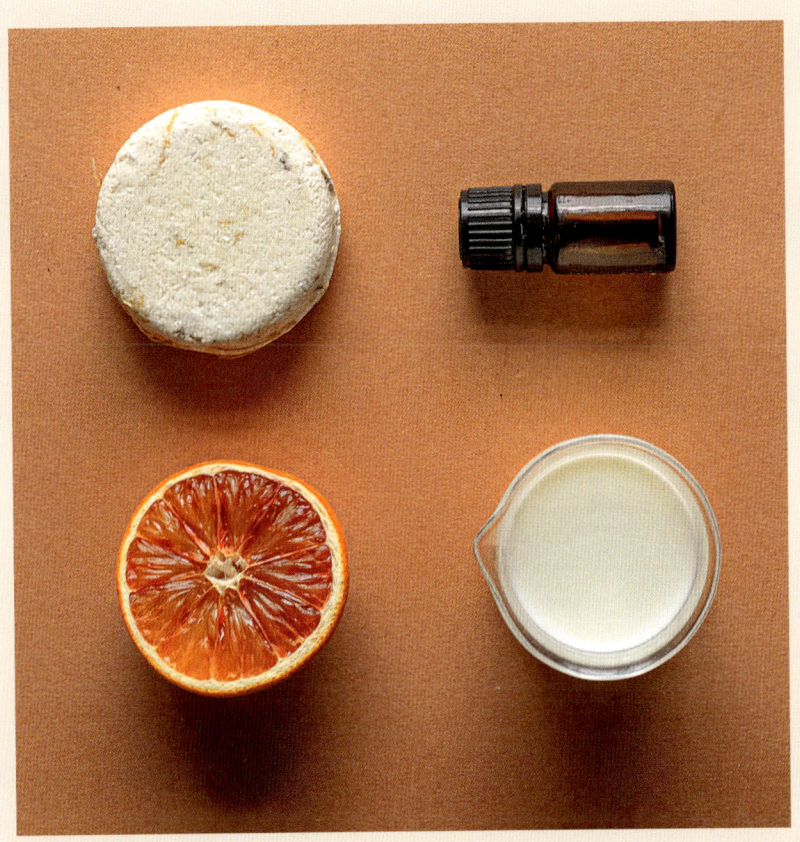

Wenn auch zögerlich, so entwickeln immer mehr Naturkosmetikhersteller eine feste Alternative zu ihrem flüssigen Shampoo. Das spart nicht nur Verpackung, sondern auch Platz im Bad, außerdem wird das Produkt vollständig aufgebraucht. Mandeldrink und -öl in diesem Shampoo pflegen die Haare und erleichtern die Kämmbarkeit.

PARFÜM

---

15 ml ätherisches Öl (3 verschiedene Düfte)
8 ml (= 8 g) kosmetischer Alkohol
5 Tropfen geruchsfreies Öl (z. B. Sonnen-
blumenöl)

ZUM BEFÜLLEN:
Glasfläschchen mit Pipette oder Parfüm-
zerstäuber (mind. 50 ml Inhalt)

Jedes Parfüm besteht aus drei verschiedenen Duftnoten: einer Basisnote, einer Herznote sowie einer Kopfnote. Für die Basisnote empfehlen sich warme, schwere sowie holzige Düfte wie Zedernholz oder Weihrauch. 3 ml (= 3 g) der Basisnote in die Glasflasche füllen.

Die Herznote bestimmt den Charakter des Parfüms und legt die Duftfamilie fest. Hier empfehlen sich sanfte blumige Düfte wie Jasmin oder Geranie oder herbe Düfte wie Thymian oder Rosmarin. 8 ml (= 8 g) Herznote in die Glasflasche füllen.

Die Kopfnote ist der erste Duft, der nach dem Auftrag wahrgenommen wird. Hierfür eignen sich besonders frische Düfte wie Bergamotte oder Orange. 4 ml (= 4 g) Kopfnote in die Glasflasche füllen.

Den kosmetischen Alkohol und das Öl hinzufügen. Die Flasche gut verschließen und kräftig schütteln. An einem schattigen, kühlen Ort 1 Woche reifen lassen, dabei jeden Tag einmal kräftig schütteln, damit sich alle Inhaltsstoffe verbinden.

Nach 1 Woche ist das Parfüm einsatzbereit. Immer vor der Anwendung kräftig schütteln. Luftdicht verschlossen und dunkel gelagert hält es bis zu 1 Jahr.

Zur Verwendung 1–2 Tropfen links und rechts am Hals sowie auf den Innenseiten der Handgelenke auftragen.

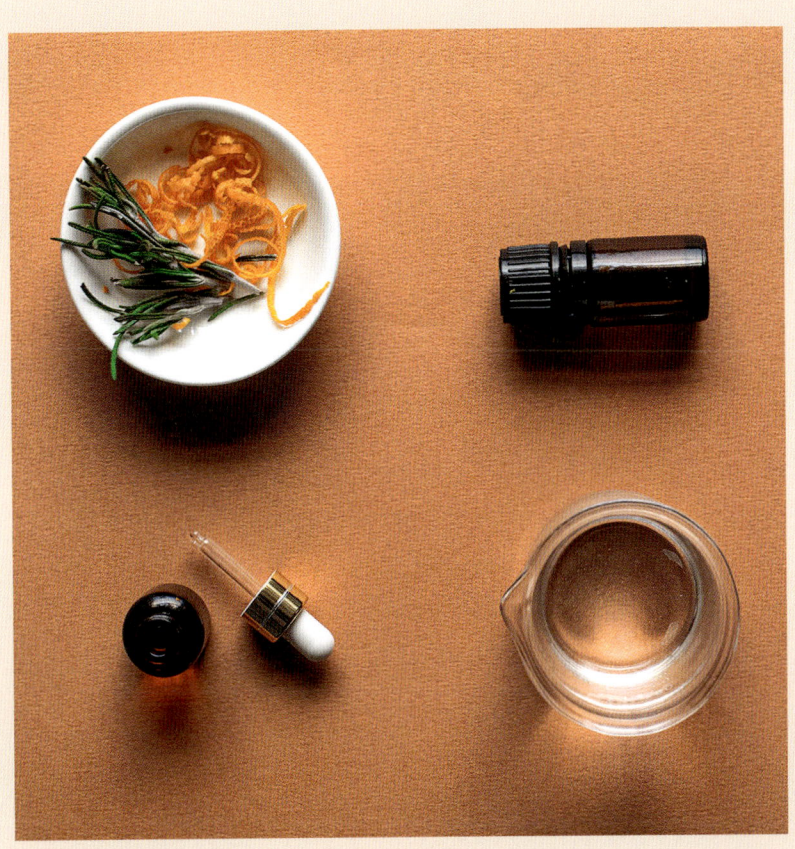

Ätherische Öle für Parfüm zu nutzen, gibt Dir nicht nur die Möglichkeit, ein reines Naturprodukt zu verwenden, sondern auch die Chance, Deine ganz besondere Duftnote selbst zu entwickeln. Durch die Einteilung in Basis-, Herz- und Kopfnote kann man sich langsam an die Entwicklung des eigenen Duftes herantasten. So ein Parfüm ist natürlich auch ein wunderbares Geschenk.

NATÜRLICHES
SPÜLMITTEL

30 g Kernseife
5 g Natron
4 Tropfen ätherisches Öl (z. B. Grapefruit)

ZUM BEFÜLLEN:
Glasflasche mit Dispenserkopf
(500 ml Inhalt)

Auf einer Küchenreibe die Kernseife in einen Topf reiben. 400 ml Wasser dazugeben und unter Rühren langsam erhitzen, bis sich die Kernseife vollständig aufgelöst hat.

Die Mischung abkühlen lassen. Je nach Kernseife kann die Konsistenz variieren. Sollte die Mischung nach dem Abkühlen zu dickflüssig sein, löffelweise Wasser hinzugeben und nochmals erhitzen. Sollte die Mischung zu dünnflüssig sein, vorsichtig etwas geriebene Kernseife hinzugeben und nochmals erhitzen.

Das Natron und das ätherische Öl unterrühren und die Mischung mithilfe eines Trichters in eine Glasflasche füllen.

Fest verschlossen hält sich das Spülmittel bis zu 6 Monate. Vor jeder Verwendung die Flasche kurz schütteln.

Bei stark verschmutzten Töpfen etwas Spülmittel in den Topf geben und kurz aufkochen lassen. Anschließend normal reinigen.

Bei stark verschmutztem Geschirr zusätzlich ca. 1 TL Natron unter das Spülmittel mischen und vor der Reinigung kurz einwirken lassen.

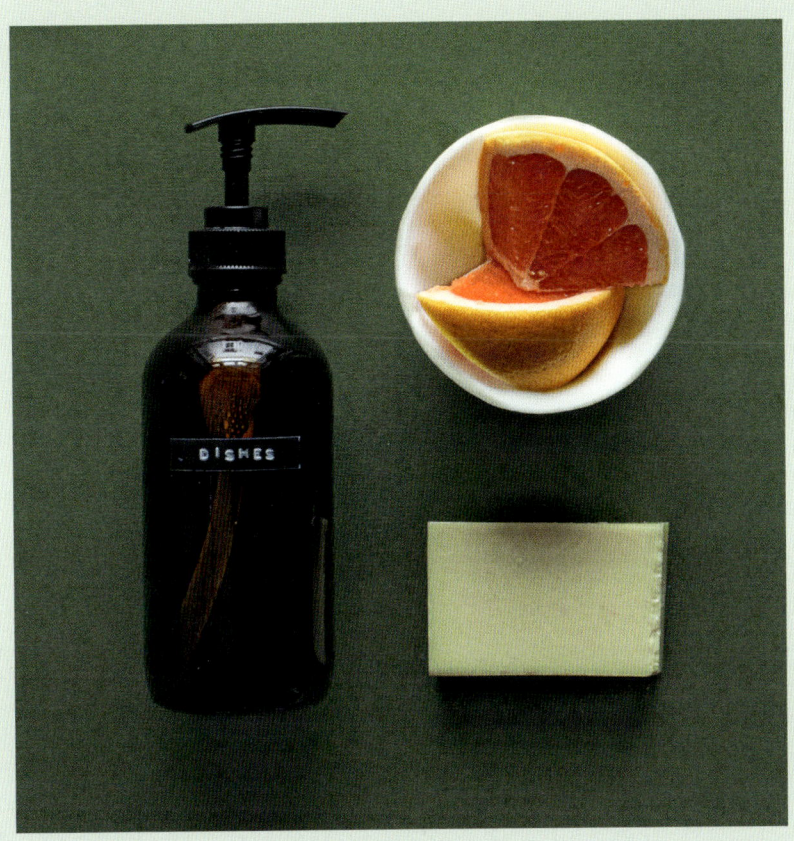

Seitdem ich Spülmittel selbst herstelle, gibt es keinen Grund mehr, das Produkt im Schrank zu verstecken. Abgefüllt in eine braune Glasflasche, wunderbar frisch nach Grapefruit duftend, steht es direkt am Spülbecken und wartet auf seinen Einsatz. Der Dispenserkopf sorgt zudem für einen geringeren Spülmittelverbrauch.

ALLZWECKREINIGER AUS ORANGENSCHALEN

|

4 Orangen (ca. 800 g)
200 ml Tafelessig (keine Essigessenz!)

ZUM BEFÜLLEN:
Glasgefäß mit Deckel (300 ml Inhalt)
Glasflasche mit Sprühkopf (300 ml Inhalt)

Die Orangen schälen und 200 g Schalenstücke abwiegen. (Den Saft auspressen und trinken oder anderweitig verwenden.) Die Schalen dicht in das Glasgefäß füllen. Den Essig dazugießen, die Orangenschalen müssen vollständig damit bedeckt sein.

Das Glas luftdicht verschließen und den Reiniger 2–3 Wochen ziehen lassen. Sollte sich der Essig während der Entwicklungsphase senken, sodass nicht mehr alle Orangenschalen mit Flüssigkeit bedeckt sind, etwas Essig nachfüllen.

Sobald sich der Essig leicht dunkel verfärbt, ist der Allzweckreiniger fertig. Die Flüssigkeit durch ein feines Sieb gießen und in eine Glasflasche mit Sprühkopf füllen.

Fest verschlossen hält sich der Reiniger bis zu 1 Jahr. Der Reiniger kann unverdünnt auf Oberflächen aus Glas, Holz, Edelstahl und auf Fliesen aufgetragen werden.

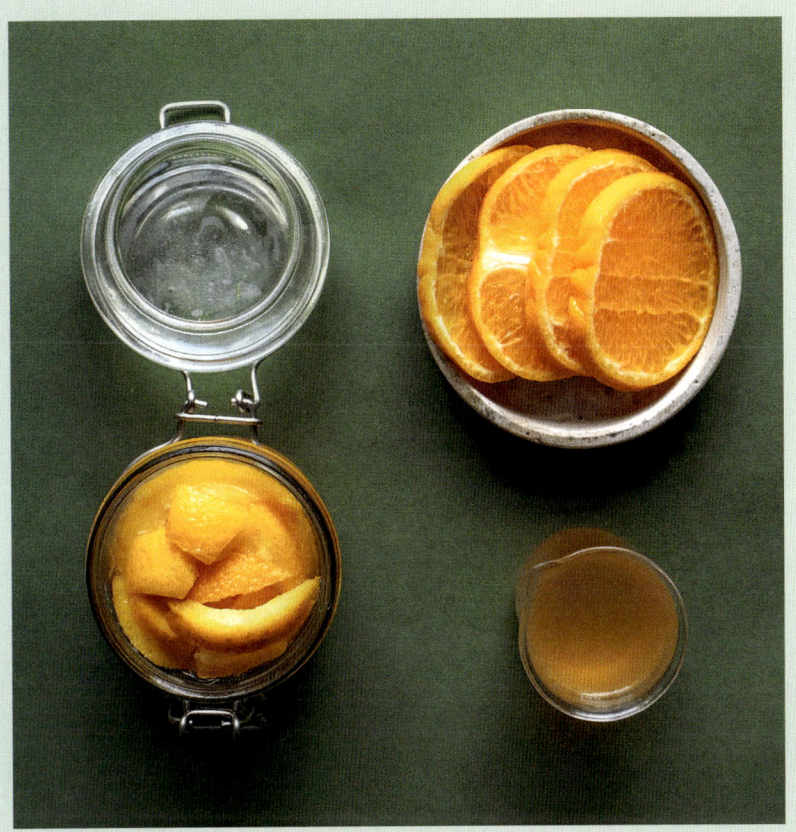

In unserem Zuhause duftet es stets nach Orangen. Das liegt zum einen daran, dass wilde Orange eines der ätherischen Öle ist, das sich häufig in meinen Diffuser-Mischungen befindet, und zum anderen an diesem wunderbaren Allzweckreiniger aus Orangenschalen.

ANTIBAKTERIELLER REINIGER

300 ml Apfelessig
5 Tropfen ätherisches Öl mit antibakterieller
Wirkung (z. B. Rosmarin, Nelke,
Zedernholz)

ZUM BEFÜLLEN:
Glasflasche mit Sprühkopf
(mind. 400 ml Inhalt)

Den Essig mithilfe eines Trichters in die Glasflasche füllen und 100 ml Wasser dazugießen. Das ätherische Öl dazugeben.

Die Glasflasche verschließen und dunkel lagern.

Den Reiniger vor jedem Gebrauch gut schütteln. Auf die zu säubernde Fläche sprühen, kurz einwirken lassen und dann mit einem Baumwolltuch trocken wischen. Fest verschlossen ist er bis zu 6 Monate haltbar.

Grundrezept mit Alkohol: Wer kein Problem mit Alkohol als reinigendem Bestandteil hat, kann der Mischung noch 20 ml Bio-Ethanol hinzufügen.

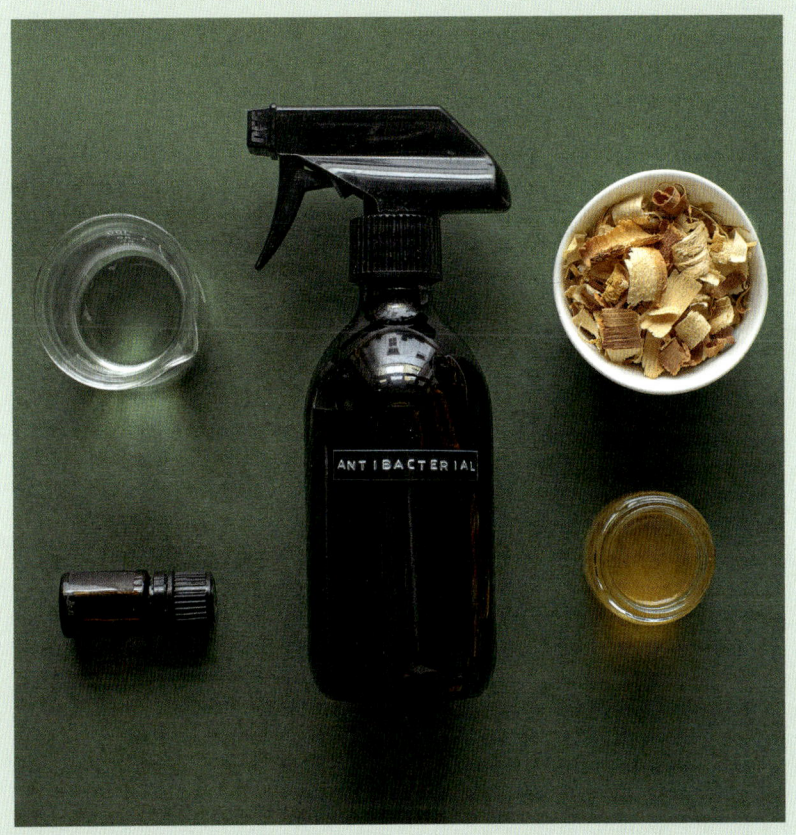

Entwickelt habe ich diesen Reiniger speziell für Familien mit
Kindern. Er kann auf allen Oberflächen und Textilien verwendet
werden und enthält im Gegensatz zu anderen Reinigern keinen
Alkohol. Besonders während der Erkältungs- und Grippezeit
nutze ich das Produkt gerne, um viel frequentierte Oberflächen
wie Türklinken und Schrankknäufe zu desinfizieren.

GESCHENKE NACHHALTIG VERPACKEN

*Stoffreste (z. B. Leinentücher, Tischdecken
oder Bettwäsche)
Schere*

ZUM VERZIEREN:
*Garn aus Naturfaser
Kräuterzweige*

Für quaderförmige Geschenke aus dem Stoff ein überlanges Rechteck ausschneiden, das genauso breit ist, wie man es aus herkömmlichem Geschenkpapier ausschneiden würde – aber doppelt so lang. Das Geschenk mittig auf den Stoff legen, von oben und unten (Breitseite) Stoff über das Geschenk klappen, sodass ein schmaler, langer Streifen vor Dir liegt. Das Geschenk vorsichtig umdrehen und die beiden langen Enden zu einem Knoten binden.

Für zylinderförmige Geschenke wie bei quaderförmigen Geschenken ein überlanges Rechteck aus Stoff ausschneiden. Das Geschenk der Länge nach auf das quer vor Dir liegende Stofftuch legen und einrollen. Die Naht nach unten drehen und die Seiten nach oben hin zu einem Knoten binden.

Die Geschenke mit buntem Garn aus Naturfaser verschnüren und mit frischen Kräuterzweigen verzieren.

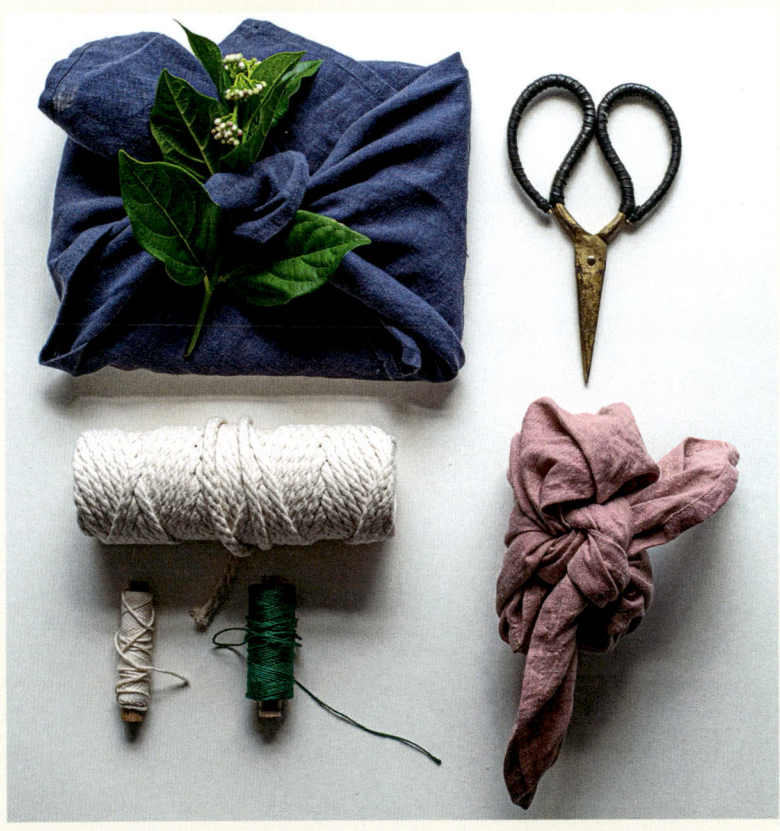

Oftmals währt die Freude über ein Mitbringsel oder Geschenk nur kurz. Denn nach dem freudigen Auspacken bleiben zusätzlich zum Geschenk oft eine Menge Plastik, farbig bedrucktes Papier, Schleifen und Bänder aus Kunststoff zurück. Um Müll zu reduzieren, packe ich Geschenke bereits seit einigen Jahren mit verschiedenen Falttechniken in Stoff ein und verziere die Päckchen mit Garn und Kräuterzweigen. Diese Art, Geschenke zu verpacken, geht auf die Furoshiki-Tücher aus Japan zurück.

SOJAKERZEN GIESSEN

160 g Sojawachsflocken
Glas oder Keramikbecher (ca. 200 ml Inhalt)
einige Tropfen ätherisches Öl
(nach Belieben)
Holzdocht mit Metallständer (aus dem
Unverpackt-Laden, Bio-Laden oder
Onlinehandel)
Schere

Die Sojawachsflocken in einen Topf geben und langsam erhitzen, bis das Wachs geschmolzen ist. Den Topf vom Herd nehmen und das Wachs ca. 2 Min. abkühlen lassen. Nach Belieben das ätherische Öl unterrühren.

Den Holzdocht auf den Metallständer stecken, in der Mitte vom Glas oder Keramikbecher platzieren. Dann den Docht festhalten und das warme Wachs vorsichtig in das Gefäß gießen.

Die Sojakerze bei Zimmertemperatur 1–2 Std. trocknen lassen. Den Holzdocht mit der Schere 3 mm über dem Wachs abschneiden. Die Kerze mit oder ohne Deckel bis zur Verwendung oder bis zum Verschenken aufbewahren.

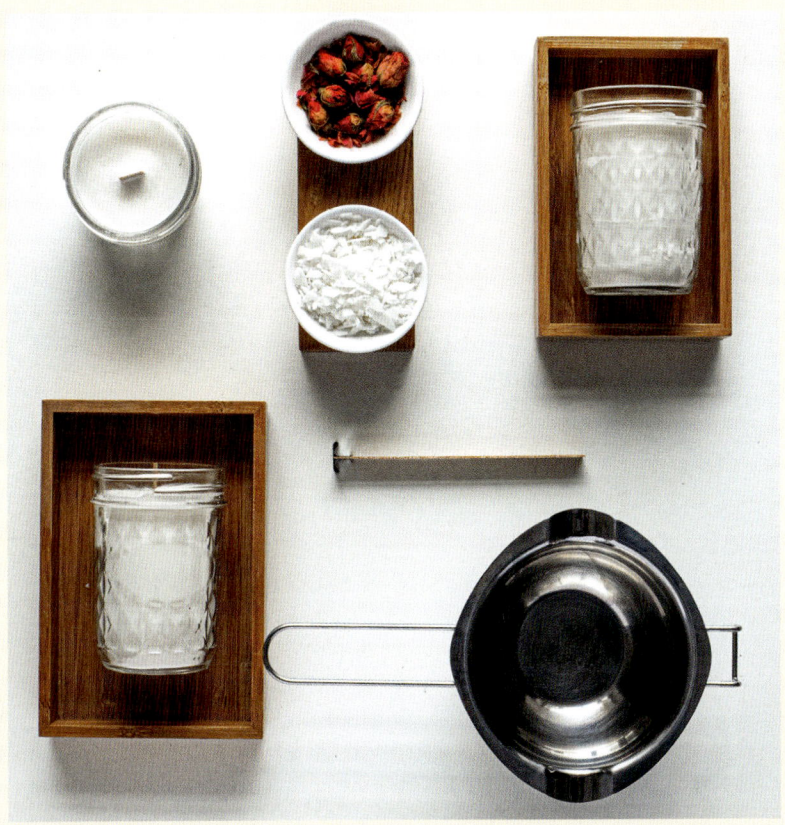

Der Winter beginnt für mich meist an einem Abend Ende
November, wenn ich mir etwas Zeit nehme, um Sojakerzen zu
gießen. Diese einfache und kurzweilige Tätigkeit begleitet mich
nun schon seit Jahren. Ich gieße die Kerzen in Schraubgläser aus
Glas oder in Keramikbecher und verwende dicke Holzdochte –
wunderbar fürs eigene Zuhause oder als Geschenk.

ZERO WASTE UNTERWEGS

Nimm immer eine **Flasche mit Wasser** mit, damit Du nicht unterwegs eine Plastikflasche kaufen musst. Wenn Du gerne Kaffee oder Tee trinkst, habe zudem stets einen **To-go-Becher** dabei. Diesen kannst Du gefüllt von zuhause mitnehmen oder unterwegs vom Barista auffüllen lassen.

Für Einkäufe trage stets 1–2 **Stoff-Netzbeutel** in Deiner Tasche und vermeide so die Verwendung von unnötigen Plastik- oder Papiertüten auf dem Markt, im Supermarkt oder beim Bäcker.

Vermeide den Kauf von in Plastik verpackten Snacks. Fülle Dir daheim ein **Glas mit Nüssen und Trockenfrüchten,** damit Du stets etwas zum Naschen dabeihast. Wer Lust auf etwas Schokolade hat, kann auch Trockenfrüchte wie z.B. Aprikosen zur Hälfte in geschmolzene Schokolade eintauchen, die Schokolade fest werden lassen, Früchte in einem Glas abgefüllt mitnehmen.

Um Plastik beim Abholen von Essen-to-go zu vermeiden, bringe ein eigenes Gefäß und/oder **wiederverwendbares Besteck** mit.

Auch im Rahmen von **Kosmetik,** die Du unterwegs (meist in Miniaturform) verwendest, lässt sich unnötiger Müll vermeiden: Finde auf den Clean-Beauty- und Natural-Cleaning-Seiten Anleitungen für natürlichen Lippenbalsam oder Hand-Desinfektionsgel im wiederverwertbaren Glasgefäß.

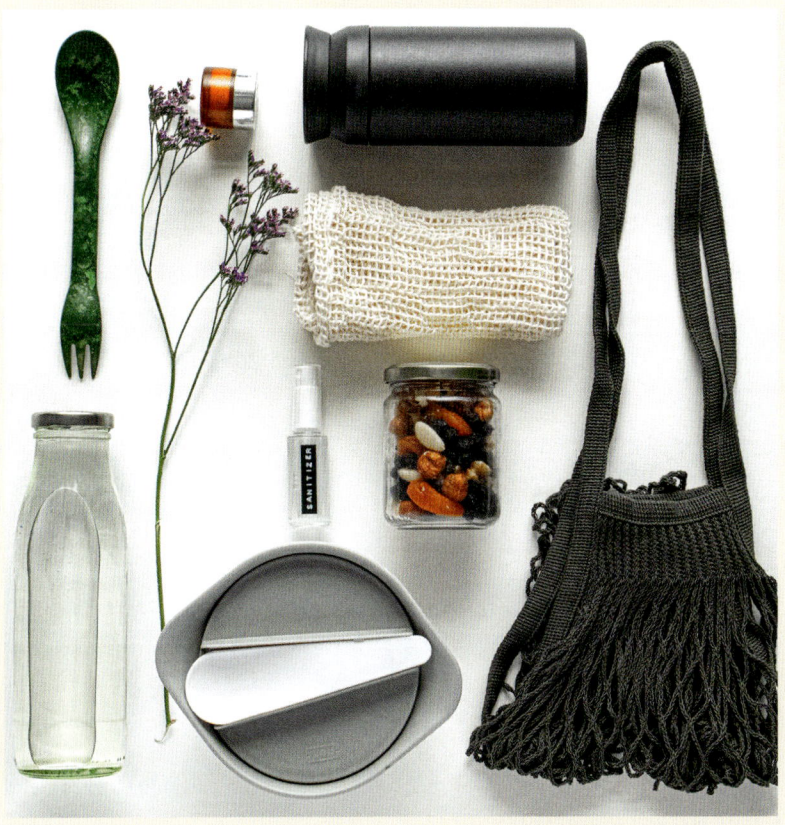

Unterwegs Müll zu vermeiden, kann durchaus eine Herausfor-
derung sein. Um künftig besser vorbereitet zu sein, habe ich eine
Zeit lang alle Situationen notiert, in denen ich aus Mangel an
Alternativen unterwegs auf Einmalplastik zurückgreifen musste. Schritt für Schritt habe ich dann einfache, schöne Lösungen
gesucht, um unterwegs Müll zu vermeiden.

REFLEXION

Bevor Du Dich an die Planung fürs kommende Jahr machst, nimm Dir Zeit zur **Reflexion** über das vergangene. Wie hat sich das Jahr für Dich angefühlt? Was hast Du erreicht? Wie warst Du als Partner*in, Freund*in oder Familienmitglied?

Überlege Dir, welche **Ziele** Du im nächsten Jahr erreichen möchtest – beruflich und privat. Und schreibe zu jedem Ziel eine Seite in Dein Notizbuch, auf der Du erklärst, warum Du dieses Ziel gewählt hast, was es für Dich bedeutet und wie es sich anfühlt, wenn Du das Ziel erreicht hast. Diese Technik nennt sich **Manifestieren.** Indem Du Dich gedanklich bereits in den Moment des Erreichens des Ziels hineinversetzt, änderst Du das Gefühl, das das Ziel in Dir auslöst, beispielsweise von Angst zu Motivation, was letztlich Dein Handeln beeinflussen und zum tatsächlichen Erreichen des Ziels führen wird. Indem Du diese Gedanken schriftlich festhältst, kannst Du immer dann auf diese Zeilen zurückkommen, wenn Du das Gefühl hast, Deine zu Neujahr gefassten Ziele aus den Augen verloren zu haben.

Um Deine Ziele – die großen wie auch die ganz kleinen – zu visualisieren, kann es auch hilfreich sein, ein sogenanntes **Visionboard** anzufertigen. Sammle hierzu aus Magazinen und Zeitungen Text- und/oder Bildausschnitte, die Deine Ziele visualisieren. Nur Du musst ihre tatsächliche Bedeutung verstehen. Klebe diese auf ein Blatt Papier und hänge das Blatt an einen Ort, wo Du es täglich siehst.

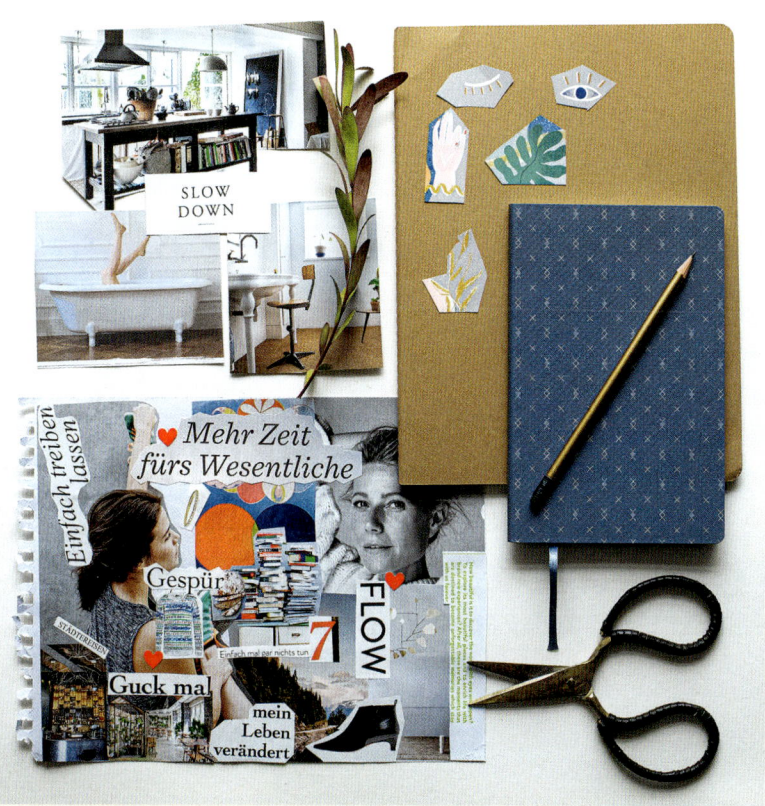

Wenn sich das Jahr dem Ende zuneigt, nehme ich mir stets ein paar Tage Zeit zur Reflexion über die vergangenen zwölf Monate. Außerdem erarbeite ich mir eine Vision für das neue Jahr und notiere, was ich erreichen möchte. Um über das Jahr hinweg an meine Ziele erinnert zu werden, fertige ich ein Visionboard an, das ich an die Innenseite meines Badezimmerschranks hefte.

REGISTER

CLEAN BEAUTY

NATURAL CLEANING

CONSCIOUS LIVING

APPETIT AUF MEHR?

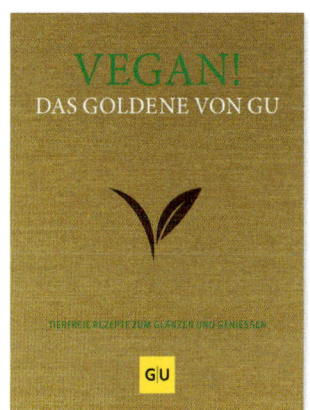

ISBN 978-3-8338-7570-0

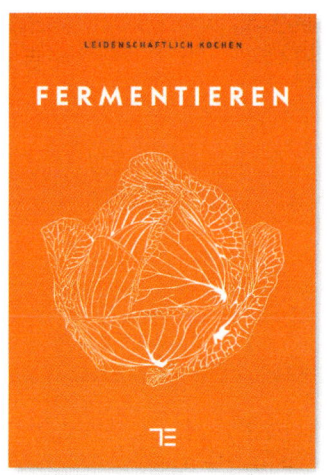

ISBN 978-3-8338-7413-0

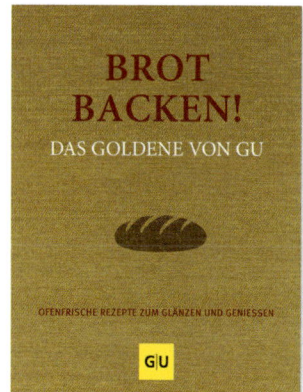

ISBN 978-3-8338-7367-6

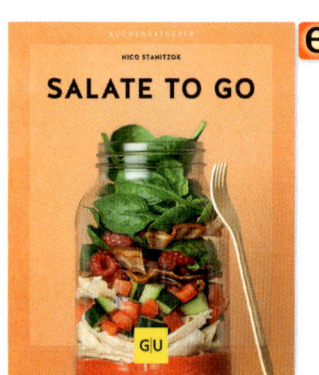

ISBN 978-3-8338-7300-3

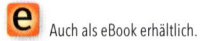 Auch als eBook erhältlich.

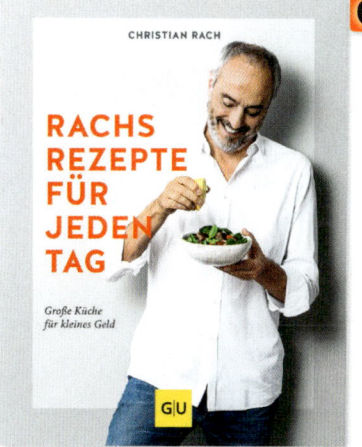

ISBN 978-3-8338-7101-6

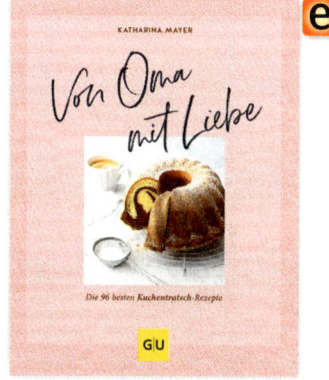

ISBN 978-3-8338-7222-8

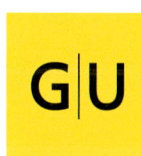

IMPRESSUM

© 2020 GRÄFE UND UNZER VERLAG GmbH, München
Alle Rechte vorbehalten. Nachdruck, auch auszugsweise, sowie die Verbreitung durch Film, Funk, Fernsehen und Internet, durch fotomechanische Wiedergabe, Tonträger und Datenverarbeitungssysteme jeglicher Art nur mit schriftlicher Genehmigung des Verlages.

Projektleitung: Sabine Sälzer
Lektorat: Katharina Lisson
Korrektorat: Jutta Friedrich
Gesamtgestaltung: independent Medien-Design, München: Horst Moser (Artdirection)
Fotografie: Magdalena Muttenthaler
Assistenz Foodstyling: Aleksandar Markovic
Assistenz Fotografie und Editing: Yara Bousaab
Assistenz Text: Sophia Pröbster
Herstellung: Susanne Fuhrmann
Satz: Longo AG, Herbert Steger, Bozen
Reproduktionen: Longo AG, Bozen
Druck und Bindung: aprinta Druck, Wemding
Syndication: www.seasons.agency

UMWELTHINWEIS:

Dieses Buch ist auf PEFC-zertifiziertem Papier aus nachhaltiger Waldwirtschaft gedruckt.

Printed in Germany

1. Auflage 2020

ISBN 978-3-8338-7582-3

BACKOFENHINWEIS

Die Backzeiten können je nach Herd variieren. Die Temperaturangaben in unseren Rezepten beziehen sich auf das Backen im Elektroherd mit Ober- und Unterhitze und können bei Gasherden oder Backen mit Umluft abweichen. Details entnehmen Sie bitte Ihrer Gebrauchsanweisung.

DIE AUTORIN UND FOTOGRAFIN

Magdalena Muttenthaler steht für einen urbanen und unaufgeregten, nachhaltigen Lebensstil. Sie ist Gründerin des Impact Magazins FREE MINDED FOLKS, dem dazugehörigen Online Shop sowie einer Agentur für Impact Marketing. Sie gibt Keynotes, berät Unternehmen und zeigt beruflich wie privat wie man Nachhaltigkeit und gesellschaftliche Verantwortung leben kann. In ihrem Buch lernt man auf entspannte Art und Weise wie man mit saisonalen Rezepten, natürlichen Reinigungsmitteln und Pflegeprodukten sowie Anregungen für den Alltag ein nachhaltiges Leben gestalten kann.
Mehr dazu unter: www.freemindedfolks.com bzw. www.magdalenamuttenthaler.com

BILDNACHWEIS

Lisa Hantke: Coverfoto, Fotos S. 4, 6, 8, 12, 13
Magdalena Muttenthaler: alle anderen Fotos

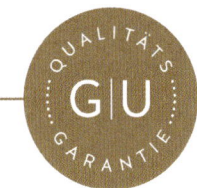

LIEBE LESERINNEN UND LESER,
wir wollen Ihnen mit diesem Buch Informationen und Anregungen geben, um Ihnen das Leben zu erleichtern oder Sie zu inspirieren, Neues auszuprobieren. Wir achten bei der Erstellung unserer Bücher auf Aktualität und stellen höchste Ansprüche an Inhalt und Gestaltung. Alle Anleitungen und Rezepte werden von unseren Autoren, jeweils Experten auf ihren Gebieten, gewissenhaft erstellt und von unseren Redakteuren/innen mit größter Sorgfalt ausgewählt und geprüft.
Haben wir Ihre Erwartungen erfüllt? Sind Sie mit diesem Buch und seinen Inhalten zufrieden? Haben Sie weitere Fragen zu diesem Thema? Wir freuen uns auf Ihre Rückmeldung, auf Lob, Kritik und Anregungen, damit wir für Sie immer besser werden können. Und wir freuen uns, wenn Sie diesen Titel weiterempfehlen, in Ihrem Freundeskreis oder bei Ihrem online-Kauf.
Sollten wir Ihre Erwartungen so gar nicht erfüllt haben, tauschen wir Ihnen Ihr Buch jederzeit gegen ein gleichwertiges zum gleichen oder ähnlichen Thema um.

KONTAKT
GRÄFE UND UNZER VERLAG
Leserservice
Postfach 86 03 13
81630 München
E-Mail: leserservice@graefe-und-unzer.de

Telefon: 00800 / 72 37 33 33*
Telefax: 00800 / 50 12 05 44*
Mo–Do: 9.00–17.00 Uhr
Fr: 9.00–16.00 Uhr
(*gebührenfrei in D,A,CH)

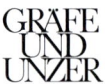 www.facebook.com/gu.verlag

GRÄFE UND UNZER

Ein Unternehmen der
GANSKE VERLAGSGRUPPE